간호사 국가시험 **출 제 범 위**

지역사회간호학	1. 지역사회건강요구 사정	1. 국·내외 보건정책 이해
		2. 역학지식 및 통계기술 실무적용
		3. 지역사회 간호사정
		4. 건강형평성 이해 및 문화적 다양성의 실무 적용
	2. 보건사업 기획 및 자원활용	1. 보건사업 기획
		2. 자원 활용
	3. 인구집단별 건강증진 및 유지	1. 건강증진사업 운영
		2. 일차보건의료 제공
		3. 감염성질환과 만성질환 관리
	4. 안전과 환경 관리	1. 환경보건 관리
		2. 재난 관리

C O N T E N T S

목 차

CONTENTS

간결 간호사 **국가시험대비**
지 역 사 회 간 호 학

간결 간호사국가시험대비
지 역 사 회 간 호 학

지역사회 건강요구 사정

1

CHAPTER 01

We Are Nurse

위아너스
간 호 사
국가시험
이 론 편

국내·외 보건정책 이해

지역사회간호학

UNIT 01 지역사회간호와 보건정책

1. 보건정책

1) 보건정책의 개념

(1) 광의의 개념

인구집단의 건강상태를 유지·증진하는 것을 목표로 하는 정부나 기타 단체들의 활동이다.

(2) 정부가 추구하는 보건복지정책의 의미

① 국민의 건강과 복지에 관한 입법부·사법부·행정부의 결정을 한다.

② 국민의 질병을 치료, 예방, 건강을 유지·증진하기 위한 결정을 한다.

③ 국민의 빈곤과 사회적 소외를 해결하기 위한 결정을 한다.

2) 보건정책의 유형

① 보건의료 정책: 진단, 치료, 간호, 진료와 관련된 정책

② 예방정책: 건강문제를 예방하기 위한 활동(예방접종, 음식에 대한 규제 등)

③ 직제 간 보건정책: 공식적인 공중보건 업무의 범위를 벗어나지만, 건강에 손상을 주는 것을 방지하는 건강 관련 정책(교통안전정책, 건축규제 등)

3) 보건정책의 특징

① 시장경제원리 적용의 한계로 모든 국민이 필요로 하는 양질의 서비스를 받도록 하기 위해서 전문성에 따른 독과점성, 상대적으로 긴 인력양성 기간이 필요하다.

② 국가 경제력과 밀접한 관련성으로 대부분의 국가에서 보건정책은 경제정책에 우선할 수 없다.

③ 정책 파급효과의 광범위성이 있어 건강관리서비스의 외부효과로 인해 장기간 전체 국민에게 끼치는 영향력이 크다.

④ 보건정책의 기준은 효율성보다 형평성 우선하며 공공성을 가진다.

2. 공중보건

1) 공중보건의 개념

① 공중보건이란 조직적인 지역사회의 노력을 통하여 질병을 예방하고 수명을 연장하며, 신체적·정신적 효율을 증진시키는 과학이며 예술이다(C. E. Winslow, 1923).

② 세금에 의해 재정적인 지원을 받으며, 법에 따라 국민에게 사업을 제공하는 정부 기관과 같은 공공의 통로를 통해 만들어진 노력을 의미한다.

③ 공중보건의 필수서비스인 인구집단에 대한 사정, 정책 개발, 질 보장을 제공하는 것이다.

2) 공중보건의 기능

① 건강증진

② 사회적 참여와 역량 강화

③ 공중보건 인력개발과 교육

④ 건강상태 모니터링과 분석

⑤ 공중보건 규칙 제정과 준수

⑥ 개인과 인구 집단의 보건의료서비스의 질 관리

⑦ 보건의료서비스의 균등한 분배와 개선을 위한 평가

⑧ 응급 및 재난 상황에서 피해를 최소화하기 위한 대책 개발

⑨ 혁신적인 보건의료 문제해결방안에 대한 연구, 개발 및 중재

⑩ 공중보건의 위험요소와 위해를 줄 수 있는 인자에 대한 감독 및 연구

⑪ 공중보건 관계 분야 간의 협력과 국가적 차원에서의 보건정책의 기획, 계획, 관리능력 개발

UNIT 02 　지역사회간호의 이해

1. 지역사회

1) 지역사회의 정의

지역사회는 지리적 경계 또는 공동가치와 관심에 의해 구분되는 사회집단으로, 이들은 서로를 알고 상호작용하면서 특정 사회구조에서 기능하며 규범, 가치, 사회제도를 창출한다(WHO, 1974).

2) 지역사회의 개념

① 비슷한 관심, 위치, 특성으로 함께 모여 있는 인간 공동체이다.

② 지역사회는 지역사회간호사와 만나는 다양한 집단들, 혹은 공동요구를 지닌 집단이다.

③ 공동요구를 지닌 집단은 속성을 정의하는 것에 따라 지역사회일 수도 있고 아닐 수도 있다.

> 예 결핵 환자촌에 사는 모든 사람은 하나의 공동요구를 지닌 집단이다. 그들이 결핵이라는 질병으로 결속되어 있지만, 서로 상호관계를 하고 있지 않거나 공동의 관심에 대해 공동활동을 취하지 않는다면 지역사회로 보기 어렵다.

3) 지역사회의 특성

① 분리성: 다른 지역사회와 물리적·지역적으로 구분할 수 있는 지역적 경계 가짐
② 독특성: 문화적 독특함이 있어 정체감으로서 가치·태도 등 주민의 행위 결정
③ 동질성: 동일한 문화적 특성이 주민들에게 공유되므로 동질적인 지역사회를 이룸
④ 합의성: 지역사회는 공동의 목표를 가짐
⑤ 자조성: 궁극적인 목표인 자조성을 성취하려고 함

4) 지역사회의 분류(유형)

(1) 구조적 지역사회

지역사회 주민 간의 공간적·시간적 관계에 의하여 모여진 공동체이다.

① 집합체
  ㉠ 집합 그 자체이며 모인 이유와는 상관없다.
  ㉡ 집합체 중 특수한 문제를 갖고 있는 집합을 의미한다.
    예 노숙자 집단, 광산촌, 알콜중독자 집단, 미혼모 집단, 국민
    예 '뇌졸중의 위험을 가진 집단'
    예 제련소 부근, 방사선 폭로 위험 집단 등 '환경적으로 위험한 집단'
    예 마약중독자, 알콜중독자 집단 등 '사람들의 행태에 의하여 나타나는 위험한 집단'
② 대면공동체
  ㉠ 서로 얼굴을 대하는 공동체이다.
  ㉡ 소식이 쉽게 전달되어 친근감과 공동의식을 소유한다.
  ㉢ 구성원 간의 교류가 빈번한 공동체이다.
    예 이웃, 가족, 교민회 등
③ 생태학적 문제의 공동체
  ㉠ 지리적 특성, 기후 등과 같은 동일한 생태학적 문제를 내포하고 있는 집단이다.
    예 산림 파괴 지역, 토양오염, 기후, 환경문제가 있는 지역
④ 지정학적 공동체
  ㉠ 법적·지리적 경계로 정의된 지역사회이다.
  ㉡ 합법적인 지리적 경계를 기준으로 하는 행정적 관할구역 단위의 집단이다.
  ㉢ 우리나라의 행정구역상 구분된 단위는 지정학적 공동체이다.
    예 특별시, 광역시, 시·군·구 등 행정구역, 보건소 설립 기준
⑤ 조직: 특정 목표를 추구하며 일정한 환경 속에서 일정한 구조를 가진 사회단위이다.
    예 병원, 보건소, 학교 등
⑥ 문제해결 공동체
  ㉠ 문제를 확인하고 공유하며 해결할 수 있는 범위 내의 구역을 의미한다.
  ㉡ 문제를 가지고 있는 지역뿐 아니라 문제해결 지지 업무를 갖는 정부기관도 포함된다.

(2) 기능적 지역사회

• 단순히 지리적 경계로 나누기보다는 공동의 문제해결과 목표성취라는 과업의 결과로

나타나는 공동체이다.

- 목적과 요구에 따라 유동적으로 구성될 수 있으며, 어떤 것을 성취하는 데 도움이 되는 지역적 공감을 기반으로 하는 집합체이다.

① 동일한 요구를 가진 지역사회

ㄱ 일반적으로 공통의 문제 및 요구에 기초하여 나타나는 공동체이다.

ㄴ 동일한 요구를 가진 공동체는 생태학적 문제의 공동체나 특수 흥미 공동체와 같다.

예 가족계획을 원하는 부인들의 모임, 유산 상담 집단, 장애아동 집단, 모자보건 대상 등

② 자원 공동체

ㄱ 자원에는 경제력, 인력, 소비자, 다른 지역사회에 대한 영향력, 물자 등이 있다.

ㄴ 자원공동체는 지리적인 경계를 벗어나 어떤 문제를 해결하기 위해 자원의 활용 범위를 토대로 모인 공동체이다.

예 하천의 오염문제를 해결할 때 필요한 재원, 인력, 물자 등의 자원을 지리적인 경계 내에서만 제공하는 것이 아니고 동원이 가능한 범위로 확대하여 조달하면서 자원 공동체가 형성된다.

(3) 감정적 지역사회

감각이나 감성을 중심으로 모인 공동체이다.

① 소속 공동체

ㄱ 자기가 속한 장소가 어디인가 하는 관점에서 구분되는 공동체이다.

ㄴ 출신지가 어디인지에 대한 의미를 갖는다.

ㄷ 장소라는 구조를 의미하는 것이 아니라 고향과 같은 것이다.

ㄹ 종친회, 동창회, 지연, 학연 등 고향을 중심으로 하는 감정적인 측면의 공동체 집단이다.

② 특수 흥미 공동체

ㄱ 특수 분야에 대해 동일한 요구와 관심을 가지고 모인 공동체이다.

ㄴ 특별한 논제나 화제가 생겼을 때 이러한 공동체가 더욱 부각된다.

예 낚시회, 독서회, 산악회와 같은 동호회를 의미한다.

생태학적 문제의 공동체와 자원 공동체의 구분

- 생태학적 문제의 공동체는 구조적 지역사회이며 지리와 기후 등이 동일한 곳에서 일어나는 문제해결이다.
- 자원 공동체는 자원 활용 범위를 토대로 모인 집단이어서 지역적 경계의 영향을 덜 받는다.

5) 지역사회의 기능

(1) 경제적 기능

① 일상생활을 영위하는 데 필요한 물자와 서비스를 생산, 분배, 소비하는 과정과 관련된 기능을 갖는다.

② 특산품 개발, 기업을 유지하는 등의 자립을 위한 활동이 포함될 수 있다.

(2) 사회화 기능

① 지역사회가 공유하는 사회적 가치, 일반적 지식, 행동양상을 창출, 유지, 전달하는 기능을 갖는다.
② 사회화 과정을 통해 사회 구성원들이 다른 지역 구성원들과 구별되는 생활양식을 터득하는 것이다.

(3) 사회통제 기능

① 지역사회가 그 구성원에게 사회의 규범에 순응하게 하는 기능을 한다.
② 지역사회 내에서의 구성원의 행동을 통제하게 하는 기능을 한다.

(4) 참여적 사회통합 기능

① 지역사회 유지를 위하여 결속력과 사기를 높이는 기능을 한다.
② 주민 공동의 문제해결을 위하여 공동으로 노력하는 활동이 포함된다.

(5) 상부상조의 기능

지역사회 내의 질병, 사망, 실업 등 경조사나 도움이 필요한 상황에서 서로 지지해 주고 조력해 주는 기능을 담당한다.

2. 지역사회간호

1) 지역사회간호의 정의

① 개인, 가족, 지역사회에서 최고 수준의 안녕을 목적으로 여러 사람들과 계약 관계를 맺고 수행하는 활동이다(Janice 등, 2003).
② 병원 이외의 장소에서 수행되는 간호영역으로 "모든 사람들의 건강을 유지·증진하는 데 적용되는 간호이론과 공중보건 이론의 종합"이다(Hickman, 1990).
③ 공중보건의 중요한 전문영역으로 간호와 공중보건에서 파생된 개념과 기술을 활용하여 포괄적이고 지속적인 간호활동을 통해 지역사회 주민의 삶의 질적 향상을 궁극적인 목적으로 하는 과학이며 예술이다(Laffery & Page, 1989).
④ 지역사회를 대상으로 간호제공 및 보건교육을 통해서 지역사회의 적정기능 수준의 향상에 기여하는 것을 궁극적 목표로 하는 과학적 실천이다(김화중).
⑤ 지역사회간호의 기본 원칙은 대상자의 요구에 근거한 지역사회 간호사업을 계획하는 것이다.

2) 지역사회간호의 기본개념

① 지역사회간호대상: 개인, 가족, 집단이나 조직, 전체로서의 지역사회
② 지역사회간호목표: 지역사회의 적정기능 수준 향상
③ 지역사회간호활동: 간호제공 및 보건교육과 관리
④ 지역사회간호과정: 지역사회 사정, 진단, 계획, 수행, 평가
⑤ 지역사회간호수단: 가정방문, 건강관리실 운영, 건강상담, 자원활용 및 의뢰, 집단지도
⑥ 기능연속지표: 지역사회간호대상과 지역사회간호 목표를 얼마만큼 달성했는지 확인

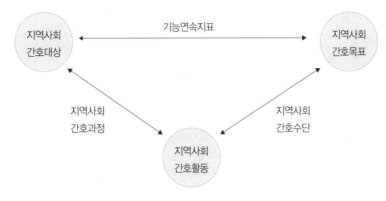

[지역사회간호 기본 개념도]

3) 지역사회간호의 속성

(1) 지리적 영역의 공유

① 주민 간의 상호 교류가 가능하도록 지리적 근접성을 지니고 있는 공간적 단위이다.

② 대중매체와 교통망의 발달로 공간 단위가 확대되어서 지리적 영역이 더욱 넓어졌다.

③ 문화권과 공동 생활권이 요구된다.

(2) 사회적 사회작용

① 지역사회는 일정한 지리적 영역으로만 형성되는 것이 아니다.

② 주민들 간의 상호교류를 통한 사회화 과정으로 공동체성이 강화된다.

③ 주민은 상호교류를 통하여 본래의 자기 본성을 수정해 나가며 이로 인해 안정된 자아를 형성할 수 있다. 이것이 곧 인간의 사회화 과정이다.

(3) 공동유대감

① 공동유대감이란 혈연 또는 지연 등 선천적이고 원초적인 공동의식이라기보다 그 지역사회의 주민들이 사회생활을 통하여 획득한 공동의식을 의미한다.

② 지역사회는 주민 간의 상호작용 결과 공동유대감이 생길 때 형성된다.

4) 지역사회 간호활동

(1) 간호제공의 형태

직접간호	예방접종, 투약, 처치 등의 신체적 간호와 상담, 보건교육 등의 간호 제공으로 대상자에게 직접 전달되는 간호활동
반직접간호	직접 가호를 위한 준비(주사준비나 교육안 작성 등), 직접 간호자 감독, 마을건강요원 지도, 보건교육을 위한 지역사회 집단 조직 등 직접 전달되는 간호는 아니지만 직접간호를 위해 요구되는 간호활동
간접간호	관리, 연구, 정책 형성, 의뢰 등의 활동이나 공적 관계(주민과 지역사회간호사의 상호교환이나 업무에서 발생하는 것) 등과 같이 주민에게 직접 전달되는 간호는 아니지만 간접적으로 필요한 간호활동

(2) 단계별 분류

1차 예방간호	• 질병예방 및 건강유지 및 증진, 건강저해인자의 제거 및 건강증진활동, 특수 질환에 대한 예방 • 지역사회간호의 영역
2차 예방간호	• 조기진단, 조기치료, 진단, 치료 및 신체손상 최소화(합병증의 예방) • 병원중심의 서비스단체로 임상간호의 영역
3차 예방간호	• 기능의 회복 및 장애의 최소화 및 사회에의 복귀, 재활 및 만성질환으로 인한 장애치료 등 • 재활간호 및 지역사회간호의 영역

3. 건강예방 수준에서의 지역사회보건의 목표

1) 일차예방

① 건강문제의 발생 이전에 행하는 행동으로, 건강증진과 건강보호의 영역이다.

② 최적의 건강증진을 위하여 혹은 특별한 질병을 일으키는 원인으로부터 인간을 보호하기 위해 고안된 방법이다.

　예 규칙적인 운동, 스트레스 관리, 균형 잡힌 식이, 보건교육, 예방접종 등

2) 이차예방

① 건강문제의 조기 발견과 조기 치료를 위한 영역이다.

② 건강문제를 조기에 해결하여 심각한 결과를 초래하는 것을 예방한다.

③ 집단검진 및 조기 진단, 현존하는 질환의 치료가 포함된다.

④ 집단검진을 계획할 수 있는 질병은 잠복기가 있는 질병이다.

3) 삼차예방

① 건강문제의 재발을 예방하고 불구된 기능을 재활시켜 사회에 잘 적응할 수 있도록 하는 영역이다.

② 건강이 더 악화되는 것을 방지하고 최고의 건강수준으로 회복시키는 것이다.

　예 사회 재적응 훈련, 자조 집단

4. 지역사회간호사의 역할

지역사회간호사는 개인, 가족, 집단 및 조직, 그리고 지역사회 단위의 최적의 건강수준을 위해 질환관리와 간호, 질병·질환·상해예방과 건강증진의 광범위한 책임을 수행해야 하기에 지역사회간호사의 역할은 다양하다고 할 수 있다.

(1) 직접간호 제공자(direct care provider)

① 간호과정을 적용하여 간호문제를 해결한다.

② 개인, 가족을 포함한 지역사회의 다양한 대상자들의 요구를 파악하고 필요한 간호를 제공한다.

③ 면담, 상담, 의사소통, 관찰과 경청 기법, 교육 기법 등의 기술이 필요하다.

④ 치료적인 문제해결에 국한된 간호 제공이 아니라 질병예방과 최적의 건강수준을 성취할 수 있는 간호 제공에 중점을 둔다.

⑤ 특수간호술, 기본간호, 면담, 신체 사정 및 기술 등이 포함된다.

(2) 교육자(educator)

① 대상자의 교육요구를 사정하여 보건교육을 실시한다.

② 대상자 스스로를 돌볼 수 있도록 건강에 관련된 습관, 건강증진 행위 등에 필요한 사항을 교육한다.

③ 대상자의 건강문제와 관련된 결정에 필요한 지식을 제공하고 질병에 대한 인식을 돕는다.

(3) 변화촉진자

① 동기부여에 조력하여 변화의 수행을 돕는다.

② 대상자의 행동을 바람직한 방향으로 변화하도록 촉진한다.

③ 변화 상황에 작용하는 방해요인과 촉진요인을 확인한다.

④ 대상자의 건강에 대한 무관심한 상태를 분석하여 관심을 유도한다.

(4) 상담자(counselor, consultant)

① 지역사회 주민의 건강문제에 대해 전문적인 지식과 기술을 기반으로 상담해준다.

② 가족이나 개인 등 대상자가 자신의 건강문제를 유리한 방향으로 결정하도록 돕는다.

③ 대상자가 선택한 해결방법을 스스로 확인·평가하는 것을 돕는다.

④ 대상자가 해결해야 할 문제를 확인하고 이해하며 문제해결 과정을 알도록 한다.

⑤ 대상자를 도와 해결할 문제의 범위를 정한다.

⑥ 선정된 해결방법을 평가하는데 대상자를 돕는다.

(5) 자원의뢰자/알선자

① 대상자의 문제가 스스로 해결할 수 있는 범위에서 벗어난 경우 유용한 기관에 의뢰한다.

② 대상자의 문제가 전문적인 조치를 필요로 한다고 인식되는 경우 유용한 기관이나 자원에 의뢰한다.

③ 지역사회 자원에 대한 정보를 수집하고 의뢰의 요구와 적합성을 결정한다.

④ 의뢰 직전에 대상자의 상태를 한 번 더 확인하고 의뢰한다.

(6) 역할모델

① 다른 사람들이 비슷한 역할을 수행할 수 있도록 의식적·무의식적으로 어떤 행동에 대해 시범을 보여주는 것이다.

② 지역사회간호사는 접촉하고 간호하는 다양한 대상자들에게 역할모델이 된다.

③ 지역사회간호사의 행동은 다른 사람에게 영향을 미치며 학생간호사의 교육적 준비과정에서도 역할모델이 된다.

(7) 대변자/옹호자(advocator)

① 간호대상자가 자신의 이익을 위한 활동을 할 수 있도록 보호한다.

② 간호대상자가 좀 더 독립적으로 역할을 수행하도록 대변하거나 옹호한다.

③ 개인의 경우 대상자의 요구를 가족이나 다른 의료인 및 의료기관에 설명하여 대상자가 자신의 권리를 주장하도록 돕는 역할을 한다.

④ 지역사회의 개인이나 집단의 이익을 위해 행동하거나 그들의 입장에 서서 의견을 제시하는 역할을 수행한다.

⑤ 대상자가 마땅히 가져야 할 보건의료 수혜의 권리를 스스로 찾고 가질 수 있게 유용한 보건의료를 충분히 설명하고 안내한다.

(8) 일차간호제공자

① 일차간호란 모든 사람이 보편적으로 이용 가능한 기본적인 건강관리 서비스이다.

② 지역사회 내에서 각 개인이나 가족이 보건의료서비스에 접근이 용이하도록 필수적인 건강관리 서비스를 제공한다.

③ 일차간호 기능은 정기적인 산전간호사정, 건강한 영유아 보호, 예방접종, 변비와 설사 같은 아주 경미한 건강문제의 해결 등의 간호중재로 건강을 증진하고 예방하는 것이다.

(9) 사례관리자(case manager)

① 사례관리자는 오래전부터 지역사회간호의 통합된 구성요소로 많은 대상자 중심의 역할을 함축하고 있는 포괄적인 역할이다.

② 지역사회간호사는 지역사회의 다양한 보건의료서비스를 적합한 유형으로 연계시키는 관리자의 역할을 담당한다.

③ 미국사례관리협회는 사례관리를 "사정, 계획, 수행, 평가과정과 가능한 자원과의 의사소통을 이용하여 개인의 건강요구를 충족함으로써 질적 비용 효과를 높이는 사업에 협력하는 것"이라고 정의했다.

④ 사례관리의 원칙의 "개별성"이며 사례관리 대상자들의 특성 및 문제가 다양하기 때문에 각 대상자의 욕구와 환경에 맞도록 사례관리를 시행해야 한다.

(10) 관리자(manager)

① 가족간호를 비롯하여 지역사회 내에서 제공되는 모든 간호활동을 관리한다.

② 업무량과 건강관리실 또는 보건실을 운영하거나 실행되고 있는 보건사업을 기획·수립하는 역할을 한다.

③ 지역사회간호사는 관리자의 역할을 수행하기 위해서 계획, 조직화, 조정 기능을 이용한다.
　㉠ 계획: 간호대상자 중심의 목표를 설정하고 목표를 성취하도록 함
　㉡ 조직화: 설정된 목표에 도달하기 위해 활동을 구조화하고 적절하게 인력을 배치함
　㉢ 조정: 배치된 인력과 인력별 활동이 조화를 이룰 수 있도록 인력별 활동의 연결을 촉진하며 복합적이고 다양한 요구를 가진 대상자를 포괄적·통합적·지속적으로 관리함

(11) 조정자(coordinator)

① 조정이란 가능한 최대의 유효한 방법으로 대상자의 요구를 충족시키는 최선의 서비스를 조직하고 통합하는 과정을 말한다.

② 사례관리자와는 다르게 조정자는 다른 건강관리전문가가 수행한 간호를 계획하지 않는다.

③ 조정이 가능한 최대의 유효한 방법으로 다른 요원과 대상자에 대한 정보를 교환한다.

④ 필요시 타 영역 서비스 제공자들과 사례집담회를 준비한다.

⑤ 지역사회간호사는 대상자 건강관리의 조정자로서 다양한 기능을 수행한다.

    ㉠ 대상자에게 건강관리를 제공할 사람, 중복되는 서비스, 불충분한 서비스가 이루어
지고 있는 곳을 결정한다.

    ㉡ 대상자의 상태와 요구에 대해 타 부서의 요원들과 의사소통을 한다.

    ㉢ 간호사, 대상자, 서비스를 제공하는 타 영역의 제공자들과 필요시 사례연구 모임을
준비한다.

(12) 협력자(collaborator)

① 다른 건강요원들과 원활한 의사소통을 한다.

② 공통적인 의사결정에 참여한다.

③ 대상자의 문제해결을 위한 공동활동에 참여한다.

(13) 지도자(leader)

① 활동과 지도력에 대한 요구를 확인하고 지지자들의 지도력 요구를 사정한다.

② 지지자들과 그 상황에 적합한 지도력의 유형을 선정하고 수행한다.

③ 조직구성원들의 요구를 파악하고 조직목표 달성을 위한 바람직한 방향으로 나아갈 수
있도록 한다.

(14) 건강관리 책임자(General management) - 지역사회간호 책임자

① 지역사회의 건강수준을 진단한다.

② 확인된 건강문제의 해결방법을 구축한다.

③ 건강문제를 충족하기 위해 지역사회를 준비시킨다.

④ 건강관리전달을 평가한다.

(15) 연구자(Researcher)

① 문제를 발견하고 탐색하며 문제해결을 위한 방법을 제시하고 분석하는 역할을 담당한다.

② 연구결과를 실무에 적용, 연구문제 확인, 연구결과를 보급한다.

③ 건강관리전달 중심의 역할을 수행한다.

(16) 교섭자/연락관(liaison)

① 대상자와 기관이 처음 접촉하는 단계에서 도움을 준다.

② 대상자와 기관의 직원들 간의 의사소통을 원활하게 해준다.

③ 필요시 대상자의 옹호자와 같은 도움을 준다.

(17) 사례발견자

① 건강관련 상태와 기여요인의 징후와 증상에 대한 지식을 발전시킨다.

② 질병과 이에 관련된 상태의 사례를 확인하는 진단적 과정을 이용한다.

③ 확인된 사례를 바탕으로 추후 관리를 제공한다.

1. 외국의 발달사

1) 방문간호시대(1900년대 이전)

(1) 종교 활동으로의 방문간호

① 최초의 지역사회간호사[A.D. 60년경 여집사 뵈베(Phoebe)]: 초기 기독교 시대에 여집사가 아픈 신자의 가정을 방문하면서 방문간호가 시작되었다.

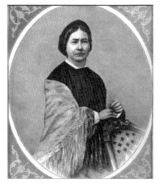
[뵈베]

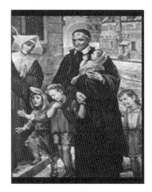
[성 빈센트 드 폴]

② 로마시대: Fabiola가 기독교계의 자선병원을 설립하여 극빈자 중심의 간호활동을 시작하였다.

③ 십자군 전쟁: 군 간호단체가 구성되어 순례자나 상병자를 위한 간호사업체를 조직하였다.

④ 성 프란시스(St. Francis de Sales, 1610): 가정 내 상병자를 위한 간호사업체를 조직하였다.

⑤ 성 빈센트 폴(St. Vincent de Paul, 1617)

　㉠ 16~19세기 중반까지 가정방문간호를 위한 자선 수녀단을 창설하였다.

　㉡ 현대 방문간호사업의 원칙을 체계적으로 도입하여 환자 간호와 사회개혁활동을 전개하였다.

　㉢ 고아와 과부를 위한 자선사업을 위주로 사회개혁을 펼쳤다.

(2) 비종교 활동으로의 방문간호(19세기 후반 이후)

① 윌리엄 라스본(William Rathbone, 1859년)

　㉠ 영국 리버풀에서 비종교적인 바탕위에 최초의 방문간호단을 조직하였다.

　㉡ 정식 간호사인 로빈슨(Robinson)을 고용하여 가난하고 병든 자들을 돌보기 시작하였다.

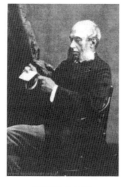
[윌리엄 라스본]

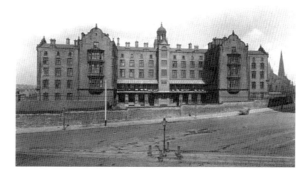
[영국 리버풀]

② 릴리안 왈드(Lillian Wald)
ㄱ 미국 뉴욕의 헨리가 빈민구호소에서 방문간호사업을 시작하였다.
ㄴ 가난한 사람을 간호하고, 생활환경 위생문제, 직장문제, 경제적인 문제 등을 지원함으로써 감염질환으로 인한 사망률을 감소시켰다.
ㄷ 1912년에는 공중보건간호사회를 발족하여 지역사회 중심의 보건간호사 조직을 구성하였다.
ㄹ 구제사업소를 통해서 지역주민 가정을 방문하여 간호의 접근성을 높였다.
ㅁ 체계적이고 비종교적이며 전문적인 방문간호사에 의해 간호를 제공하였다.
ㅂ 서비스료를 받고 간호를 실시하였다.

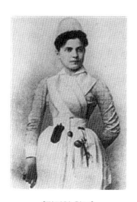
[릴리안 왈드]

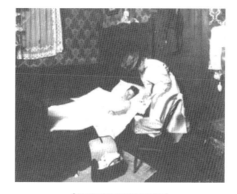
[체계적인 가정방문간호]

2) 보건간호시대(1900~1960년)

① 지역주민 전체의 건강을 유지하고 증진시키기 위해서 민간차원에서 자발적인 보건사업 기관이 점점 늘어나게 되었다.
② 영유아보건, 결핵관리, 성병관리 등 특정 보건문제를 해결하기 위한 전문화, 세분화된 간호사업을 수행하게 되었다.
③ 1902년 학교 간호사업이 시작되었고, 1910년 보건간호사라는 명칭을 사용하게 되었다.

④ 1920년 미국의 모든 주와 대부분의 대도시에 보건소가 설치되었다.

⑤ 1935년 사회보장법이 통과되면서 지역사회의 보건사업의 범위가 대폭 확대되었다.

3) 지역사회 간호시대(1960년~현재)

① 1960년대에 보건의료 개혁으로 모자보건, 정신보건 등의 사업에 재원을 늘리고, 보건소에서 가정간호를 시작하였다.

② 1965년 미국에서 전문간호사제도 도입과 노인을 위한 메디케어와 저소득층을 위한 메디케이드가 제정되었다.

③ 1970년에 개인 중심의 보건의료에서 포괄적인 지역사회 중심의 보건의료제도로 전환되었다.

④ 일차보건의료의 중요성이 강조되고 전문간호사제도가 도입되어 일차보건의료에 간호사가 참여하게 되었다.

⑤ 1980년대에 들어 가정간호와 전문간호사 이용이 증가하였다.

2. 우리나라의 지역사회간호 발달사

1) 방문간호시대(1910~1945년)

① 로선복(1923년): 태화여자관에 보건사업부를 설치한 것이 우리나라 지역사회간호사업의 시초이다.

② 방문간호시대에는 주로 아동의 건강관리, 전염병 예방, 외래 산부인과 및 치과치료, 가정방문 등의 사업을 시행하였다.

2) 보건간호시대(1945~1980년)

① 1945~1948년: 미군정에 의해 후생부가 설치되면서 광역적인 보건사업을 시작

② 1946년 10월: 서울 및 각 도의 대도시에 모범(시범)보건소가 설립된 것이 보건소의 시작, 1946년부터 광역적인 보건사업이 시작되면서, 보건소를 중심으로 모자보건, 결핵관리, 가족계획 및 전염병 예방사업 등 보건간호를 수행

③ 대한민국 정부수립 이후 사회국의 1개국으로 축소

④ 1956년: 「보건소법」이 제정

⑤ 1962년: 「보건소법」 전면 개정, 보건간호사업이 보건소 중심으로 전국적인 차원으로 실시(결핵관리, 모자보건, 가족계획 사업)

⑥ 1967년: 「학교보건법」이 제정되어 양호교사의 직무가 구체화되었으나 독립적인 기능보다는 학교의사와 체육교사에게 의존적인 기능을 하도록 규정

⑦ 1973년: 분야별 간호사의 하나로 보건간호사 제도가 마련

⑧ 1977년: 「의료보험법」이 시행

3) 지역사회간호시대(1980~현재)

① 1980년: 「농어촌 보건의료를 위한 특별조치법」 제정으로 읍·면 단위의 무의촌 지역에 보건진료소 설치 및 보건진료원 배치로 지역사회간호사의 역할이 확대되고 실무범위가 확장됨, 대한민국 정부수립 직후 지역사회간호사업이 축소되었다가 1980년 「농어촌 보

건의료를 위한 특별조치법」 이후 더욱 활발해짐

② 1981년: 보건진료소 설치 및 보건진료원 배치 및 「산업안전보건법」 제정

    ㉠ 지역사회의 일차보건의료 요구에 부응하는 포괄적 지역사회간호사업 수행

    ㉡ 「산업안전보건법」이 제정되어 일정 규모 이상의 제조사업장에는 보건담당자로 간호사를 배치하도록 하였다가 1990년에 「산업안전보건법」의 개정으로 보건관리자로 개칭

③ 1984년: 보건지소에 공중보건의 배치 완료하여 공공보건조직에 의사인력을 지원

④ 1985년: 통합보건사업 실시, 군 단위 보건소에 간호인력을 배치하여 가족단위의 보건간호 제공

⑤ 1989년: 전국민 의료보험 실시

⑥ 1990년: 「산업안전보건법」 개정으로 산업장의 간호사가 보건관리자로 개칭, 「의료법 시행규칙」에서 분야별 간호사에 가정간호사를 포함시키면서 가정간호사의 자격기준에 대한 법적 근거를 마련함

⑦ 1991년: 「학교보건법」 개정

    ㉠ 양호교사의 직무로 학교에서의 일차보건의료 제공자로서의 역할과 독자적인 역할 강조되고 보건교육, 보건지도, 환경위생관리의 직무가 강화됨

    ㉡ 「학교보건법」이 개정을 통해 일차보건의료 제공자로서 간호사의 역할을 확고히 하는 전환점을 맞이함

⑧ 1991년: 가정간호사제도 도입

    ㉠ 1994년 병원중심 가정간호시범사업 시작

    ㉡ 1994년 9월 ~ 1996년 12월 연세대학교 원주기독병원, 신촌 세브란스 병원, 강동성심병원, 영남대학교 병원 등 3차 진료기관 4개소에서 제1차 병원중심 가정간호시범사업을 실시하였다.

    ㉢ 2000년 「의료법」 개정에서는 가정간호사업에 대한 법적 근거를 마련하였다.

⑨ 1995년: 「국민건강증진법」 제정, 「보건소법」을 「지역보건법」으로 개정

⑩ 2002년: 양호교사가 보건교사로 개칭

⑪ 2003년: 전문간호사제도의 규정(「의료법」 제56조)

    ㉠ 보건·마취·정신·가정·감염관리·산업·응급·노인·중환자·호스피스·종양·임상·아동분야로 전문간호사의 자격을 구분(13종)

    ㉡ 보건복지부령으로 종양·임상·아동분야 추가(2006년)

⑫ 2003년: 저출산 고령사회 대응을 위한 국가 실천 전략 수립

⑬ 2008년: 장기요양보험제도 실시

    ※ 새로운 지역사회간호실무의 확립으로는 가정간호사제도, 장기요양제도를 들 수 있으며, 「건강증진법」(1995.9)의 제정, 「보건소법」의 개정으로 건강증진, 건강형평성 개선, 지역보건의료 기획에 중요한 역할이 요구됨

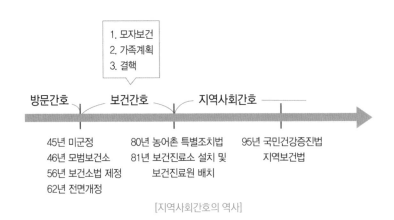

[지역사회간호의 역사]

4) 보건간호와 지역사회간호의 비교

공중보건사업에서 지역사회간호의 개념이 출발하였으며, 처음에는 보건간호로 사용하다 1980년대 초 이후 지역사회 보건간호로 명칭을 바꾸어 사용하다 현재 지역사회간호로 사용하고 있다.

구분	병원간호(의료사업)	보건간호	지역사회간호
사업목적	환자의 치료, 회복, 안위에 관한 사업	전염병 예방과 일차 진료	질병 예방, 건강증진, 재활 등을 통한 삶의 질
운영주체	공공, 민간, 비영리기관, 병·의원	정부	정부, 지역사회 주민 및 기관
재정	환자와 건강보험	국비, 지방비(수혜자)	국비, 지방비, 지역사회기금
사업대상	스스로 찾아오는 개인, 주로 급성 환자	선택된 집단, 고위험집단	삶의 질을 추구하는 지역사회 주민 전체
사업의 성격	개인의 기업적 성격, 제공자가 주인	정부기관 중심, 하향식, 수직적, 수동적	지역사회 중심, 상향식, 수평적, 능동적
사업운영방법	의사 처방에 따른 하향식	정부정책에 따른 하향식	지역사회 주민의 건강요구에 따른 수평적 또는 상향식

[병원간호, 보건간호와 지역사회간호의 차이점]

3. 역사적 변화가 지역사회간호에 미친 영향

1) 시대적 변화

① 일제시대의 의료는 식민지 정책의 보조수단이었다.

② 미군정 시대는 미국이 정치·경제·문화적으로 우리나라에 미치는 영향이 컸다.

ⓒ 감염병 예방 및 관리, 학교에서의 보건교육 시행, 장티푸스와 파상풍 예방접종, 천연
두 예방접종이 전국적으로 시행되었다.
ⓛ 아동후생과 가정방문간호를 시행하는 등 지역사회간호가 확대되었다.
ⓒ 대한민국 정부가 수립되면서 간호기구는 축소되었고, 6.25사변은 부분적이고 지역
적인 수준에서의 보건간호사업만을 가능하게 했다.

2) 사회제도

① 우리나라의 대가족제도는 보건의료에 대한 개인 및 가족의 책임을 강조하였기에 공공
의료는 취약하고 국가 중심의 공공보건사업을 민간에 의존하게 되었다.
② 현대에 이르러 핵가족화 및 개인주의 경향으로 보건의료의 사회적 책임이 증가하게 되
어 공공의료 및 국가 중심의 공공보건사업이 점차 확대되고 있다.

3) 선교 및 문화개방

① 1900년경 문화개방을 통해 선교와 서구 의료가 들어오기 시작하여 한국의 의료를 서
구화시키는 데 영향을 미쳤다.
② 외국의 선교사들은 어린이들의 영양실조, 부적절한 생활환경 등을 개선하기 위해 모자
보건사업, 가정방문과 육아건강지도 및 공중보건사업을 시행함으로써 지역사회간호의
발전에 기여하였다.

4) 도시화

① 양질의 의료서비스가 도시지역으로 집중됨에 따라 농어촌 지역은 일차적인 의료를 담
당할 의료인력이 부족할뿐더러 자원, 시설 등이 부족하여 도시·농촌 간의 의료 불평등
문제를 가져왔다.
② 이러한 문제의 해결을 위해 보건진료원 제도를 도입하였고, 이는 지역사회간호 역할의
확대를 가져오는 데 기여하였다.

5) 경제 및 사회적 발달

① 경제적·사회적 발전은 농촌인구의 도시 유입을 부추겼고 사회적 발달 요인이 질병 발생
의 원인에 많은 영향을 미쳤다.
② 의료불평등의 해결을 위해 의료보험제도 및 의료보장제도가 도입되는 계기를 마련하였
고, 의료보험의 실시로 보다 많은 사람들에게 의료서비스 혜택이 돌아가게 되었다.

6) 지식 및 기술의 발달

① 의료의 전문성을 높이기 위한 각종 의료보장제도가 도입되어 양질의 치료 중심 의료가
발달하는 계기를 마련하였다.
② 감염성 질환을 통제할 수 있게 되었고 만성퇴행성 질환인 심장병, 암 등이 주요 사망원
인으로 등장하였다.

4. 의료관련 법이 지역사회간호에 미친 영향

법 제정은 지역사회간호의 발달 및 확대의 전환기를 마련하는 데 기여하였다.

① 1952년 「보건소법」 제정은 전국적으로 보건간호사업이 이루어지는 틀을 마련하였다.

② 1962년 「보건소법」 전면개정은 보건소 중심으로 전국적인 차원에서 보건간호사업의 시행을 가능하게 하였다.

③ 1980년 「농어촌 보건의료를 위한 특별조치법」은 읍·면 단위의 무의촌 지역에 보건진료원을 배치하여 일차보건의료사업을 실천하는 초석이 되었다.

④ 1991년 「학교보건법」 제정은 학교에서 일차보건의료제공자로서 지역사회간호사(보건교사)가 보건교육, 보건지도, 환경위생관리의 역할을 할 수 있게 하였고, 같은 해 가정간호사제도는 전문적이고 지속적인 간호사 의료서비스와 연계되도록 하여 지역사회 중심으로 확대했다.

⑤ 1995년 「국민건강증진법」은 보건소 중심의 건강증진을 위한 프로그램이 개발되어 주민들의 건강에 대한 가치와 책임의식을 고취하고, 건강증진 생활이 가능한 여건이 조성되어 지역사회간호사의 역할을 확대하는 계기를 마련하였다.

🔬 UNIT 04   보건의료전달체계

1. 보건의료전달체계의 개념

1) 보건의료전달체계의 정의

보건의료전달체계란 가용자원을 최대한 활용하여 양질의 의료급여를 의료보장대상자들에게 형평성 있고 효율적으로 전달하는 통로로 그 체계나 제도를 총칭한다.

2) 보건의료전달체계의 기본적 가치

(1) 효율성

① 보통 효율성이란 최소의 비용으로 최대의 효과를 발생하는 것을 의미하지만, 의료서비스 전달체계에서의 효율성은 공급 측면뿐만 아니라 수요 측면을 고려한다.

② 소비자들에게 최대의 만족을 줄 수 있도록 생산과 자원이 배분되는 것을 의미한다.

(2) 형평성

① 의료요구에 대하여 동일한 서비스를 제공하는 것이다.

② 누구나 최소한의 의료서비스를 보장받을 수 있도록 의료접근도를 유지하는 것이다.

③ 동등한 의료접근도란 진료 시 의료비, 질병에 의한 소득 상실, 의료이용 시 교통비 및 질병치료에 소요되는 시간 등을 모두 포함한다.

(3) 개인의 자유

① 의료소비자는 의사 또는 의료기관을 자유롭게 선택할 수 있다.

② 의료공급자에게는 개업 및 개업장소 선택의 자유가 주어진다.

3) 보건의료공급의 특성

① 보건의료공급의 한정성
② 의사에 의한 공급의 주도
③ 의료공급이 수요를 창출
④ 보건의료서비스는 종합적이고 복합적인 서비스
⑤ 의료시설의 질과 양에 따른 의료공급의 변동

4) 보건의료전달체계의 목적

① 의료자원의 효율적 활용과 지역 및 의료기관의 균형적 발전을 도모
② 종합병원에 대한 환자집중 현상 방지
③ 국민보건의료비 증가 억제
④ 건강보험재정의 안정화

2. 보건의료체계의 5가지 하위 구성요소

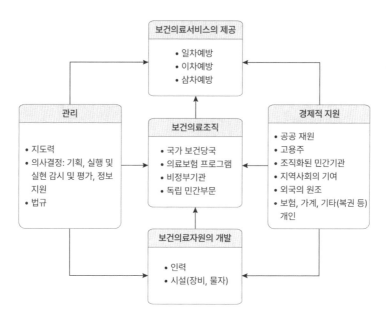

[국가보건의료체계 하부구조의 주요 구성요소]

1) 보건의료자원의 개발

(1) 보건의료자원의 개념

보건의료자원은 육성과 개발 및 수요 예측이 어렵고 자원개발에 장기간이 소요되기 때문에
보건의료자원을 바람직하게 육성·개발하려면 수요와 공급을 정확하게 추정하여야 한다.

(2) 보건의료자원의 구분

보건의료자원은 인적 자원, 물적 자원, 지적 자원으로 다음과 같이 나눌 수 있다.
- 인적 자원: 보건의료인력
- 물적 자원: 보건의료시설, 보건의료장비
- 지적 자원: 보건의료정보, 보건의료지식, 보건의료기술

① 보건의료인력(「보건의료기본법」 제3조 제3호)
    ㉠ 보건의료 관계 법령이 정하는 바에 의하여 자격, 면허 등을 취득하여야 한다.
    ㉡ 보건의료서비스에 종사하는 것이 허용된 자를 보건의료인이라고 규정한다.

> **보건의료인력 분류(「보건의료인력지원법」 제2조 제3호)**
>
> 1) 의료인 및 간호조무사(「의료법」)
>   보건복지부장관의 면허를 받은 의사·치과의사·한의사·조산사 및 간호사를 의미하며, 국민보건 향상을 이루기 위해 각각 종별에 따라 주어진 임무를 수행하여 국민의 건강한 생활 확보에 이바지할 사명을 갖는다.
>   ① 의사: 의료와 보건지도를 임무로 한다.
>   ② 치과의사: 치과의료 및 구강보건지도를 임무로 한다.
>   ③ 한의사: 한방의료와 한방보건지도를 임무로 한다.
>   ④ 조산사: 조산과 임부·해산부·산욕부 및 신생아에 대한 보건과 양호지도를 임무로 한다.
>   ⑤ 간호사: 상병자나 해산부의 요양을 위한 간호 또는 진료 보조 및 대통령령으로 정하는 보건활동을 임무로 한다.
> 2) 약사 및 한약사(「약사법」)
> 3) 의료기사, 보건의료정보관리사 및 안경사(「의료기사 등에 관한 법률」)
> 4) 응급구조사(「응급의료에 관한 법률」)
> 5) 영양사(「국민영양관리법」)
> 6) 위생사(「공중위생관리법」)
> 7) 보건교육사(「국민건강증진법」)

② 보건의료시설
    ㉠ 보건의료시설인 보건의료기관은 지역사회 주민의 예방, 치료 및 재활을 포함하는 포괄적 의료를 행하는 지역사회 의료체계의 중심기관이다.
    ㉡ 의료기관(「의료법」 제3조)

> ① '의료기관'이란 의료인이 공중(公衆) 또는 특정 다수인을 위하여 의료·조산의 업(이하 '의료업'이라 한다)을 하는 곳을 말한다.
> ② 의료기관은 다음과 같이 구분한다. [개정 2020.3.4] [시행일 2021.3.5]
>   1. 의원급 의료기관: 의사, 치과의사 또는 한의사가 주로 외래환자를 대상으로 각각 그 의료행위를 하는 의료기관으로서 그 종류는 다음과 같다.
>   가. 의원

나. 치과의원

다. 한의원

2. 조산원: 조산사가 조산과 임산부 및 신생아를 대상으로 보건활동과 교육·상담을 하는 의료기관을 말한다.

3. 병원급 의료기관: 의사, 치과의사 또는 한의사가 주로 입원환자를 대상으로 의료행위를 하는 의료기관으로서 그 종류는 다음과 같다.

가. 병원

나. 치과병원

다. 한방병원

라. 요양병원(「장애인복지법」 제58조제1항제4호에 따른 의료재활시설로서 제3조의2의 요건을 갖춘 의료기관을 포함한다)

마. 정신병원

바. 종합병원

ⓒ 공공보건의료기관
- 「지역보건법」에 의한 보건소, 보건지소, 보건의료원
- 「농어촌 등 보건의료를 위한 특별조치법」에 의한 보건진료소
- 「약사법」에 의한 약국

③ 보건의료장비 및 물자: 보건의료자원으로 장비, 물자, 의약품 등 질병의 예방, 진단, 치료, 재활에 다양한 장비들이 사용되고 있다.

④ 보건의료지식

㉠ 오늘날 보건의료지식의 대부분은 신중한 과학적 연구에 기반을 두고 형성된 것이다.

㉡ 보건의료체계연구는 생의학, 사회의학적 지식, 기타 관련 지식이 일정한 조건하에서 지역사회 보건의료에 영향을 미치게 되는 수단에 대한 체계적인 연구를 말한다.

(3) 보건의료자원의 평가요소

① 공급의 양적 적정성: 필요한 보건의료서비스를 제공하기 위한 보건의료자원의 양적 공급을 인구당 자원의 양으로 표시

② 질적수준의 적정성: 보건의료인력의 주요기능 수행능력과 기술수준 및 시설 수 규모와 구비정도

③ 효율성: 개발된 보건의료자원으로 산출할 수 있는 보건의료서비스의 정도를 평가

④ 적합성: 공급된 보건의료서비스의 역량이 주민의 보건의료 필요에 적합한지를 평가

⑤ 분포성: 시설, 직종, 전문과목별 자원의 지리적 분포가 주민의 필요에 맞게 사용할 수 있도록 분포되어 있는 정도

⑥ 계획성: 장래에 필요한 보건의료자원의 종류와 양을 체계적이고 정확하게 계획하는 정도

⑦ 통합성: 보건의료서비스 개발이 통합적으로 이루어진 정도

2) 보건의료조직의 배치

(1) 공공보건의료조직

① 중앙행정조직체계

    ㉠ 보건복지부: 보건정책 결정기관으로 지방보건의료조직의 보건관계 기술행정에 대한 기술지도 및 협조업무

    ㉡ 행정안전부: 지방보건의료조직의 일반 행정지도 및 조직구성과 지방보건의료조직의 인사권, 예산집행권 담당

    ㉢ 고용노동부: 산업장 안전보건관리와 근로자 건강보호, 산재근로자 보상업무 담당

    ㉣ 교육부: 학교보건관련 담당

    ㉤ 환경부: 환경보존과 환경오염방지 업무

② 지방행정조직체계

    ㉠ 시·도 보건행정조직: 보건정책결정기관인 보건복지부와 수행단위기관인 시·군·구의 보건소를 연결하는 중간조직

    ㉡ 시·군·구 보건행정조직: 자치권을 갖는 지방자치 단체로 지역보건의료 사업 수행의 핵심적인 역할을 담당하는 보건소를 산하에 둠

    ㉢ 읍·면 보건행정조직: 보건지소의 설치

    ㉣ 도서벽지 보건행정조직: 보건진료소의 설치

(2) 민간 및 비정부조직

① 정부 조직체계 외부에서 환자들에게 직접 의료서비스를 제공하거나 정부의 활동이나 국민을 대상으로 교육을 실시하는 등 보건의료와 관련된 역할을 담당하고 있는 단체와 기관이 많이 있다.

② 개인적으로 의료기관을 운영하면서 의료서비스를 제공하고 있는 독립적인 보건인력을 의미하며 공공부문이 감당하지 못하는 부분에 대한 보조적 성격을 띠게 된다.

민간보건의료조직

보건의료에 관한 특정 목적을 달성하기 위해 민간의료기관에서 비영리를 목적으로 조직된 것으로 비정부조직(NGO) 등을 말한다. 민간보건의료조직은 의료조직 중에서도 중요한 역할을 담당하고 있으며 공공보건의료조직과 상호 협조하여 융통성 있는 업무추진이 가능하며 정부로부터 독립되어 있기 때문에 외부조직의 통제를 받지 않고 효율적이고 창의적인 의료서비스를 제공하고, 자체 자금으로 운영된다.

비영리 조직	• 사회복지사업 관련 단체: 대한적십자사, 한국사회복지협의회, 한국장애인복지시설협회, 한국아동복지연합회, 대한노인회 등 • 보건의료 전문직 단체: 대한간호협회, 대한조산협회, 대한의사협회, 대한치과의사협회, 대한한의사협회, 대한약사회, 대한병원협회 등 – 이들 전문직 단체는 회원의 권익 도모와 함께 자질 향상을 위한 교육과 직무규정, 윤리 등을 제정하여 활용 • 그 밖의 단체: 인구보건복지협회, 대한결핵협회, 한국건강관리협회, 한국한센복지협회, 한국식품공업협회, 한국사회복지협의회, 사회복지공동모금회, 건강사회를 위한 약사회, 건강사회를 위한 치과의사회, 한국성폭력상담소, 한국국제보건의료재단 등
영리조직	대부분의 민간의료기관으로 법인 또는 개인이 소유하고 운영하는 의료기관으로 조산원, 의원, 병원, 종합병원 및 약국 등

3) 보건의료서비스의 제공

(1) 양질의 보건의료서비스

① 양질의 보건의료서비스의 의미

보건의료소비과정에서 보건의료소비자가 만족할 정도로 여러 측면에서 일정한 조건을 갖춘 형태의 보건의료를 양질의 보건의료라고 한다.

② 적정 보건의료서비스의 요건(Myers, 1969)

보건의료서비스는 그 개념과 내용이 복합적 상호작용에 의하여 생산, 공급되므로 상호조화를 이루고 적정화되어야 한다.

㉠ 접근용이성: 보건의료서비스는 필요하면 언제 어디서라도 이용할 수 있게 재정적, 지리적, 사회·문화적인 측면에서 주민이 필요한 보건의료서비스를 쉽게 이용할 수 있어야 한다.

㉡ 질적 적정성: 보건의료의 의학적 적정성과 사회적 적정성이 동시에 달성될 수 있어야 한다.

㉢ 지속성: 개인에게 제공되는 보건의료는 시간적·지리적으로 상관성을 갖고 적절히 연결되어야 하며, 지역사회 수준에서 제공되는 보건의료는 보건의료기관들 간에 유기적인 관계를 가지고 협동적으로 보건의료서비스를 수행해야 한다.

㉣ 효율성: 보건의료의 목적을 달성하는 데 투입되는 자원의 양을 최소화하거나 일정한 자원의 투입으로 최대의 목적을 달성할 수 있어야 한다.

(2) 보건의료서비스의 사회경제적 특성

① 생활필수품으로서의 보건의료: 보건의료서비스는 삶에 반드시 필요한 부분이다.

② 비영리성(Nonprofitability): 인간중심의 생활필수품으로서의 보건의료서비스는 국민의 생명과 건강을 책임지는 특성을 가지고 있으므로, 또한 비영리성이 강조된다.

③ 소비자 무지(정보의 비대칭성): 의료시장은 소비자와 공급자 간의 정보가 불균등하게 분포되어 있다.

④ 질병(의료수요)의 불확실성·불규칙성: 질병이 언제, 어디서 발생할지 예측할 수 없다.

⑤ 치료 및 산출의 불확실성: 보건의료서비스는 치료의 명확한 결과(산출물)를 측정하기가 매우 어렵고, 질병의 진행성과 증상 및 반응의 다양성은 치료의 불확실성을 높여 주고 있다.

⑥ 수요와 공급의 시간적 불일치: 수요와 공급의 시간적 불일치는 보건의료시장에서 필요한 수요에 맞게 공급을 제때에 하지 못하는 현상을 말하며, 이는 공급의 비탄력성에 그 원인이 있다.

⑦ 경쟁제한(공급의 독점성 및 비탄력성): 보건의료서비스는 그 생산권이 한정된 면허권자에게만 주어짐으로써 공급에 독점력을 가진다.

⑧ 외부효과(Externality Effects, 확산효과, 이웃효과): 적절한 보건의료서비스를 통하여 건강을 보호하면 질병의 파급을 줄이게 되며, 그 혜택은 당사자뿐만 아니라 그 가족 혹은 사회 전체에 돌아가게 되는데, 이를 보건의료의 외부효과라 한다.

⑨ 공공재(Public Goods)적 성격: 공공재는 그 특성상 정부가 개입하지 않고 시장경쟁의 상태를 그대로 유지하며 구매력을 가진 사람만이 이용하여 시장기능이 원활하지 않을 수 있다.

⑩ 우량재(Merit Goods): 보건의료 소비를 통한 국민 개인뿐만 아니라 국가 전체에도 장기적 편익을 가져다 준다.

⑪ 소비적 요소와 투자적 요소의 혼재: 보건의료서비스의 이용 그 자체가 소비행위이며, 이 소비행위로 인하여 사람이 건강해지면 근로능력이 향상되고 생산성이 높아져, 보건의료는 한편으로 투자적 요소가 되는 것이다.

⑫ 노동집약적인 인적 서비스: 보건의료서비스는 인적자원요소가 가장 많이 투입된다.

⑬ 공동생산물로서의 보건의료와 교육: 보건의료서비스는 의료의 질을 향상시키고 임상의사가 최고의 기술을 발휘할 수 있도록 의료와 교육이 서로 결합되어야 한다.

(3) 제공되는 보건의료서비스에 따른 구분

① 질병 발생을 막고 건강을 증진시키는 일차예방과 개인 또는 인구집단의 불건강 상태를 조기에 발견하여 조치하는 이차예방 및 이미 발병한 질환에 대해 기능장애를 줄이고 질병의 고통을 완화시키는 데 목적을 둔 삼차예방으로 나뉜다.

② 국민의 보건의료요구가 제공되는 절차에 따라 1차 의료(의원, 보건소, 약국), 2차 의료, 3차 의료로 단계화하여 분류할 수 있다.

(4) 보건의료서비스 단계별 구분

① 1차 의료단계: 환자가 최초로 보건의료전문인을 만나는 단계이다.

② 2차 의료단계: 보건의료원, 중소병원 등 일차의료단계의 보건의료서비스 제공 기관에서 해결하기 어려운 환자들을 의뢰받거나 입원 서비스 등을 제공한다.

③ 3차 의료단계: 대형종합병원, 대학병원 등 전문적이고 특화된 의료서비스를 제공한다.

(5) 보건의료서비스 제공의 문제점

① 공공보다 민간이 주도하는 의료기관이 양적으로 확대된다.

② 형평성에 맞지 않는 의료자원이 분배된다.

③ 1차·2차·3차 의료기관 간의 기능 분담 약화로 중복 투자 및 자원 낭비를 초래한다.

④ 노인인구의 증가로 의료공급체계의 기반을 재구축해야 할 필요성이 증가한다.

⑤ 보건의료시설의 급속한 양적 성장으로 인한 비효율성과 의료서비스의 질 저하를 초래한다.

4) 경제적 지원

(1) 보건의료재원의 종류

① 공공재원(보건부, 의료보험기구, 기타 관련 정부기관): 정기예산에 포함되는 일반재정과 보건의료에 사용할 목적으로 부과하는 세금인 특별재정으로 이루어진다.

② 기업주: 고용자인 기업주가 의료보험료의 일부를 부담하거나 보건의료서비스를 직접 제공한다.

③ 조직화된 민간기관: 자선단체, 임의보험 등

④ 외국의 원조

⑤ 개별 가계 의료비

⑥ 지방, 지역사회의 기여

⑦ 기타 가능 재원들: 복권, 기부금 등

(2) 진료비 지불제도

① 행위별수가제(FFS: Fee-For-Service)

ㄱ) 제공된 진료내용과 진료의 양에 따라 진료보수가 결정되는 방식이다.

ㄴ) 제공된 의료서비스의 단위당 가격에서 서비스의 양을 곱한 만큼 보상하는 방식이다.

ㄷ) 자유경쟁 시장주의 국가인 한국, 미국, 일본 등에서 채택하고 있다.

장점	단점
• 의료서비스의 양과 질이 확대 • 의료인의 재량권 및 자율권 보장 • 첨단 의학 및 과학기술의 발달 유도·의료수가 결정에 적합 • 환자와 의사의 원만한 관계유지 • 의사의 생산성 증가	• 의사의 행위가 수입과 직결되므로 과잉진료 및 의료남용 우려 • 과잉진료를 막기 위해 심사, 감사 등의 방법을 동원하여 행정적으로 복합적인 문제 발생 • 의료인과 보험자 간의 갈등 • 기술지상주의로 예방보다는 치료에 집중 • 상급병원으로 후송을 기피하여 지역의료 발전 저해

② 인두제(capitation)

ㄱ) 등록환자수 또는 실이용자수를 기준으로 일정액을 보상받는 방식이다.

ㄴ) 서비스의 내용과 수가는 관련이 없다.

ㄷ) 지역사회 등 1차 진료기관에 적합하며, 영국, 덴마크, 이탈리아 등에서 채택하고 있다.

장점	단점
• 진료의 계속성 증대 • 치료보다는 예방에 집중 • 행정적 절차의 간편화 • 의료남용을 줄일 수 있고 상대적으로 저렴 • 의료인 수입의 평준화 가능	• 환자의 선택권 제한 • 과소치료의 경향 • 상급병원으로 환자 후송, 의뢰의 증가 경향 • 고위험·고비용 환자를 기피 • 고도의 전문의에게는 적용이 어려움

③ 봉급제(salary)

ㄱ) 서비스의 양이나 제공받는 사람의 수에 상관없이 일정 기간에 따라 보상받는 방식이다.

ㄴ) 사회주의나 공산주의 국가에서 채택하는 방식이며 자유경쟁체제의 병원급에서도 기본 보수지불방식으로 주로 이용된다.

장점	단점
• 의사의 수입이 안정 • 불필요한 경쟁 억제 • 행정적 관리가 용이하여 조직의료에 적합	• 진료의 형식화 및 관료화 우려 • 낮은 생산성과 서비스의 양이 줄어드는 경향 • 의료인의 자율성 저하

④ 포괄수가제(case payment)
  ㉠ 환자의 종류당 포괄보수단가를 설정하여 보상하는 방식이다.
  ㉡ 질병별·요양일수별·환자 1인당 정해진 단가에 의해 경제적인 진료가 이루어지도록 유도한다.
  ㉢ 의료기관의 생산성을 증대시키며 행정상 절차가 간편하다는 장점이 있다.
  ㉣ 우리나라에서 적용하는 포괄수가제 질병군은 4개 진료과 7개 질병군으로 병원에 입원하여 수술을 받거나 분만한 경우에 적용된다.

안과	수정체 수술(백내장 수술)
이비인후과	편도 및 아데노이드 수술
일반외과	항문 및 항문주위 수술(치질 수술), 서혜 및 대퇴부 탈장 수술, 충수절제술(맹장염 수술)
산부인과	자궁 및 자궁부속기 수술(악성종양 제외), 제왕절개분만

장점	단점
• 진료수행을 경제적으로 유도 • 병원업무 및 진료의 표준화 • 예산 통제 가능성과 병원 생산성 증가 • 부분적으로 적용 가능 • 진료비 청구 및 지불심사의 간소화	• 서비스 최소화·규격화 • 행정적 간섭으로 의료행위의 자율성 감소 • 과소진료 및 합병증 발생 시 적용 곤란 • 의학적 신기술에 적용 어려움.

⑤ 총액계약제(negotiation system)
  ㉠ 지불자 측과 진료자 측이 진료보수 총액에 대한 계약을 사전에 체결하고, 계약된 총액범위 내에서 의료서비스를 이용하는 제도이다.
  ㉡ 독일 등에서 채택하는 방식으로 보험자와 계약을 체결한 병원은 의료서비스 제공 후 계약에 따라 보험자가 지불한 금액에 대해 각 의사들의 진료량에 비례하여 배분한다.

장점	단점
• 과잉진료 및 과잉청구 감소 • 진료비 심사 및 조정과 관련된 공급자 불만 감소 • 의료비 지출의 사전예측 가능 • 보험재정의 안정적 운영 • 의료공급자의 자율적 규제 가능	• 보험자 및 의사단체 간 계약체결이 어려움 • 의료공급자단체의 독점으로 인한 폐해 • 전문과목, 요양기관별로 진료비 배분 시 갈등발생 • 신기술개발과 도입, 의료의 질 향상 동기 저하 • 의료의 질 관리의 어려움 • 과소진료의 가능성

5) 관리

(1) 지도력

국가보건의료체계 개발과 관련된 기관들은 그 나름의 역사, 전통, 목적, 권력구조를 가지고 있다.

(2) 의사결정

보건의료체계를 위한 기획, 실행 및 실현, 감시 및 평가, 정보지원의 네 가지 의사결정 구조를 가지고 있다.

(3) 규제

보건의료인력에 대한 면허 부여, 보건의료기관에 대한 인가, 의약품 통제, 의료서비스 사용에 대한 조건 등 남용 발생에 대한 대응이나 문제를 미연에 방지하기 위해 필요하다.

3. 보건의료전달체계의 유형

1) 자유방임형

① 의료서비스의 제공이나 이용에 정부의 통제나 간섭이 최소화되고, 민간부문에 의하여 자율적으로 이루어지는 형태이다.

② 자신의 지불능력이나 관습, 지리적 조건 등을 소비자 스스로 판단하여 거의 무제한적으로 의료기관을 이용할 수 있는 체계이므로 무제도의 제도라고 할 수 있다.

③ 미국을 중심으로 독일, 프랑스, 일본, 한국 등이 이 유형에 속한다.

④ 장점
  ㉠ 의사와 의료기관에 대한 국민의 자유선택권 보장
  ㉡ 공급자 측의 경쟁에 따른 보건의료서비스 수준의 향상
  ㉢ 자유경쟁에 따른 의료기관의 효율적 운영이 가능
  ㉤ 의료의 내용이나 수준 결정에 의료인의 재량권 보장

⑤ 단점
  ㉠ 의료수준과 자원의 불균형적인 분포에 따른 의료이용의 차별
  ㉡ 의료자원의 비효율적인 활용과 중복에 따른 자원의 낭비
  ㉢ 개인과 국가의 의료비 부담 가중
  ㉣ 정부 간섭과 통제의 한계

2) 사회보장형

① 자유방임형과 사회주의형의 중간형태이지만 국민건강에 대한 직접적인 관리주체는 국가라는 점에서 사회주의형에 가깝다.

② 개인의 자유를 존중하지만 생활필수품인 보건의료를 국민 전체에게 제공하며 국가가 국민의 건강을 책임지기 위해 의료전달체계를 정부가 주관하는 체계이다.

③ 영국, 호주, 뉴질랜드, 북유럽 국가가 이 유형에 속한다.

④ 장점
  ㉠ 보건의료서비스의 균등한 이용(혜택) 보장
  ㉡ 자유경쟁으로 인한 자원낭비 방지
  ㉢ 예방을 중시하는 경향
  ㉣ 의료이용과 의료비 통제 가능

　　　　ⓜ 공공재로써 보건의료 개념 구현
　　　　ⓗ 정부주도 하에 보건기획 및 자원의 효율적 활용이 이루어짐
　　⑤ 단점
　　　　㉠ 의료이용에 대한 자유선택권의 제한에 따른 불만 야기
　　　　㉡ 관료주의적 병폐의 발생(행정의 경직성과 복잡성)
　　　　㉢ 의료인의 인센티브 부족에 따른 의료수준의 저하 및 효율성 저하
　　　　㉣ 국가재정부담 가중과 정부예산 팽창에 따른 문제
　　　　㉤ 정부재정상태 변동에 따른 불안정

3) 사회주의형

　　① 시장경제 원리에 따른 접근 방법을 부정함으로써 의료의 상품화를 배격하는 유형이다.
　　② 사회주의 국가가 채택하는 형태로 의료를 매우 중시하여 국가 전체 프로그램의 하나로 보
　　　건의료를 다룬다.
　　③ 장점
　　　　㉠ 의료자원의 효율적인 할당
　　　　㉡ 보건의료서비스 이용의 차별 배제
　　　　㉢ 보건의료서비스 이용에 대한 경제적 방벽의 제거
　　　　㉣ 질병예방 중시 정책
　　　　㉤ 의료산업의 독점자본주의화 방지
　　　　㉥ 의료체제에 대한 관리와 통제의 용이
　　③ **단점**
　　　　㉠ 의료조직이 정부조직의 일부분이므로 이에 따른 경직성(관료체계의 병폐 심각)
　　　　㉡ 국민의 보건의료서비스 이용의 자유선택권 박탈
　　　　㉢ 의료수준의 침체 및 저하 등

4. 우리나라의 보건의료전달체계

1) 우리나라 보건의료전달체계의 이해

　　① 우리나라의 의료전달체계는 자유방임형으로 예방 측면보다 치료 측면에 치중하고 있다.
　　② 보건복지부와 행정안전부의 통제에 의한 다원적인 보건행정관리체계를 이루고 있어 보
　　　건행정에 대한 통제가 동시에 이루어지고 있다.
　　③ 전국민건강보험제도와 민간 위주의 의료공급 체계가 상호작용하는 복지지향형 보건의
　　　료 제도로 2단계의 의료전달 체계를 시행하고 있다.

1단계 진료		2단계 진료
상급종합병원을 제외한 전 지역의 의료기관에서 진료받을 수 있는 경우(1차, 2차 진료기관)	요양급여의뢰서 →	1단계 진료에서 환자의 질병상태에 따라 3차 진료기관인 상급종합 병원에서 진료를 받는 경우

2) 우리나라 보건의료전달체계의 문제점

우리나라의 보건의료 제공체계는 단계화와 지역화의 원칙에서 상당히 벗어나 있으며 다음과 같은 특징과 문제점이 있다.

(1) 국민의료비의 지속적인 증가

① 소득 수준 향상, 건강에 대한 욕구 증대
② 국민건강보험의 보장성 강화에 따른 의료이용 증대
③ 의료공급자에 의한 과잉진료 및 수요창출행위
④ 비효율적인 소비형태
⑤ 3차 진료기관 등 대형병원으로의 환자 집중
⑥ 의료기관 간의 기능 및 역할의 미분화
⑦ 국민의료비 억제방안

단기방안	수요측	• 본인부담률 인상 • 보험급여 범위 확대를 억제하여 의료에 대한 과잉수요를 줄임
	공급측	• 의료수가 상승 억제 • 고가의료기술의 도입과 사용 억제 및 도입된 장비의 공동사용 방안 등을 강구하여 의료비 증가 폭을 줄임 • 효율적 관리운영으로 의료비 상승 억제
장기방안		• 지불보상제도의 개편: 행위별 수가제는 사후 의료비 지불제도로 과잉진료 등으로 인한 의료비 및 급여 증가를 가속화하는 가장 큰 원인이 되고 있다. 사전결정방식의 형태로 개편할 필요성이 있다. • 의료전달체계의 확립: 공공부문 의료서비스의 확대, 의료의 사회화와 공공성 확대로 안정적인 의료수가 수준을 유지하는 것이 필요하다. • 다양한 의료대체서비스, 인력개발 및 활용: 지역사회간호센터, 가정간호, 호스피스, 낮병동, 너싱홈, 재활센터, 정신보건센터 등 대체의료기관과 서비스 개발 및 활용, 보건진료원, 전문간호사제도, 정신보건전문요원 등 다양한 보건의료전문가 양성으로 효율적인 인력관리를 통해 의료비 억제효과를 얻게 하는 것이 필요하다.

(2) 민간 위주의 의료공급체계로 공공보건의료의 취약함

① 의료기관의 90% 이상을 민간부문이 소유하고 있어서 의료비 지불수단이 취약한 저소득층에게 불리하다.
② 민간의료기관 간의 과도한 경쟁으로 합리적인 기능분담이 이루어지지 못하고 있다.
③ 필요 이상의 보건의료서비스 제공으로 자원의 낭비와 국민의료비 상승이라는 부작용을 초래하고 있으며 민간과 공공부문 상호 간 경쟁관계로 협조 또는 보완관계가 이루어지지 못하고 있다.
④ 공공부문의 의료서비스는 시설, 기관 등 자원의 양적·질적 미흡 등으로 독자적인 전달체계가 운영되지 못하고 있다.

(3) 대형병원 및 전문의료 위주의 의료정책

1차 의료에 대한 불신으로 환자들은 간단한 질환임에도 종합병원을 찾게 되며, '의료인 고르기 현상(doctor shopping)'이 성행하고 있다.

(4) 보건의료공급자 간 기능의 미분화와 무질서한 경쟁

① 전문의와 일반의의 역할 및 기능이 분명하지 않고 병원과 의원의 기능이 미분화되어 의원에 입원병상이 있고, 병원에 대규모의 외래파트가 있다.

② 의료제공자 간의 기능 미분화와 무질서한 경쟁은 보건의료이용 선택 시 혼란을 가중시키고 보건의료서비스의 중복과 낭비를 초래한다.

(5) 포괄적인 의료서비스의 부재

민간의료기관이 대부분을 차지함으로써 포괄적인 의료서비스가 제공되기보다는 치료 위주의 병원 의료서비스가 제공되어 왔다.

(6) 의료기관 및 의료인력의 지역 간 불균형 분포

병원과 의료인력의 도시집중 현상이 두드러져 의료기관의 80% 이상이 도시에 집중되어 있다.

(7) 공공의료분야의 다원화

보건의료분야의 관장부서가 다원화되어 보건복지부, 교육부, 행정안전부, 국방부, 고용노동부 등의 보건의료의 기획과 집행, 책임과 권한이 분산되어 있다.

5. 사회보장제도

1) 사회보장의 정의와 목적

(1) 사회보장의 정의

① 사회보장이란 출산, 양육, 실업, 노령, 장애, 질병, 빈곤 및 사망 등의 사회적 위험으로부터 모든 국민을 보호하고 국민 삶의 질을 향상시키는 데 필요한 소득·서비스를 보장하는 사회보험, 공공부조, 사회서비스를 말한다(「사회보장기본법」 제3조 제1호).

② 사회보장은 국가 또는 지방자치단체가 모든 국민에 대하여 사회보험과 공공부조를 통하여 최저생활을 물질적으로 보장하는 제도로 국가가 하는 국민의 최저생활보장 프로그램이다.

(2) 사회보장의 목적

① 최저생활의 보장

② 국민경제의 안정

③ 소득재분배 효과

④ 사회통합

2) 사회보장제도의 역사

(1) 세계의 사회보장제도

① 19세기 말(1883~1889) 사회보장제도의 창시자인 독일의 비스마르크(Bismarck)가 제시한 3대 보험을 기본으로 근대적 형태의 사회보장제도가 만들어지게 되었다(질병보험법, 산업재해보상법, 노령폐질보험법).

② 1934년 미국의 루스벨트(F.D. Roosevelt) 대통령이 뉴딜정책을 설명하면서 'Social

Security'라는 용어를 사용한 것이 시초이며, 1935년 관련법이 의회를 통과함으로써 세계 최초의 사회보장법(Social Security Act)이 마련되었다.

③ 그 후 1938년 뉴질랜드가 사회보장법을 제정하였고, 1952년 제35회 국제노동기구(ILO) 총회에서 '사회보장의 최저기준에 관한 조약'이 채택되었다.

④ 1942년 발표된 베버리지 보고서에 입각하여 1945년 이후 영국에서 사회보장제도가 실시되었다.

(2) 우리나라의 사회보장제도

① 1960년 제4차 개정헌법에서 국가의 사회보장에 관한 사항을 처음으로 규정하였다.

② 1963년 7개 조항의 「사회보장에 관한 법률」을 제정하고 1980년 헌법 개정을 통해 '사회보장'이라는 용어와 함께 '사회복지'라는 용어를 처음 사용하였다.

③ 1995년 12월 30일 「사회보장에 관한 법률」은 폐기되고 「사회보장기본법」이 새롭게 공포되었다.

3) 사회보장의 필요성 및 역기능

(1) 사회보장의 필요성

① 산업화, 핵가족화, 인구 증가, 개인주의 경향 등으로 전통적 상호부조제도가 붕괴되었다.

② 산업구조 변화로 인해 근로자 수와 국민의 생존권 실현의 요구가 증가하였다.

③ 사회체제 및 국민생활이 안정됨에 따라 필요성이 증가되었다.

(2) 사회보장의 역기능

① 과다한 사회보장은 국가재정 상태를 악화시킬 수 있다.

② 도덕적 해이로 저축의욕 감소와 자발적 실업이 증가한다.

③ 사회보장으로 인해 일반국민에게 재정이 풀림으로써 인플레이션의 원인이 되기도 한다.

4) 사회보장제도의 분류

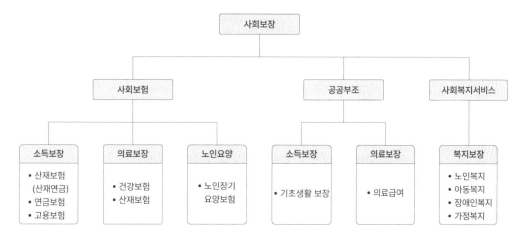

[사회보장의 구조]

(1) 사회보험

① 국민에게 발생하는 사회적 위험을 보험의 방식으로 대처함으로써 국민의 건강과 소득을 보장하는 제도를 말한다(「사회보장기본법」 제3조 제2호).

② 5대 사회보험

　　㉠ 산재보험: 산업재해보상보험으로 업무상의 재해에 관한 것

　　㉡ 연금보험: 폐질·사망·노령 등에 관한 것

　　㉢ 고용보험: 실업에 관한 것

　　㉣ 건강보험: 질병과 부상에 관한 것

　　㉤ 노인장기요양보험: 65세 이상 노인과 65세 미만 노인성 질병을 가진 자의 요양에 관한 것

　　※ 보험료 징수는 모두 국민건강보험공단에서 시행한다.

구분	산업재해보상법 (1964년)	건강보험 (1977년)	국민연금 (1988년)	고용보험 (1995년)	노인장기요양보험 (2008년)
관련 법	산업재해 보상보험법	국민건강 보험법	국민연금법	고용보험법	노인장기요양 보험법

급여
내용
	• 요양급여
	• 휴업급여
	• 장해급여
	• 간병급여
	• 유족급여
	• 상병보상연금
	• 장의비
	• 직업재활급여
		• 요양급여
		• 건강검진
		• 장애인보장 구
		  급여비
		• 요양비
		• 부가급여
			• 노령연금
			• 장애연금
			• 유족연금
			• 반환일시금
			• 사망일시금
				• 고용안정사업
				• 직업능력개발
				  사업
				• 실업급여
				• 육아휴직급여
				• 출산 전·후 휴
				  가급여
					• 재가급여
					• 시설급여
					• 특별현금급여

관리 운영	근로복지공단	국민건강보험공단	국민연금공단	고용노동부장관	국민건강보험공단

(2) 공공부조

① 공공부조는 국가 및 지방자치단체의 책임 아래 생활유지능력이 없거나 생활이 어려운 국민의 최저생활을 보장하고 자립을 지원하는 제도이다.

② 국민기초생활보장사업, 의료급여사업, 이재민구호사업, 의상자예우사업, 부랑인보호사업 등을 실시한다.

③ 공공부조의 특성

　　㉠ 국가책임에 의한 생활보호대책이다.

　　㉡ 민주주의 정신을 바탕에 둔 인간존중사상의 특성을 지닌다.

　　㉢ 현대의 산업화에 따른 경제적 불안에 대한 보완책이다.

　　㉣ 국가의 공적인 최저생활 보장을 통한 건전한 성장과 생활에 기여한다.

구분	사회보험	공공부조
재원조달	• 수혜자, 고용주, 국가의 보조금 • 능력에 의한 거출주의	• 조세수입(국가재원) • 평등을 기본사상으로 하는 무거출주의
대상	• 자조능력이 있는 자	• 개인의 요구와 자산 조사를 통해 자조능력이 없다고 판단되는 자
성격	• 사전적 성격 • 강제적·법적·제도적 • 사전계약의 성격을 지닌 민간보험과 구별	• 사후적 성격

[사회보험과 공공부조의 차이점]

5) 의료보장

(1) 의료보장의 개념

① 의료보장은 개인의 능력으로 해결할 수 없는 건강문제를 사회적 연대책임으로 해결하여 사회구성원 누구나 건강한 삶을 향유할 수 있게 하는 데 목적을 두고 있다.
② 국가나 사회가 제도적으로 의료서비스를 제공하는 것이다.
③ 우리나라의 의료보장제도는 사회보험 방식의 건강보험과 공공부조 방식의 의료급여로 나누어진다.

(2) 의료보장의 목표

① 국민의 건강 유지·증진을 위한 보건의료사업의 극대화를 추구한다.
② 보건의료비의 적정수준을 유지하고 국민 간의 보건의료서비스를 균등하게 분배한다.
③ 예기치 못한 의료비 부담으로부터 국민을 경제적으로 보장한다.
④ 보건의료사업의 극대화를 추구하여 국민의료의 효과성과 능률성을 제고한다.

(3) 의료보장의 기능

① 소득 재분배 및 경제 보장으로서 소득을 보장한다.
② 치료비 지출에 대비한 의료비 보장으로 가계의 파탄을 방지한다.
③ 국민의 심리적인 안정감을 구축하고 복지국가를 실현한다.

(4) 의료보장의 유형

① 국민건강보험(NHI: National Health Insurance) - 비스마르크 방식
　㉠ 피보험자인 국민이 의료비에 대한 자기 책임의식을 갖고 보험료를 납부한다.
　㉡ 보험자는 마련된 재원의 운용을 통해 의료를 보장하며 행위별 수가제와 제3자 보험자 지불방식이 적용된다.(한국, 독일, 프랑스, 일본, 대만 등)
　㉢ 보험료, 국가, 고용주에 의하여 재정을 충당하고 보험료를 부담하기 어려운 계층은 조세를 통해 재정을 충당한다.
　㉣ 민간의료기관 중심의 서비스가 제공되며 국민의 비용의식이 강하게 작용한다.

　　　　ⓜ 양질의 의료제공이 가능하나 보험료 부과의 형평성 부족, 의료비 증가 억제 기능이 취약하다.

　　② 국가보건서비스(NHS: National Health Service) - 조세 방식, 베버리지 방식
　　　　㉠ 1948년 영국에서 시작되었으며 국가는 일반조세로 재원을 마련하여 모든 국민에게 필요한 보건의료서비스를 무료로 제공하는 제도이다(영연방국가 대부분, 이탈리아 등).
　　　　㉡ 소득수준을 막론하고 국민 모두에게 균등하고 포괄적인 보건의료서비스를 제공한다.
　　　　㉢ 의료공급이 공공화되어 정부에 의한 의료비 증가 통제가 가능하다.
　　　　㉣ 조세제도를 통한 재원조달로 소득재분배 효과가 크다.
　　　　㉤ 의료의 질이 낮고 정부의 과다한 복지비용 부담이 있다.
　　　　㉥ 의료수요자 측의 비용의식 부족과 상급기관으로의 빈번한 후송으로 장기간 진료가 이루어진다.

　　③ 민간보험(Consumer Sovereignty Model)
　　　　㉠ 민간보험은 임의가입이며 위험 정도와 급여수준에 따라 보험료를 다르게 적용하며 보험료수준에 따라 급여와 보호수준에 차등을 둔다.
　　　　㉡ 사회보험과 마찬가지로 사전 계약에 의한 징수이며 임의적·선택적·자발적인 개별 보험의 성격을 가지고 있다.
　　　　㉢ 보험요소로써 개인적 적합성·효율성을 강조하고 주로 정액제로 이루어지며 자유경쟁에 의해 피보험자를 모집한다.

(5) 의료보장의 종류
　　① 건강보험: 예측이 불가능하고 우발적인 질병 및 사고로 인한 경제적 위험에 대비하기 위하여 사전에 재정적 자원을 비축하여 의료수요를 상호분담하고 경제의 원활한 운영을 꾀하는 보험제도이다.
　　② 의료급여: 의료비 부담 능력이 없는 생활무능력자 및 일정수준 이하의 저소득층을 대상으로 의료서비스가 필요한 경우 국가재정으로 의료서비스를 제공하는 공공부조 제도이다.
　　③ 산업재해보상보험
　　　　㉠ 업무를 수행하는 과정에서 여러 요인으로 인해 신체적·정신적 건강상의 위해를 입는 것을 산업재해라고 하며 이러한 재해에 대처하기 위한 보험이 산업재해보상보험이다.
　　　　㉡ 산업재해보상의 목적: 업무상 상병을 치료하여 직장에 복귀하는 원상회복을 목적으로 한다.
　　　　㉢ 산업재해 여부의 판단은 업무수행성과 업무기인성에 둔다.
　　　　㉣ 근로자의 업무상 재해에 대해 사용자(고용주)에게 고의·과실의 유무를 불문하고 보상하게 하는 무과실 책임주의이다(자진신고 및 자진납부 원칙).
　　　　㉤ 산업재해 시 사업주가 보험료를 전액 부담하는 것이 원칙이다.

(6) 의료보장의 특징

① 우리나라 의료보장제도는 사회보험 방식을 바탕으로 공공부조 방식을 더하여 시행되고 있다. 사회보험은 건강보험, 산재보험, 노인장기요양보험이 해당되고 공공부조 방식으로는 의료급여가 있다.

② 우리나라의 의료보장제도는 현물급여가 원칙이며 현금급여를 병행하여 시행하고 있다. 의료서비스에 해당하는 진료, 수술 등은 현물급여가 적용되며 의료정책상 지원이 필요한 경우에만 현금급여를 예외적으로 시행하고 있다.

③ 보험료 부담능력이 없는 저소득층은 의료급여 대상자로 국가재정에 의하여 기본적인 의료혜택을 제공하고 있다.

④ 소비자 측면에서의 의료비 증가를 억제하기 위해 본인일부부담제가 적용되고 있다.

⑤ 우리나라의 보험자는 국민건강보험공단이며 건강보험을 하나로 통합하여 관리하는 통합방식을 채택하고 있다.

6) 보험급여

(1) 우리나라 보험급여의 분류

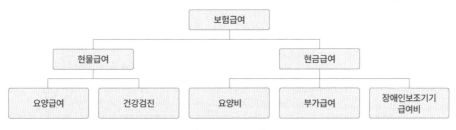

[보험급여의 분류]

가. 현물급여

요양기관(병·의원 등) 등으로부터 본인이 직접 제공받는 의료서비스 일체를 말하며, 요양급여와 건강검진이 있다.

① 요양급여: 가입자와 피부양자의 질병, 부상, 출산 등에 대하여 다음과 같은 요양급여를 실시한다(「국민건강보험법」 제41조 제1항).

　　㉠ 진찰·검사

　　㉡ 약제(藥劑)·치료재료의 지급

　　㉢ 처치·수술 및 그 밖의 치료

　　㉣ 예방·재활

　　㉤ 입원

　　㉥ 간호

　　㉦ 이송(移送)

② 건강검진: 공단은 가입자와 피부양자에 대하여 질병의 조기 발견과 그에 따른 요양급여를 하기 위하여 건강검진을 실시하며, 건강검진의 종류 및 대상은 다음과 같다(「국민건강보험법」 제52조 제1항 및 제2항).

㉠ 일반건강검진: 직장가입자, 세대주인 지역가입자, 20세 이상인 지역가입자 및 20세 이상인 피부양자

㉡ 영유아건강검진: 6세 미만의 가입자 및 피부양자

㉢ 암검진: 「암관리법」의 암검진사업에 따른 암의 종류별 검진주기와 연령 기준 등에 해당하는 사람

암의 종류	검진주기	검진연령
위암	2년	40세 이상의 남·여
간암	6개월	40세 이상의 남·여 중 간암 발생 고위험군
대장암	1년	50세 이상의 남·여
유방암	2년	40세 이상의 여성
자궁경부암	2년	20세 이상의 여성
폐암	2년	54세 이상 74세 이하의 남·여 중 폐암 발생 고위험군

비고   1. "간암 발생 고위험군"이란 간경변증, B형간염 항원 양성, C형간염 항체 양성, B형 또는 C형 간염 바이러스에 의한 만성 간질환 환자를 말한다.
       2. "폐암 발생 고위험군"이란 30갑년[하루 평균 담배소비량(갑) × 흡연기간(년)] 이상의 흡연력(吸煙歷)을 가진 현재 흡연자와 폐암 검진의 필요성이 높아 보건복지부장관이 정하여 고시하는 사람을 말한다.

[암의 종류별 검진주기와 연령 기준 등(「암관리법 시행령」 제8조 제2항 관련 별표1)]

나. 현금급여

가입자 및 피부양자의 신청에 의하여 공단에서 현금으로 지급하는 것으로, 요양비, 부가급여, 장애인 보조기기 급여비가 있다.

① 요양비(「국민건강보험법」 제49조)

㉠ 공단은 가입자나 피부양자가 보건복지부령으로 정하는 긴급하거나 그 밖의 부득이한 사유로 요양기관과 비슷한 기능을 하는 기관으로서 보건복지부령으로 정하는 기관에서 질병·부상·출산 등에 대하여 요양을 받거나 요양기관이 아닌 장소에서 출산한 경우에는 그 요양급여에 상당하는 금액을 보건복지부령으로 정하는 바에 따라 가입자나 피부양자에게 요양비로 지급한다.

㉡ 준요양기관은 보건복지부장관이 정하는 요양비 명세서나 요양 명세를 적은 영수증을 요양을 받은 사람에게 내주어야 하며, 요양을 받은 사람은 그 명세서나 영수증을 공단에 제출하여야 한다.

② 부가급여(「국민건강보험법」 제50조)

　　요양급여 외에 대통령령으로 정하는 바에 따라 임신·출산 진료비, 장제비, 상병수당, 그 밖의 급여를 실시할 수 있다.

③ 장애인 보조기기

　　㉠ 보조기기에 대한 보험급여를 받으려는 사람은 보조기기 급여의 보장구급여비 지급청구서에 서류를 첨부하여 공단에 제출해야 한다.

　　㉡ 제외품목: 활동형 수동휠체어, 틸팅형 수동휠체어(등받이 및 좌석 경사 조절형 수동휠체어), 리클라이닝형 수동휠체어(등받이 경사 조절형 수동휠체어), 전동휠체어, 전동스쿠터, 자세보조용구 및 이동식전동리프트

구분	급여의 종류	수급권자	법정/부가
현물급여	요양급여	가입자 및 피부양자	법정급여
	건강검진	가입자 및 피부양자	법정급여
현금급여	요양비	가입자 및 피부양자	법정급여
	*임신·출산진료비	가입자 및 피부양자	부가급여
	장애인보장구급여비	「장애인복지법」에 의해 등록한 장애인 가입자 및 피부양자	법정급여

[현물급여와 현금급여]

법정급여와 부가급여

• 법정급여: 법률에 의해서 의무적으로 지급되는 급여이다.
• 부가급여: 법률로 정한 급여 이외에 대통령령에 의하여 공단이 지급하는 급여이다.
　※ 예전 부가급여 항목이었던 장제비, 상병수당, 분만수당, 본인부담금보상금, 출산 전 진료비는 현재 적용되지 않으며 "임신·출산 진료비"만 적용된다. 향후에도 변동이 있을 수 있다.

부가급여(「국민건강보험법 시행령」 제23조)

① 법 제50조에 따른 부가급여는 임신·출산(유산 및 사산을 포함) 진료비로 한다.
② 제1항에 따른 임신·출산 진료비 지원 대상은 다음과 같다. [개정 2021.6.29] [시행일 2022.1.1]
　1. 임신·출산한 가입자 또는 피부양자
　2. 2세 미만인 가입자 또는 피부양자(2세 미만 영유아)의 법정대리인(출산한 가입자 또는 피부양자가 사망한 경우에 한정한다)
③ 공단은 제2항에 해당하는 사람에게 다음의 구분에 따른 비용을 결제할 수 있는 임신·출산 진료비 이용권을 발급할 수 있다. [개정 2021.6.29] [시행일 2022.1.1]
　1. 임신·출산한 가입자 또는 피부양자의 진료에 드는 비용
　2. 임신·출산한 가입자 또는 피부양자의 약제·치료재료의 구입에 드는 비용

3. 2세 미만 영유아의 진료에 드는 비용

4. 2세 미만 영유아에게 처방된 약제·치료재료의 구입에 드는 비용

④ 이용권을 발급받으려는 사람은 보건복지부령으로 정하는 발급 신청서에 사실을 확인할 수 있는 증명서를 첨부해 공단에 제출해야 한다.

⑤ 제4항에 따라 이용권 발급 신청을 받은 공단은 확인 후 신청인에게 이용권을 발급해야 한다.

⑥ 이용권을 사용할 수 있는 기간은 이용권을 발급받은 날부터 다음의 구분에 따른 날까지로 한다.

1. 임신·출산한 가입자 또는 피부양자: 출산일(유산 및 사산의 경우 그 해당일)부터 2년이 되는 날

2. 2세 미만 영유아의 법정대리인: 2세 미만 영유아의 출생일부터 2년이 되는 날

⑦ 이용권으로 결제할 수 있는 금액의 상한은 다음의 구분에 따른다. 다만, 보건복지부장관이 필요하다고 인정하여 고시하는 경우에는 다음의 상한을 초과하여 결제할 수 있다. [개정 2021.6.29]

1. 하나의 태아를 임신·출산한 경우: 100만원

2. 둘 이상의 태아를 임신·출산한 경우: 140만원

⑧ 제2항부터 제7항까지에서 규정한 사항 외에 임신·출산 진료비의 지급 절차와 방법, 이용권의 발급과 사용 등에 필요한 사항은 보건복지부령으로 정한다.

(2) 보험급여의 지급형태

가. 현금급여형(cash reimbursement type)

① 현금급여형은 피보험자의 자유로운 선택에 따라 의료기관을 이용하고 진료비를 지불한 후 영수증을 보험자에게 제출하면 약정한 비율의 보험급여액을 보험자로부터 돌려받는 제도로, 프랑스 등이 채택하고 있다.

② 장점

㉠ 피보험자의 의료기관 선택권을 최대한으로 보장

㉡ 환자가 진료비 전액을 직접 선지불하기 때문에 의료남용 및 과잉진료가 억제됨

㉢ 의료기관의 진료비 청구부담이 없음

③ 단점

㉠ 피보험자와 보험자 서로 간의 계약관계로 맺어지는 보험이지만 의료이용 시 현금을 지녀야 하므로 저소득층의 의료이용에는 제약이 있음

㉡ 1, 2, 3차 의료기관에 관계없이 이용 가능하여 의료공급체계의 합리화 촉진이 불가능함

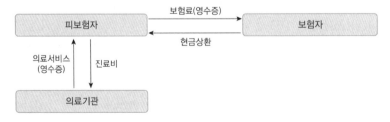

[현금급여형 건강보험]

나. 제3자 지불형(제3자급여, 직접서비스형)

① 피보험자가 의료기관에서 진료를 받는 것 자체를 급여 내용으로 한다.

② 피보험자는 본인 일부부담액만 의료기관에 납부하고, 나머지 금액은 제3자인 보험자가 부담하는 유형이다. 현재 한국, 독일, 일본 등이 채택하고 있다.

③ 장점

㉠ 의료이용 시 본인 부담금이 없거나 아주 적어서 저소득층의 의료이용에 대한 제약이 현금급여형보다 적음

㉡ 1, 2, 3차 의료기관의 순차적 이용으로 의료공급체계의 합리화가 촉진됨

④ 단점

㉠ 과잉진료 및 부당청구의 문제가 발생

㉡ 환자들의 진료비에 대한 인식이 약하여 과도하게 진료를 받으려는 의료남용의 문제 발생

㉢ 상급병원 이용 시 진료의뢰서가 필요하며 피보험자의 의료기관 선택권이 제한됨

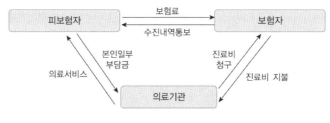

[제3자 지불형 건강보험]

다. 변이형

① 의료기관을 직접 소유하거나 의료기관과 계약을 체결한 보험자가 피보험자에게 포괄적인 의료서비스를 제공하는 유형이다.

② 진료비 심사가 필요 없고 행정절차가 간편하다.

③ 국민건강보험공단에서 운영하는 일산병원이 이 유형에 속한다.

④ 제3자 지불형에 비하여 의료인과 보험자 간의 갈등 및 피보험자들의 의료기관 선택의 제한과 의료서비스 제공의 최소화 등이 문제가 될 수 있다.

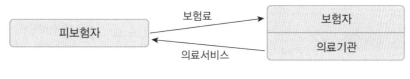

[변이형 건강보험]

(3) 본인일부부담제

① 의료기관에서 요양급여를 받고 진료비의 일부를 의료기관에 직접 납부하는 제도이다.

② 의료이용자의 도덕적 해이를 방지할 수 있으나 빈곤층의 의료접근성에는 어려움을 준다는 단점이 있다.

③ 본인일부부담제 종류

    ㉠ 정률제: 현재 우리나라에서 적용하고 있으며 소비자의 도덕적 해이를 막기 위해 보험자가 의료비용의 일정비율만 지불하고, 나머지는 소비자가 부담하는 제도(우리나라의 현재 본인부담률은 20%).

    ㉡ 정액부담제: 적용받은 요양급여의 내용과 관계없이 의료기관을 이용한 건당 일정액에 대해서만 환자가 부담하고, 나머지는 보험자가 부담하는 제도

    ㉢ 정액수혜제: 의료기관을 이용한 건당 일정액에 대해서만 보험자가 부담하고, 나머지는 환자가 부담하는 제도

    ㉣ 급여상한제: 보험자가 지불하는 보험급여의 최고액을 정하여 그 이하의 진료비에 대해서는 보험자가 부담하고 초과할 경우에는 환자가 부담하는 제도

    ㉤ 일정액 공제제: 연간 일정한도까지는 환자가 부담하고 그 이상의 진료비에 대해서는 보험자가 지불하는 제도

    ㉥ 소액정액제: 주로 의원급에서 일정액의 적은 진료비에 대해 외래정액제를 실시하는 제도

(4) 국민건강보험 관리·운영 체계

국민건강보험은 보건복지부, 국민건강보험공단, 건강보험심사평가원이 관리·운영하고 있다.

① 보건복지부는 건강보험사업의 관장자로 건강보험관련 정책을 결정하고 건강보험 업무 전반을 총괄한다.

② 국민건강보험공단은 건강보험의 보험자로 가입자 자격관리, 보험료의 부과·징수, 보험급여비용 지급 등의 업무를 수행한다.

③ 건강보험심사평가원은 요양기관이 청구한 요양급여 비용을 심사하고 요양급여의 적정성을 평가한다.

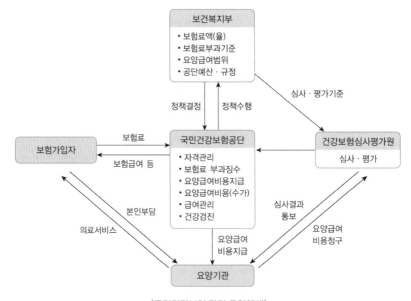

[국민건강보험 관리·운영체계]

국민건강보험공단의 업무(「국민건강보험법」 제14조 제1항)

(1) 가입자 및 피부양자의 자격 관리

(2) 보험료와 그 밖에 이 법에 따른 징수금의 부과·징수

(3) 보험급여의 관리

(4) 가입자 및 피부양자의 질병의 조기발견·예방 및 건강관리를 위하여 요양급여 실시 현황과 건강검진 결과 등을 활용하여 실시하는 예방사업으로서 대통령령으로 정하는 사업

(5) 보험급여 비용의 지급

(6) 자산의 관리·운영 및 증식사업

(7) 의료시설의 운영

(8) 건강보험에 관한 교육·훈련 및 홍보

(9) 건강보험에 관한 조사·연구 및 국제협력

(10) 이 법에서 공단의 업무로 정하고 있는 사항

(11) 「국민연금법」, 「고용보험 및 산업재해보상보험의 보험료징수 등에 관한 법률」, 「임금채권보장법」 및 「석면피해구제법」에 따라 위탁받은 업무

(12) 그 밖에 이 법 또는 다른 법령에 따라 위탁받은 업무

(13) 그 밖에 건강보험과 관련하여 보건복지부장관이 필요하다고 인정한 업무

건강보험심사평가원의 업무(「국민건강보험법」 제63조 제1항)

(1) 요양급여비용의 심사

(2) 요양급여의 적정성 평가

(3) 심사기준 및 평가기준의 개발

(4) (1)부터 (3)까지의 규정에 따른 업무와 관련된 조사·연구 및 국제협력

(5) 다른 법률에 따라 지급되는 급여비용의 심사 또는 의료의 적정성 평가에 관하여 위탁받은 업무

(6) 건강보험과 관련하여 보건복지부장관이 필요하다고 인정한 업무

(7) 그 밖에 보험급여 비용의 심사 및 보험급여의 적정성 평가와 관련하여 대통령령으로 정하는 업무

    ① 요양급여비용 심사청구와 관련된 소프트웨어의 개발·공급·검사 등 전산관리

    ② 요양비 중 보건복지부령이 정하는 기관에서 받은 요양비에 대한 심사

    ③ 업무와 관련된 교육·홍보 및 환자분류체계의 개발·관리

건강보험과 노인장기요양보험의 차이

건강보험은 질병·부상이 있는 자에 대한 입원·외래 및 재활치료 등의 의료서비스 제공을 목적으로 하는 반면, 노인장기요양보험은 치매·중풍 등의 노화 및 노인성 질환으로 인한 신체·정신 기능의 쇠퇴로 거동이 불편한 자에 대한 신체활동 및 일상생활지원 등의 복지서비스 제공을 주된 목적으로 한다.

구분	건강보험	노인장기요양보험
수급자	건강보험가입자 전체(일반국민)	고령으로 인한 중풍·치매 등 심신 기능이 취약한 노인 * 65세 미만 중 노인성 질환자 포함
제공자	의료인(의사, 간호사)	장기요양요원(요양보호사 등)
제공장소	의료기관	장기요양기관(요양시설), 수급자 가정
제공형태	의사, 간호사 등이 공동으로 제공	요양보호사, 간호사 등 장기요양요원이 단독으로 제공
주요서비스	수술, 처치 등 의료서비스	대·소변 지원, 식사·빨래 등 장기요양서비스 * 방문간호 등 일부 의료서비스 포함
서비스한도	의학적으로 질병이나 부상의 치료 종료 시까지 자유롭게 이용 가능	유효기간과 급여종류 및 월 한도액 범위 내에서 서비스 제공
이용절차	별도의 신청없이 이용가능	인정신청 후 등급판정(1~5등급)을 받아야 이용 가능 서비스제공자 개인 편차 발생(제공자의 의사에 좌우)
제공기술	비교적 규격화 (의료사회에서 인정된 의료기술)	–

(5) 의료급여

공공부조 방식의 의료급여는 「의료급여법」에 의하여 생활유지능력이 없거나 생활이 어려운 대상자에게 필요한 보호를 행하여 이들의 최저생활을 보장하고, 자력으로 의료문제를 해결할 수 없을 경우 국가 재정으로 의료서비스를 받을 수 있도록 하는 제도이다.

① 수급권자의 구분(「의료급여법 시행령」 제3조)

㉠ 1종 수급권자: 의료급여 수급권자 중 「국민기초생활보장법」에 의한 수급자

㉡ 2종 수급권자: 「국민기초생활보장법」에 대한 수급권자 중 1종 수급권자를 제외한 자

구분	수급권자
1종	• 「국민기초생활 보장법」에 따른 의료급여 수급자 중 다음에 해당하는 자 　1) 다음에 해당하는 자 또는 근로능력이 없거나 근로가 곤란하다고 인정하여 보건복지부장관이 정하는 자만으로 구성된 세대의 구성원 　　① 18세 미만인 자　　② 65세 이상인 자　　③ 중증장애인 　　④ 질병, 부상 또는 그 후유증으로 치료나 요양이 필요한 사람 중에서 근로능력평가를 통하여 시장·군수·구청장이 근로능력이 없다고 판정한 사람 　　⑤ 세대의 구성원을 양육·간병하는 사람 등 근로가 곤란하다고 보건복지부장관이 정하는 사람 　　⑥ 임신 중에 있거나 분만 후 6개월 미만의 여자 　　⑦ 병역의무를 이행중인 자 　2) 보장시설에서 급여를 받고 있는 자 　3) 결핵질환, 희귀난치성질환 또는 중증질환을 가진 사람

1종	• 「국민기초생활 보장법」에 따른 의료급여 수급자 • 「재해구호법」에 따른 이재민으로서 보건복지부장관이 의료급여가 필요하다고 인정한 사람 • 「의사상자 등 예우 및 지원에 관한 법률」에 따라 의료급여를 받는 사람 • 「입양특례법」에 따라 국내에 입양된 18세 미만의 아동 • 「독립유공자예우에 관한 법률」, 「국가유공자 등 예우 및 지원에 관한 법률」 및 「보훈보상대상자 지원에 관한 법률」의 적용을 받고 있는 사람과 그 가족으로서 국가보훈처장이 의료급여가 필요하다고 추천한 사람 중에서 보건복지부장관이 의료급여가 필요하다고 인정한 사람 • 국가무형문화재의 보유자와 그 가족으로서 문화재청장이 의료급여가 필요하다고 추천한 사람 중에서 보건복지부장관이 의료급여가 필요하다고 인정한 사람 • 「북한이탈주민의 보호 및 정착지원에 관한 법률」의 적용을 받고 있는 사람과 그 가족으로서 보건복지부장관이 의료급여가 필요하다고 인정한 사람 • 「5·18민주화운동 관련자 보상 등에 관한 법률」 제8조에 따라 보상금등을 받은 사람과 그 가족으로서 보건복지부장관이 의료급여가 필요하다고 인정한 사람 • 노숙인 등으로서 보건복지부장관이 의료급여가 필요하다고 인정한 사람 • 일정한 거소가 없는 사람으로서 경찰관서에서 무연고자로 확인된 사람 • 보건복지부령으로 정하는 사람 – 보건복지부장관이 1종의료급여가 필요하다고 인정하는 자
2종	• 「국민기초생활 보장법」에 따른 의료급여 수급자 중 1종에 해당하지 않는 사람 • 보건복지부령으로 정하는 사람 – 보건복지부장관이 2종의료급여가 필요하다고 인정하는 자

② 의료급여의 목적(「의료급여법」 제1조)

의료급여는 생활이 어려운 사람에게 의료급여를 함으로써 국민보건의 향상과 사회복지의 증진에 이바지함을 목적으로 한다.

③ 의료급여기관의 구분(「의료급여법」 제9조 제2항)

1단계	제1차 의료급여기관	• 「의료법」에 따라 시장·군수·구청장에게 개설신고를 한 의료기관(의원급 의료기관) • 「지역보건법」에 따라 설치된 보건소·보건의료원 및 보건지소 • 「농어촌 등 보건의료를 위한 특별조치법」에 따라 설치된 보건진료소 • 「약사법」에 따라 개설 등록된 약국 및 같은 법 제91조에 따라 설립된 한국희귀의약품센터
2단계	제2차 의료급여기관	• 「의료법」에 따라 시·도지사가 개설허가를 한 의료기관(종합병원·병원·치과병원·한방병원 또는 요양병원 등 병원급 의료기관이 해당)
3단계	제3차 의료급여기관	• 제2차 의료급여기관 중에서 보건복지부장관이 지정하는 의료기관

※ 의료급여기관은 정당한 이유 없이 이 법에 따른 의료급여를 거부하지 못한다.

구분	건강보험	의료급여
기본 성격	질병 및 부상·치료, 출산, 사망 관련 보험급여	일정수준 이하의 저소득층에게 모든 질병이나 부상, 출산에 따른 의료혜택 부여
관리 대상	전 국민	의료급여대상자(주로 저소득층)
부담주체	근로자, 고용주, 정부, 세대원	정부

보험료 부과기준	임금, 재산, 소득 등	–
급여의 내용	요양급여, 건강검진, 요양비, 장제비, 본인부담금보상금, 장애인보장구, 본인부담금 환급금 등	의료급여, 요양비, 건강검진 등

[건강보험과 의료급여 비교]

🔖 UNIT 05   국제보건의 이해

1. 국제보건의 개념

개별 국가 차원의 보건문제와 공중보건에 대한 관점을 전 세계적 맥락에서 공유하고 이해될 수 있도록 전 세계 인구집단의 총체적 건강을 돌보는 것으로, 국가 간의 경계와 정치, 경제적 영향을 초월한 전 세계인의 평등한 건강과 건강증진을 위한 연구와 실무에 우선순위를 두고 있다.

2. 국제보건의료조직

1) 세계보건기구(WHO: World Health Organization)

① 국제연합(UN) 보건 상태의 개선을 위해 국제적인 협력을 목적으로 1948년 4월 7일 설립된 국제보건전문기구이며 어느 나라든 가입이 가능하다.

② 세계보건기구의 헌장: 모든 사람이 가능한 최고의 건강수준을 달성하는 데 있다.

③ 세계보건기구의 목적

   ㉠ 국제보건활동에 대한 지휘·조정기구로서 국제보건·의료사업 지도, 조정, 연구를 통한 질병 없는 세계를 구현한다.

   ㉡ 각국의 보건의료부문의 발전을 위한 재정지원, 기술훈련 및 자문활동을 하는 것이 목적이다.

④ 한국은 1949년 8월 17일 제2차 로마총회에서 65번째 가입, 북한은 1973년 138번째 가입

기구명	설립목적	활동내용
세계보건기구 (WHO)	전 인류의 건강 달성	• 국제보건사업 지도, 조정, 권고, 연구 및 평가 • 보건의료발전 협력사업 공동수행 • 감염병 예방, 건강증진, 취약계층 건강증진
유엔개발계획 (UNDP)	개발도상국의 경제·사회 개발지원	개발도상국의 경제적·사회적 개발을 촉진하기 위한 기술원조 제공
유엔인구활동기금 (UNFPA)	인구 및 가족계획	인구와 가족계획 분야에서 각국 정부 및 연구기관 등에서 활동자금 제공

유엔아동구호기금 (UNICEF)	아동의 보건 및 복지 향상	• 아동의 보건 및 복지 향상을 위한 원조사업 전개 • 개발도상국 모자보건사업·사회개발사업 원조
유엔마약류 통제계획 (UNDCP)	효과적인 국제사회의 마약관리	• 마약에 관한 국제협력의 이행을 감시 • 유엔 마약남용 통제기금을 통합하여 세계적인 마약남용 방지
경제협력개발기구 (OECD)	회원국의 경제성장 촉진, 세계무역의 확대, 개도국 원조	• 모든 경제·사회·복지 문제를 망라하는 포괄적 경제협의기구 • 회원국 간 경제·산업정책에 대한 정보교류와 공동연구 및 정책협조

2) 국제간호협의회(ICN: International Council of Nurse)

(1) 국제간호협의회(ICN)의 발달과정

① 국제적으로 가장 오랜 역사를 지닌 직업 여성 단체이다.
② 독립적인 비정부기구로 스위스 제네바에 본부를 두고 4년마다 대회를 개최하였다.
③ 1899년 영국 펜위크 여사가 주축이 되어 국제간호협회 발기 준비위원회를 구성하였다.
④ 간호교육 기준, 간호업무의 수준, 직업윤리의 상황을 자격기준으로 한다.
⑤ 한 주권국에서 한 단체만을 회원으로 인정하고 있으며, 정치, 사상, 종교를 초월한 순수 전문단체이다.
⑥ 한국: 1949년 정식회원국으로 가입, 1989년 제19차 총회가 서울에서 개회되고 김모임 회장이 역임하였다.
⑦ 2016년 서울에서 국제간호협의회 각국 대표자회의(ICN Conference)와 국제학술대회를 개최하였다.

(2) 국제간호협의회(ICN)의 설립 목적

① 간호사의 자질 및 전문직으로서의 지위를 향상시킨다.
② 간호계의 수준을 향상시키기 위한 활동을 한다.

(3) 국제간호협의회(ICN)의 역할

① 국제적으로 간호직과 간호사를 대변하는 공식기구
② 간호사업의 국제적 통계 및 정보 장악
③ 국제적인 정치·경제·의료 및 보건단체들과 횡적인 교류
④ 회원국의 간호 협회 지원 및 국가 단위로 할 수 없는 일 수행
⑤ 전 인류의 건강증진을 위한 사업을 수행

단원별 문제

● ○ ○ ○

01 다음 중 지역사회 간호사업에서 지역사회의 개념을 가장 잘 정의한 것은 무엇인가?

① 비슷한 관심, 위치, 특성으로 함께 모여 있는 인간의 공동체이다.
② 사회적 기능을 중심으로 모인 사람들의 집단이다.
③ 감각이나 감성이 중심이 되어 모인 공동체이다.
④ 단순한 행정단위와 같이 일정한 경계를 가진 지역주민을 말한다.
⑤ 지역사회는 주민의 개념과 동일한 것이다.

해설 [지역사회의 속성]
① 지리적 영역: 문화권 또는 공동생활권이 주민 간의 상호교류가 가능한 근접성이 요구됨
② 사회적 상호작용: 지리적 영역 내에 있는 주민들 간에 사회적 과정을 이룩할 수 있는 상호교류가 있어야 함
③ 공동유대감: 주민들이 상호교류를 통해 얻어진 공동의식, 우리 의식, 소속감, 공동체의식을 형성

02 다음 국민의료비 억제대책에 관한 내용 중 장기적 방안에 해당하지 않는 것은?

① 사전 결제방식 선택　　　　　　　② 본인부담률 인상
③ 1차 보건의료서비스 개발　　　　　④ 대체서비스 개발
⑤ 전문간호사 등의 전문인력 양성

해설 본인부담률을 인상하는 것은 단기적인 방안에 해당한다.

03 다음 지역사회간호의 역사에 관한 내용으로 맞는 것은 무엇인가?

① 1978년부터 전국 농어촌 의료 취약지역에 보건진료소를 설치하여 보건진료원으로 하여금 근무하게 하였다.
② 1948년 보건소 시초인 모범 보건소가 설립되어 일차보건의료를 제공하였다.
③ 2002년 이후 세계최저수준의 합계출산율로 인하여 산아제한 가족계획을 출산장려 가족계획으로 전환하였다.
④ 1989년에 의료보호와 함께 전국민의료보험을 시작하였다.
⑤ 1997년 「보건소법」이 「지역보건법」으로 명칭이 전환되었다.

> **해설** ① 1980년 12월 31일 「농어촌 보건의료를 위한 특별조치법」을 공포하고, 취약지역에 보건진료소를 설치하였다.
> ② 1946년에 보건소 시초인 모범 보건소(서울시립보건소)를 설립하였다.
> ④ 1989년에 전국민의료보험 실시는 맞지만, 의료보호는 1977년에 실시되기 시작하였다.
> ⑤ 1995년 「보건소법」이 「지역보건법」으로 명칭이 전환되었다.

04 학자들은 지역사회 건강요구에 부응하기 위한 지역사회간호사의 다양한 역할을 제시한다. 다음은 지역사회간호사의 어떠한 역할을 설명한 것인가?

- 해결할 문제 확인 및 이해
- 해결할 범위 결정을 위하여 대상자를 도움
- 대상자가 문제 해결과정을 알도록 함
- 선택된 해결방법을 확인하고 대상자를 도움
- 선성된 해결방법을 평가하는 데 대상자를 도움

① 교섭자
② 상담자
③ 알선자
④ 옹호자
⑤ 협력자

> **해설** [상담자(counselor, consultant)]
> ① 지역사회 주민의 건강문제에 대해 전문적인 지식과 기술을 기반으로 상담해준다.
> ② 가족이나 개인 등 대상자가 자신의 건강문제를 유리한 방향으로 결정하도록 돕는다.
> ③ 대상자가 선택한 해결방법을 스스로 확인·평가하는 것을 돕는다.
> ④ 대상자가 해결해야 할 문제를 확인하고 이해하며 문제해결 과정을 알도록 한다.

03. ③   04. ②   단원별 문제 51

05 1920년대 우리나라에서 태화여자관에 보건사업부를 설치하고 간호사를 초빙하여 임산부 위생, 아동의 위생지도, 가정방문 등 감염병예방과 환경위생사업을 실시했던 선교사는 누구인가?

① 성 빈센트 드 폴(St. Vincent de Paul) ② 푀베(Phoebe)
③ 로선복(Elam T. Rosenberger) ④ 윌리암 라스본(W. Rathbone)
⑤ 릴리안 왈드(Lillian Wald)

해설 ① 성 빈센트 드 폴(St. Vincent de Paul): 가정방문간호를 위한 자선수녀단을 조직하여 간호활동과 사회개혁활동을 전개
② 푀베(Phoebe): A.D. 60년 경의 여집사
③ 로선복(Elma T. Rosenberger): 1923년 태화여자관에 보건사업부 설치
④ 윌리암 라스본(W. Rathbone): 1859년 영국에서 처음으로 비종교적인 바탕에서 최초의 방문간호단 조직
⑤ 릴리안 왈드(Lillian Wald): 헨리가에 구제사업소를 세우고 간호비용을 지불하게 함

06 의료보장제도의 기능은 일차적 기능과 이차적 기능으로 구분할 수 있다. 다음 중 일차적 기능에 해당하는 내용으로 옳은 것은?

① 국민계층 간의 최저 생활을 보호하는 사회 연대성의 제고
② 많은 인원을 집단화하여 위험분산기능의 수행
③ 경제적 부담을 경감하는 소득재분배기능
④ 경제적 부담을 느끼지 않는 범위에서 필수의료의 확보
⑤ 기본적 의료를 적정한 수준까지 보장하는 급여 적정성의 기능

해설 ④ 경제적 부담을 느끼지 않는 범위에서 필수의료의 확보는 1차적 기능이다.
①②③⑤ 이차적 기능에 해당된다.
이 외로 추가할 수 있는 이차적 기능은 필요한 비용을 개인의 능력과 형편에 따라 공평하게 부담할 수 있는 비용의 형평성 기능이다.

07 다음 중 보건의료인력의 특징이 아닌 것은?

① 장기간의 교육과 훈련이 요구된다.
② 인력 부족 시 타직종 인력으로 대체가 가능하다.
③ 노동집약적이며 인력양성에 재원이 많이 소요된다.
④ 서비스의 직접 제공자이다.
⑤ 전문지식과 기술을 습득한 후 보건의료서비스를 제공한다.

해설 보건의료인력은 장기간의 교육을 통해 전문적인 지식과 기술을 습득한 후 보건의료서비스를 제공하는 자로서 인력이 부족하다고 타 직종 인력으로 대체하는 것은 불가능하다.

08 국가보건의료체계를 이루는 하부구조 중 "의료서비스에 대한 수요가 가용자원을 초과하므로 기획을 통해 보건의료서비스에 대한 우선순위를 결정한다"는 내용과 가장 관련이 깊은 것은?

① 보건의료자원개발　　　　　　　　② 관리
③ 자원의 조직적 배치　　　　　　　 ④ 경제적 자원 확보
⑤ 보건의료서비스 전달

> 해설 국가보건의료체계의 하부 구조 중 관리에는 지도력, 의사결정(기획, 실행 및 실천, 감시 및 평가, 정보지원), 규제 등이 포함된다.

09 다음 중 지역사회간호사의 역할 중 가장 장기적인 효과를 얻을 수 있는 것은?

① 지역사회 주민들의 건강관련 행위에 대한 보건교육
② 지역사회 주민들의 환자들에 대한 집중적인 간호제공
③ 역학조사를 통한 문제발견과 원인규명
④ 지역사회 주민들의 예방접종
⑤ 지역사회 주민들의 질병 발생 시 응급치료

> 해설 보건교육을 통한 건강증진을 통해 지역사회 주민들에게 장기적으로 건강한 삶을 유지할 수 있는 효과를 얻는다.

10 우리나라 건강보험제도에 대한 설명으로 옳은 것은?

① 건강보험과 노인장기요양보험은 각각 다른기관에서 징수한다.
② 건강보험료의 일부는 국가가 지원한다.
③ NHS 방식을 채택하고 있다.
④ 1977년부터 전국민을 대상으로 시행되었다.
⑤ 전 국민을 대상으로 임의적용한다.

> 해설 [우리나라 건강보험제도]
> ① 국민건강보험공단에서 건강보험과 노인장기요양보험을 일괄징수한다.
> ② 국가는 매년 예산의 범위에서 해당 연도 보험료 예상 수입액의 100분의 14에 상당하는 금액을 국고에서 공단에 지원한다(「국민건강보험법」 제108조 제1항).
> ③ NHI 방식을 채택하고 있다.
> ④ 1989년 7월 1일부터 전국민을 대상으로 시행되었다.
> ⑤ 원칙적으로 전 국민을 대상으로 강제적용한다.

11 전 인류의 가능한 최고의 건강 수준 도달을 목적으로 1948년 창설되었으며, 우리나라는 1949년 가입하여 서태평양지구에 속하는 국제보건기구는 무엇인가?

① UN   ② ICN
③ OECD   ④ WHO
⑤ UNESCO

해설 WHO의 지역사무소는 모두 6개이며 그 중 우리나라는 필리핀의 마닐라에 사무소를 두고 있는 서태평양 지역 소속이다.

12 우리나라 민간보건 의료조직의 특성을 설명한 것으로 옳지 않은 것은?

① 비정부조직으로서 정책결정에 관여하는 공익적 압력단체이다.
② 보건의료시설의 대부분이 민간부분에 의해 운영되고 있다.
③ 외부조직에 의해 통제받지 않고 비영리를 목적으로 한다.
④ 지역보건 의료사업을 수행하는데 큰 역할을 하지 못한다.
⑤ 민간보건 의료조직 간 경쟁이 심하다.

해설 우리나라 민간보건 의료조직의 특성은 민간인으로 구성되고 비영리를 목적으로 하고 있다. 민간병원이 전체의 93.4%를 차지하고 있다. 지역보건 의료사업과 다른 분야에서 공공보건의료가 담당하지 못하는 역할을 하고 있다.

13 보건의료서비스 제공체계 유형에 관한 다음 기술 중 옳지 않은 것은?

① 자유방임형은 자원의 효율적 활용과 형평성을 높인다는 장점이 있는 반면에 의료의 자율성과 질에서 문제가 있다.
② 사회보장형은 자원의 효과적 활용, 의료서비스의 포괄성과 지속성의 장점이 있는 반면에 환자의 선택권 제한, 대기행렬, 질 추구 유인의 미약 등 문제를 보인다.
③ 보통 자유방임형, 사회보장형, 사회주의형으로 나눌 수 있다.
④ 사회주의형은 포괄적, 지속적 의료서비스 제공의 장점이 있는 반면에 의료서비스의 질이 낮고, 운영의 경직성 등으로 효율성이 떨어진다는 문제가 있다.
⑤ 자유방임형은 의료서비스의 제공이나 이용에 정부의 통제나 간섭이 최소화된다.

해설 자유방임형은 보통 의료의 자율성과 질이 높은 장점이 있으나 자원의 효율적 활용과 형평성 측면에서 문제가 있다.

14 우리나라 의료보장제도의 특징에 대한 설명으로 옳지 않은 것은?

① 사회보험 방식과 공공부조 방식으로 운영되고 있다.
② 현물급여를 원칙으로 하되, 현금급여를 병행하고 있다.
③ 보험료 부담능력이 없어도 건강보험에 모두 가입하여야 한다.
④ 의료비 증가를 억제하기 위해 본인일부부담제가 적용된다.
⑤ 의료보장은 사회구성원 누구나 건강한 삶을 누리게 하는 데 목적이 있다.

해설 ① 사회보험으로는 건강보험, 산재보험, 노인장기요양보험이 있고, 공공부조로는 의료급여(의료보호)가
있다.
② 진료·수술 등 현물급여를 원칙으로 하되, 요양비, 부가급여와 같은 현금급여를 병행하고 있다.
③ 보험료 부담능력이 없는 자는 건강보험이 아닌 의료급여를 실시하고 있다.
④ 소비자 측면에서 의료비 증가를 억제하기 위해 본인일부부담제를 실시하고 있다.
⑤ 의료보장은 소득의 유무를 막론하고 누구나 건강한 삶을 살 수 있도록 보장하는 것이다.

15 국민건강보험 확대 실시 후 국민의료비가 증가되었다. 국민의료비 증가의 억제 대책은?

① 의료비 지불제도를 행위수가제에서 포괄수가제로 바꾼다.
② 의료급여를 확대하여 모든 의료서비스를 제공한다.
③ 본인 일부부담금을 낮추어 소비자의 진료비 부담을 감소시킨다.
④ 국가의 보건의료에 대한 통제를 최소화한다.
⑤ 선진의료기술을 받아들여 효과적으로 질병을 치료한다.

해설 국민의료비 증가를 억제하기 위한 대책으로 한국도 행위별수가제와 함께 4개 진료과 7개 질병군에 대해
서는 포괄수가제를 적용하고 있다.

16 우리나라의 사회보험의 발달순서를 바르게 연결한 것은?

① 산재보험 – 건강보험 – 국민연금 – 고용보험
② 산재보험 – 국민연금 – 건강보험 – 고용보험
③ 건강보험 – 국민연금 – 산재보험 – 고용보험
④ 건강보험 – 산재보험 – 고용보험 – 국민연금
⑤ 국민연금 – 산재보험 – 건강보험 – 고용보험

해설 ① 산재보험(63년) – 건강보험(77년) – 국민연금(88년) – 고용보험(95년)

17 지역사회간호사의 변화촉진자로서의 역할로 올바른 것은?

① 지역사회간호사업을 기획, 조직, 지휘, 평가한다.
② 법적 근거에 의해 주민들의 입장을 지지한다.
③ 건강에 대한 무관심 상태를 분석하여 관심을 갖도록 한다.
④ 간호실무를 보다 효율적으로 하기 위한 자료수집 및 분석을 한다.
⑤ 지역사회간호사의 능력 밖의 문제 발생 시 적절한 기관을 소개한다.

해설 [변화촉진자로서의 역할]
개인, 가족, 지역사회가 건강문제에 대처하는 능력을 증진시켜 건강을 위해 적합한 의사결정을 내리도록
동기를 촉진시키고 효과적인 변화를 가져오도록 돕는다.

18 맹장 수술 3일 후 퇴원한 환자가 DRG(포괄수가제) 적용을 받았다. 이러한 의료비 지불제도의
특징으로 옳은 것은?

① 고가의 최신장비 서비스를 받을 수 있다.
② 경제적인 서비스를 받을 수 있다.
③ 최상의 간호 서비스를 받을 수 있다.
④ 폭넓은 선택 범위에서 고를 수 있다.
⑤ 행정적으로 복잡하다는 단점이 있다.

해설 행정업무가 간편하고 경제적 진료를 할 수 있으나 서비스의 최소화 경향으로 의료의 질적 저하 초래, 행
정직의 지나친 진료에 대한 간섭을 받는 단점이 있다.

CHAPTER 02

역학지식 및 통계기술 실무적용

We Are Nurse

위아너스
간 호 사
국가시험
이 론 편

🧪 UNIT 01 역학의 이해

1. 역학의 정의

역학은 인구집단을 대상으로 질병의 발생요인에 대한 빈도와 분포를 기술하여 발생요인 간의 상호관계를 규명하는 것이다.

2. 역학의 역할 4가지

1) 질병발생 원인규명의 역할

알려지지 않은 질병의 원인과 전파기전을 알아내고자 할 때는 현상에 대한 기술과 분석에 활용되고. 원인과 전파기전이 알려진 질병의 경우에는 유행의 근본요인을 밝혀내는 역할을 한다.

2) 연구 전략 개발의 역할

원인과 결과의 관계 규명에 필요한 과학적 연구방법을 개발하는 역할을 한다.

3) 유행성 질병 발생의 감시 역할

① 유행성 질병의 발생을 예견하고 통제하기 위해 질병이나 이상상태의 발생 분포를 정밀하게 감시해야 한다.
② 질병발생의 감시에 이용되는 자료는 법정 감염병 신고자료, 국·공립보건연구원 검사자료, 현지조사자료, 특정 질병의 등록자료, 병원의 의무기록, 학교와 산업장의 보건관리 기록 등이다.

4) 보건사업 평가의 역할

역학은 개발된 방법에 따라 사업을 시행할 때에 실제에 적용하는 응용학문으로 사업의 필요성, 계획, 적용, 사업에 의한 효과 등을 평가한다.

3. 역학의 근본 목적

① 인구집단 내 건강문제의 발생을 수량화하여 건강문제의 유익한 증감이 있는지 확인함으로써 인구집단의 건강상태를 기술한다.

② 생리상태나 이상상태의 변화추세를 확인함으로써 그들의 원인을 규명한다.

③ 특정요인을 지닌 사람들의 수를 파악하여 앞으로 특정요인과 관련된 건강문제가 얼마나 발생할지 예견한다.

④ 원인이 규명되고 요인을 지닌 사람들이 예견되면 건강저해 요인은 억제하고 건강증진 요인은 증진하도록 한다(건강문제가 발생하지 않게 통제).

⑤ 건강관리사업을 계획, 수행, 평가에 필요한 자료를 제공한다.

⑥ 효율적인 예방법을 개발한다.

4. 역학의 역사적 배경

1) 히포크라테스(Hippocrates)

① 역학의 창시자로 질병의 원인을 인간생활에 미치는 기후의 영향으로 보았다.

② 인체의 모든 생물학적 현상을 건·습·열·냉 네 가지 요소로 분류하였다.

③ 질병의 발생에 대한 역학적인 해석을 그의 저서 『Epidemoc』에서 주장하였다.

2) 스노우(John Snow)

① 영국의 마취 의사인 스노우는 근대 역학의 시조이다.

② 어떤 눈에 보이지 않는 미생물을 가진 환자의 배설물에 오염된 상수나 음식물로 인해 전파됨을 주장했다.

③ 코흐(Koch)가 콜레라의 원인균을 분리해내기 30년 전인 1850년대 초(1954~1859)에 콜레라를 규명하였다.

3) 클라라 루이스 마스(Clara Louise Maass)

① 간호사로서 감염병 질병의 원인 등을 연구하였다.

② 황열의 원인균을 분리, 동정하는 연구를 통해 모기가 질병의 병원소가 된다는 사실을 증명하는 데 결정적인 역할을 하였다.

4) 골드버거(Goldberger)

① pellagra가 신선한 우유나 육류의 섭취가 부족하여 발생하는 영양결핍증임을 증명하였다.

② 초기에 pellagra의 원인을 감염병으로 단정하였으나 환자 격리로 실효를 얻지 못하고 문제가 되자 피부병의 일종임을 증명하였다.

5. 역학 모형

질병 및 유행발생에 영향을 주는 요인들의 상호작용을 나타내는 모형은 생태학적 모형(삼각형 모형), 수레바퀴 모형, 거미줄 모형이 있다.

1) 생태학적 모형(역학적 삼각형 모형, triangle model)

① 고든(John Gordon)의 지렛대 이론(lever theory)이 대표적이다.

② 질병 혹은 유행의 발생기전을 환경이라는 저울 받침대의 양쪽 끝에 병원체와 숙주라는 추가 놓인 지렛대에 비유하여 설명했다.

③ 질병은 숙주(인간), 환경, 병원체의 세 요인 사이의 상호작용에 따라 결정된다는 모형이다.

④ 세 요인을 중심으로 질병의 발생기전을 설명하여서 역학적 삼각모형 또는 감염병 역학 모형이라고 명명한다.

⑤ 모형의 한계점

　　㉠ 질병발생의 원인이 병원체로 명확하게 알려진 감염병의 발생에 적합하다.

　　㉡ 선천성 질환 등 유전적 소인이 있는 질병이나 비감염성 질환 설명에는 한계가 있다.

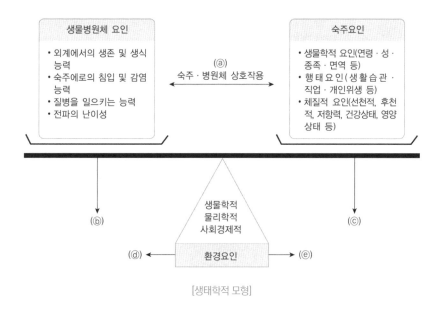

[생태학적 모형]

ⓐ 지역사회 내에서 유행이 발생하지 않은 경우, 또는 개인이 건강할 때는 병원체, 숙주, 환경의 요인이 평형을 이루어 어느 쪽으로도 기울지 않는 상태이다.

ⓑ 병원체 요인에 변화가 있는 것으로 숙주나 숙주 집단과 평형을 유지해 오던 바이러스가 항원에 변이를 일으켜 감염력과 병원이 증가되었을 때 유행이 발생하는 경우이다. 병원체 요인의 발병력, 감염력 등이 높아지면 질병이 발생하게 된다.

ⓒ 개인이나 집단의 면역수준이 떨어져 숙주의 감수성이 증가하는 경우이다. 숙주요인의 취약성 및 감수성 증가로 질병이 발생한다.

ⓓ와 ⓔ 받침대인 환경이 변동했을 때 초래하는 불균형 상태이다.

ⓓ 환경이 숙주의 감수성이 증가시키는 방향으로 변화한 것이다(기근으로 인한 영양 불량, 대기오염이 상기도 감염을 촉발하는 상황 등).

ⓔ 환경이 병원체에 유리한 방향으로 변화했을 경우이다(홍수, 지진, 화재 등이 일어났을 때).

2) 수레바퀴 모형(wheel model)

① 숙주인 인간과 환경의 상호작용에 의해 만성병이 발생하는 것을 설명하는 모형이다.

② 인간의 유전적 소인과 생물학적·물리적·사회경제적 환경과의 상호작용에 의하여 질병이 발생한다.

③ 유전병들은 유전적 요인이 큰 비중을 차지하며, 홍역과 같은 질병은 유전적 요인은 그다지 중요하지 않고 숙주의 면역상태와 생물학적 환경이 발병에 더 큰 영향을 미친다.

④ 수레바퀴 모형은 다른 두 모형과는 달리 병원체 요인을 배제하고 질병의 발생을 설명하였다.

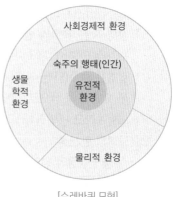

[수레바퀴 모형]

3) 거미줄 모형(web of causation)

① 다요인 모형, 원인망 모형이라고도 하며 질병의 발생은 한 가지 원인에 의해서는 이루어질 수는 없으며 사람의 내부와 외부의 여러 환경이 서로 얽히고 연결되어 발생됨을 설명하는 모형이다.

② 1차 원인과 멀어질수록 질병 연관성은 낮아지고, 질병의 원인과정이 복잡할수록 거미줄 길이는 길어진다.

③ 질병의 예방대책 수립 및 비감염성 질환예방 및 이해에 효과적인 모형이다.

④ 여러 가지 복잡한 원인들 중 몇 가지를 차단하거나 1차 원인과 가장 가까운 곳을 단절하면 질병을 예방할 수 있다고 본다.

⑤ 병원체 요인, 숙주, 환경을 구분하지 않고 모두 질병발생에 영향을 미친다.

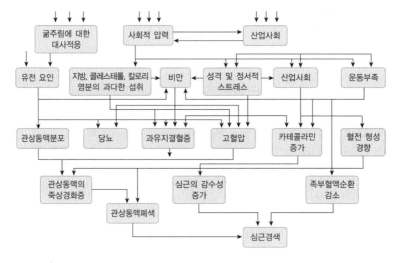

[거미줄 모형]

🐾 UNIT 02　질병의 자연사와 예방수준

1. 질병의 자연사

1) 자연사의 개념

① 질병의 시작으로부터 소멸에 이르기까지 일련의 과정이다.
② 질병의 자연사에 영향을 미치는 숙주, 병원체, 환경 간의 관계를 규명함으로써 질병이나 질병 상태를 예방·통제하려는 역학의 궁극적 목표를 성취할 수 있다.

2) 질병의 자연사 구분

리벨(Leavell)과 클라크(Clark)는 질병의 자연사에서 구별되는 2가지 뚜렷한 기간을 질병 발생 이전기와 질병 발병기로 명시하였다.

(1) 질병발생 이전기

질병의 진전은 없지만, 숙주와 병원체, 질병 유발 촉진제를 생성하는 환경들 사이에 끊임없이 상호작용하여 숙주가 질병에 걸릴 가능성이 커지는 단계이다.

예 혈중 콜레스테롤 수치가 높으면 흡연과 결합해 관상동맥 질환을 유발할 가능성이 커지는 것

(2) 질병 발병기

질병의 자연사에서 질병을 유발하는 자극물(흡연이나 높아진 혈당치)이 생체의 세포 조직에 변화를 일으키면서 시작되는 단계이다.

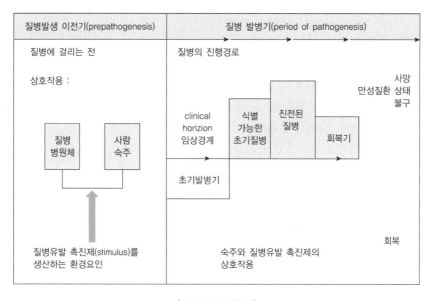

[질병과정의 자연사]

2. 감염성 질환의 발생과정

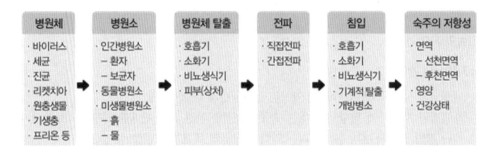

1) 병원체

(1) 병원체는 박테리아, 바이러스, 리켓치아, 메타조아(후생동물), 곰팡이 등으로 구분된다.

(2) 감염이나 발병과 관계되는 병원체 요인

① 특이성과 항원성

　㉠ 특이성
- 병원체는 종류에 따라 각각 다른 질병을 일으키는데, 한 가지 병원체는 반드시 한 가지의 질병만을 일으키는 것을 의미한다.
- 생물 병원체의 특이성은 화학적 구성성분과 형태에 따라 분류하는데, 이 구성성분과 형태가 항원성을 결정한다.

　㉡ 항원성: 감염 시 숙주에게 면역을 생기게 하는 면역 특이성을 나타내는 것이다.

　　예 풍진 바이러스 감염은 풍진에 대한 면역만 될 뿐 홍역이나 수두 바이러스 감염에는 전혀 면역기능이 없는 것과 같다.

② 감염력·감염성

　㉠ 감염(infection): 병원체가 숙주에 침입하여 알맞은 기관에 자리잡고 균의 증식을 일으키는 것이다.

　㉡ 감염력: 감염을 성공시키는 데 필요한 최저 병원체 수를 의미한다.

　　예 소화기 감염병인 콜레라는 장티푸스보다 적은 수로도 감염시킬 수 있다.

　㉢ 현성 감염과 불현성 감염 두 가지를 모두 포함하여 측정해야 하는 감염력은 항체 형성 여부만으로 감염을 판단할 수 있기 때문에 직접 측정하는 것은 불가능하다.

$$감염력 = \frac{불현성\ 감염자수\ +\ 현성\ 감염자수}{감수성자\ 총수}$$

③ 병원력

　㉠ 병원력은 병원체가 임상적으로 질병을 일으키는 능력으로 병원성이라고 한다.

　㉡ 병원체 침입으로 질병의 증상이 확실히 나타나는 현성 감염의 수준을 의미한다.

　㉢ 질병을 유발하는 원인균의 능력은 매우 다양하다. 홍역, 광견병 바이러스는 거의 100%이고 백일해는 60~80%이고 성홍열은 40%이며 소아마비는 0.1~3%로 아주 낮다.

ⓔ 후천성면역결핍증 바이러스(HIV)는 감염력은 크지 않으나 병원력이 높은 바이러스이다.

ⓜ 건강보균자(carrier): 잠재적인 감염의 근원으로서 역할을 하고 있지만 뚜렷한 임상적 증상과 징후가 없어 다른 숙주에게 큰 위험을 주는 사람을 의미한다.

$$병원성 = \frac{발병자수(현성\ 감염자수)}{감염자수}$$

④ 병원체의 양: 침입한 병원체 종류에 따른 병원체의 양은 감염이나 발병에 큰 영향을 미친다.

예 장티푸스, 콜레라, 세균성 이질 등은 소량의 병원체로도 감염이 되나 식중독은 많은 양의 균이 들어와야 감염을 일으킨다.

⑤ 독력

ⓒ 발병된 증상의 심각한 정도를 나타내는 미생물의 능력으로, 현성 감염으로 인한 사망이나 후유증을 나타내는 정도이다.

ⓛ 수두와 풍진은 감염력은 높지만 독력은 낮고, 광견병과 후천성면역결핍증은 독력이 크다.

ⓒ 독력을 평가하는 지표는 치명률이며 질병의 가장 심각한 결과는 사망이다.

ⓔ 독력은 치명률에서 중환자수가 더해진 것이다.

$$독력 = \frac{중환자수\ +\ 사망자수}{발병자수}$$

⑥ 치명률(CFR: case fatality rate)

ⓒ 어떤 질병이 생명에 영향을 주는 위험도와 그 질병에 대한 치료법의 발달 정도를 나타내는 지표이다.

ⓛ 일정 기간 동안 특정 질병에 이환된 사람들 중 그 질병에 의해 사망한 사람이 얼마나 되는지를 백분율로 표시한 것이므로, 엄밀한 의미에서는 모든 환자를 추적하여 그 생존 여부를 확인한 후 산출해야 한다.

ⓒ 치명률은 독력에서 중환자수가 빠진 것이다.

$$치명률 = \frac{그\ 기간\ 동안\ 동일\ 질병에\ 의한\ 사망자수}{어떤\ 기간\ 동안\ 특정\ 질병이\ 발생한\ 환자수} \times 100$$

⑦ 외계에서의 생존 능력

ⓒ 숙주에서 탈출하여 새로운 숙주에 침입하기까지 외계에서 생존할 수 있는 능력을 의미한다.

ⓛ 외계에 대한 저항성이 없는 병원체는 생존하기 위해서 숙주 내에서 전파가능한 병원체로 진화한다.

(3) 감염의 형태

① 현성감염: 임상적인 증세가 있는 감염상태
② 불현성감염: 임상적인 증세가 없는 감염상태
③ 혼합감염: 2종 이상의 병원균이 침입한 경우
④ 중감염: 동일 병원균이 감염상태에서 다시 침입한 경우
⑤ 자가감염: 자신이 지닌 병원균에게 자기 자신이 다시 감염되는 경우

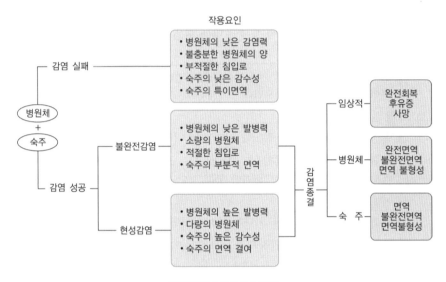

[병원체와 숙주의 상호반응]

2) 병원소

① 병원체가 생활하고 증식하며 생존하고 있는 숙주를 말하며 인간 병원소, 동물 병원소, 무생물 병원소가 있다.
② 병원체가 생존 및 증식할 수 있는 장소와 영양소를 갖고 있다는 것이 병원소의 필수조건이다.
③ 인수 공통 감염증: 인간은 감염된 동물로부터 감염을 얻기 쉬운데, 이렇게 척추동물로부터 인간에게 전파된 감염을 말한다.
④ 보균자(carrier): 자각적·타각적으로 인지할 임상증상은 없는데 체내에 병원체를 보유하여 항시 또는 때때로 균을 배출하는 병원체 보유자를 말한다.
  ㉠ 건강 보균자(healthy carrier): 불현성감염과 같은 상태로 증상이 없으면서 균을 보유하고 있는 자 예 폴리오, 디프테리아, 일본뇌염, B형간염
  ㉡ 잠복기 보균자(incubatory carrier): 발병 전 보균자로서 잠복기간 중에 병원체를 배출하여 감염성이 있는 자 예 디프테리아, 홍역, 백일해, 유행성이하선염, 성홍열
  ㉢ 회복기 보균자(병후 보균자): 감염병을 경과하고 그 임상증상이 전부 소실되었는데도 병원체를 배출하는 자 예 장티푸스, 세균성 이질, 디프테리아
  ㉣ 만성 보균자: 보균 기간이 장시일 계속되는 자 예 장티푸스, B형간염, 결핵, 디프테리아

※ 보균자들 중에서도 건강 보균자와 잠복기 보균자의 경우는 예측 불가능하므로 감염성 질병관리에 큰 문제가 된다.

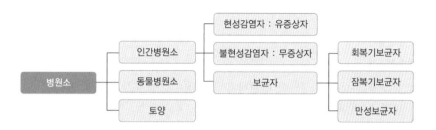

3) 병원소에서 병원체 탈출

① 호흡기계 탈출: 비강, 기도, 기관지, 폐 등 호흡기계에서 증식한 병원체가 외호흡을 통해서 나가며 주로 대화, 기침, 재채기로 전파된다. 예 폐결핵, 폐렴, 백일해, 홍역, 수두, 천연두 등

② 소화기계 탈출: 위 장관을 통한 탈출로 소화기계 전염병이나 기생충 질환의 경우 분변이나 토물에 의해 체외로 배출되어 전파된다. 예 세균성 이질, 콜레라, 장티푸스, 파라티푸스, 폴리오 등

③ 비뇨생식기계 탈출: 주로 소변이나 생식기 분비물을 통하여 탈출한다. 예 성병

④ 개방병소 직접 탈출(open lesion): 신체 표면의 농양, 피부병 등의 상처 부위에서 병원체가 직접 탈출하는 것이다. 예 한센병, 종기 등

⑤ 기계적 탈출(mechanical escape): 모기, 이, 벼룩 등의 흡혈성 곤충에 의한 탈출과 주사기 등에 의한 탈출을 말한다. 예 발진티푸스, 발진열, 뇌염, 간염, 말라리아 등

4) 전파

병원체가 발출하여 새로운 숙주로 옮겨지는 과정으로 직접 전파, 공기매개 전파, 간접 전파의 3가지로 구분된다.

① 직접 전파: 감염성 병원체가 병원소로부터 나와 다른 감수성 숙주에 침입하여 들어올 때 직접적인 접촉과 비말 등에 의해 일어나는 것이다.

② 간접 전파: 중간 매개체인 숙주로 전파되는 것으로, 비활성 매개체와 활성 매개체가 있다.

　㉠ 비활성 매개체
　　- 감염성 유기체에 오염된 물질이나 물체를 포함하며 병원체를 매개하는 모든 무생물
　　- 공동전파체: 물, 우유, 공기, 식품, 토양 등
　　- 개달물 감염: 의복, 장난감, 오염된 그릇, 수술 기구 등

　㉡ 활성 매개체
　　- 기계적 매개체 전파: 파리와 같은 곤충이 음식 등에 앉아서 미생물을 전파하는 것
　　- 생물학적 매개체 전파: 모기가 사람을 물어서 체액 속으로 말라리아, 기생충과 같은 유기체를 운반하는 것

5) 새로운 숙주로 침입

호흡기계, 소화기계, 비뇨기계, 개방병소 등을 통해 병원소에서 병원체가 탈출하는 것과 같은 방법으로 병원체는 새로운 숙주로 침입하게 된다.

6) 숙주의 저항성

(1) 감수성

① 감수성은 숙주에 침입한 병원체에 대항하여 감염 또는 발병을 막을 수 있는 능력이 안 되는 방어력의 상태를 의미한다.

② 감수성지수(접촉감염지수)는 감수성 보유자가 감염되어 발병하는 비율로 '천연두(두창), 홍역 95%>백일해 60%>성홍열 40%>디프테리아 10%>소아마비(폴리오) 0.1%'로서 두창과 홍역이 가장 높다(폴리오를 제외하고 모두 급성호흡기계 감염병).

(2) 개인면역

① 숙주는 병원체에 대한 방어체계를 가지고 있기 때문에 병원체가 침입하였다고 해서 모두 감염되는 것은 아니다.

② 면역은 크게 선천면역과 후천면역으로 나눌 수 있다.

선천면역			인체가 태어날 때부터 체내에 종족면역, 인종면역, 개인차	
후천면역	능동면역	자연능동면역	병원체의 감염 후 획득된 면역(천연두, 페스트 등)	
		인공능동면역: 예방접종	약독화된 생균백신	MMR, 수두, 폴리오 sabin 백신
			사균백신	폴리오 salk 백신
			독소	파상풍, 디프테리아
	피동면역	자연피동면역	태반 또는 모유수유를 통한 면역(홍역, 폴리오, 디프테리아 등)	
		인공피동면역	항체나 항독소 접종(감마 글로불린, 파상풍 항독소 등)	

(2) 집단면역(herd immunity)

① 지역사회 또는 집단에 병원체가 침입하여 전파하는 것에 대한 집단의 저항성을 나타내는 지표이다.

② 집단의 총인구 중 면역성을 갖고 있는 사람의 비로 나타낸다.

③ 면역을 가진 인구의 비율이 높은 경우 감염자가 감수성자와 접촉할 수 있는 기회가 적어져 감염 재생산 수가 적어지게 된다.

④ 백신 접종은 개인의 감염 예방과 동시에 공중보건이라는 측면에서 집단면역(herd immunity)을 높이는 데 주요한 목적을 두고 있다.

⑤ 한계밀도는 유행이 일어나는 집단면역의 한계치이다.

$$\text{집단면역 수준(\%)} = \frac{\text{저항성(혹은 면역)이 있는 사람수} \times 100}{\text{총인구수}}$$

3. 역학적 연구방법과 원인적 연관성

① 역학적 연구방법은 인간집단의 건강과 관련된 여러 현상의 빈도나 분포가 어떤 요인과 관련이 있는지를 확인해가는 것이다.

② 두 사건 간의 관계가 통계적으로 유의미한 연관성이 있다고 확인되면 다음 단계로 그 관계가 인과관계인가를 밝히는 것이다.

③ 비독립적 관계가 원인적 연관성인가 비원인적 연관성인가를 구별해야 한다.

④ 원인적 연관성이란 한 사건(event)의 양과 질이 변하면 뒤따르는 다른 사건의 양과 질에도 변화가 있는 관계를 말한다.

⑤ 원인이 질병보다 선행해야 하며 시제의 정확성, 시간적 속발성, 시간적 관련성이 있어야 한다.

4. 감염성 질환의 전파과정 차단

1) 전파 차단

(1) 병원소의 제거

① 인간이 병원소인 감염병은 외과적인 수술이나 약물요법으로 치료해서 환자나 보균자의 증상을 소멸시킨다.

② 동물병원소의 병원체에 의해 감염되는 인수 공통 감염병은 감염된 동물을 제거함으로써 감염병의 전파를 예방할 수 있다.

③ 가장 바람직하며 영구적이고 근본적인 방법으로 볼 수 있다.

예 쯔쯔가무시증의 병원체가 인체로 침투하는 것을 막기 위해 작업 중 입었던 모든 옷을 세탁한다.

(2) 감염력의 감소

적당한 치료를 하면 환자가 완전히 치유되기 전이라도 감염력이 감소하여 감염 질환의 전파를 막을 수 있다.

(3) 병원소의 검역

① 검역의 정의: 감염병 유행지에서 들어오는 사람들을 떠난 날부터 계산하여 병원체의 잠복기 동안 그들이 머물렀던 곳을 신고하게 하거나 일정한 장소에 머물게 하여 감염 여부를 확인할 때까지 감시하는 것을 말한다.

② 세균학적 검사를 시행한 결과 2회 이상 음성(-)이 나올 때까지 격리한다.

③ 검역감염병 접촉자 또는 검역감염병 위험요인에 노출된 사람에 대한 감시 또는 격리 기간은 보건복지부령으로 정하는 해당 검역감염병의 최대 잠복기간을 초과할 수 없다(「검역법」 제17조 제3항). [개정 2020.3.4] [시행일 2021.3.5]

④ 「검역법」 제17조제3항에 따른 검역감염병의 최대 잠복기간은 다음의 구분에 따른다(「검역법 시행규칙」 제14조의3). [본조신설 2021.3.5]

ㄱ 콜레라: 5일

ㄴ 페스트: 6일

ㄷ 황열: 6일

  ⓔ 중증 급성호흡기 증후군(SARS): 10일

  ⓜ 동물인플루엔자 인체감염증: 10일

  ⓗ 중동 호흡기 증후군(MERS): 14일

  ⓢ 에볼라바이러스병: 21일

  ⓞ 신종인플루엔자 및 외국에서 발생하여 국내로 들어올 우려가 있거나 우리나라에서 발생하여 외국으로 번질 우려가 있어 질병관리청장이 긴급 검역조사가 필요하다고 인정하여 고시하는 감염병은 검역전문위원회에서 정하는 최대 잠복기간에 따름

(4) 전파 방지

① 환자와 보균자의 확실한 치료로 병원체를 배설하지 못하게 한다.

② 병원체를 배설하는 환자 보균자와 감수성이 있는 건강인이 접촉하지 못하도록 격리 시킨다.

③ 숙주 밖으로 나온 병원체를 사멸시킨다.

④ 오염된 환경과 매개체, 매개 동물을 소독한다.

(5) 감염력 감소

① 개방성 결핵 환자: 환자 치료를 통한 결핵균 감소 또는 소멸

② 매독 환자: 항생제 주사, 감염자와의 성적 접촉 주의

(6) 환경위생 관리

① 전파체 관리: 모기 등 유충, 성충 구제, 기생충 구제

② 음료수 관리: 분료로부터 오염 유의

③ 식품관리: 식품 보존, 가열

④ 소독관리: 물리적, 화학적 방법으로 병원체를 파괴

2) 숙주의 면역 증강

예방접종을 통해 개인을 감염으로부터 보호하고 지역사회의 집단면역 수준을 향상시킨다.

3) 환자에 대한 조치

전파 방지나 면역 증강의 방법으로도 예방되지 못하고 질병이 발생한 경우에는 피해가 최소화되도록 조기 진단과 조기 치료함으로써 질병의 경과를 가볍게 하거나 합병증을 줄이도록 한다.

UNIT 03 역학적 측정지표

1. 구성 비율(proportion)

1) 발생률(incidence rate)

① 일정한 기간 동안에 대상 인구집단에서 질병에 걸릴 가능성 또는 위험을 나타내는 것이다.

② 건강한 전체 인구수 중에서 관찰 기간에 특정 질병이 새롭게 발생한 환자의 수를 단위 인구로 표시한 것이다.

③ 발생률의 분자는 새로운 환자만을 대상으로 하며 분모의 관찰 대상 인구집단에는 대상 질병에 이미 이환된 사람과 예방접종 등으로 면역을 가진 사람은 제외한다.

[예] 2011년 A도시 사람 중에서 600명이 간염에 새롭게 걸린 것으로 진단되었다.

$$평균발생률 = \frac{일정기간\ 동안\ 위험에\ 노출된\ 인구\ 중\ 새로\ 발생한\ 환자수 \times 1,000}{일정\ 기간\ 동안\ 발병\ 위험에\ 노출된\ 인구수}$$

$$누적발생률 = \frac{일정\ 기간에\ 특정\ 질병에\ 걸린\ 환자수 \times 1,000}{건강한\ 전체\ 인구수}$$

2) 발병률(attack rate)

① 발생률의 변형된 형태로 유행기간에 해당하는 특정집단의 발병을 의미한다.

② 어떤 집단이 한정된 기간에 한해서만 어떤 질병에 걸릴 위험에 놓여 있을 때 전체 인구 중 주어진 집단 내에서 새로 발병한 총수의 비율을 의미한다.

③ 인구집단에서 단기간에 걸쳐 특정 질환에 걸릴 위험이 노출되어 있는 경우에 이 질환에 얼마나 많이 걸릴지를 나타내며 유행과 같이 제한된 기간 동안 정해진 특정 집단에 적용되는 개념이다.

④ 감염병 유행 기간과 같이 특정 기간에만 사용하는 것으로 발생률과 혼돈하지 않도록 한다.

[예] 500명의 감수성이 있는 초등학교에서 홍역이 발생하여 5주에 걸쳐서 100명의 환자가 발생하였다.

$$발병률 = \frac{발병자수}{유행\ 기간에\ 위험에\ 폭로된\ 인구} \times 1,000$$

3) 이차 발병률(secondary attack rate)

① 발병 환자를 가진 가구(household)의 감수성 있는 가구원 중에서 이 병원체의 최장 잠복기간 내에 발병하는 환자의 비율이다.

② 감수성이 있는 가구원이라는 것은 이 병원체에 특이항체(specific antibody)를 가지고 있지 않은 사람들을 의미하며 병원력이 높아 감염되면 발병하는 질병에 해당한다.

③ 감염성 질환에서 해당 병원체의 감염력과 전염력을 측정하는 데 유용하다.

$$이차\ 발병률 = \frac{최장\ 잠복기간\ 내에\ 최초\ 환자와\ 접촉하여\ 발병된\ 사람의\ 수}{감수성\ 있는\ 가구원\ 중에서\ 원인에\ 노출된\ 총수(초발\ 환자와\ 면역자\ 제외)} \times 100$$

4) 유병률(prevalence rate)

① 유병률은 어느 시점에서 존재하는 모든 환자의 비율을 의미하는 것이다.

② 유병률은 의료 시설, 의료 요원의 확보 등 질병의 관리 대책을 세우는 데 중요한 자료가 되나 질병의 원인 조사에는 별로 도움이 되지 않는다.

③ 유병률의 분자는 신환자와 구환자를 합친 것이다.

　㉠ 시점 유병률(point prevalence rate): 어느 시점에서 일정한 집단 안에 질병에 걸린 환자수가 몇 명인지를 나타내는 비율이다.

$$시점\ 유병률 = \frac{그\ 시점의\ 환자수}{어느\ 시점의\ 인구수} \times 1,000$$

　㉡ 기간 유병률(period prevalence rate): 이미 질병에 이환된 사람을 모두 포함하며 발생률이 높거나 이환 기간이 길거나 혹은 발생률이 높은 동시에 이환 기간도 길면 기간 유병률은 높아진다.

$$기간\ 유병률 = \frac{그\ 기간\ 내에\ 존재한\ 환자수}{어떤\ 기간의\ 중앙인구} \times 1,000$$

5) 발생률과 유병률 비교

① 유병률은 지역사회에서 쉽게 얻을 수 있으나 발생률은 그렇지 않다.

② 질병의 유병률과 그 질병의 이환 기간을 알아야 발생률을 계산할 수 있다.

③ 발생률의 분자와 달리 유병률의 분자는 질병이 언제 시작되었는지와 관계가 없으며 조사 시점에서 질병을 앓는 모든 사람을 포함한다.

④ 발생률과 유병률을 비교할 때 어느 측정치가 클 것인가는 질병의 이환 기간, 치명률, 그리고 어느 기간의 비교인가에 따라 달라진다.

$$유병률(P) = 발생률(I) \times 이환기간(D)$$

⑤ 유병률이 높다는 의미는 대상 인구집단 내에서 특정 질병에 대한 위험이 크거나 완치되지 않고 장기간 생존하는 경우이다.

⑥ 유병률이 낮다는 것은 발생률이 낮거나 급격한 경과로 사망하거나 빠르게 완치되는 경우이다.

2. 비(Ratio)

비는 한 측정값을 다른 측정값으로 나눈 A:B 또는 A/B의 형태를 나타내는 지수이다. 따라서 비에서 분자는 분모에 포함되지 않는다.

병인 \ 이환유무	병에 걸린 자	병에 안 걸린 자	합계
폭로	a	b	a+b
비폭로	c	d	c+d
합계	a+c	b+d	a+b+c+d

[표 상대위험비 계산 공식]

1) 상대위험비(비교위험도, RR: Relative Risk)

① 특정 위험요인에 노출된 사람들의 발생률과 노출되지 않은 사람들의 발생률을 비교하는 것으로 비교위험도라고도 한다.
② 상대위험비가 클수록 노출되었던 원인이 병인으로 작용할 가능성도 커진다.
③ 상대위험비가 1에 가까울수록 의심되는 위험요인과 질병과의 연관성은 적어진다.
④ 상대위험비는 코호트 연구에 적합하다.

$$비교위험도 = \frac{위험요인에\ 폭로군에서의\ 질병발생률}{비폭로군에서의\ 질병발생률} \times 1,000$$

$$= \frac{\frac{a}{(a+b)}}{\frac{c}{(c+d)}} = \frac{a(c+d)}{c(a+b)}$$

2) 교차비(대응위험도, 비차비, odds ratio)

① 특정 질병이 있는 집단에서 위험요인에 노출된 사람과 그렇지 않은 사람의 비, 특정 질병이 없는 집단에서의 위험요인에 노출된 사람과 그렇지 않은 사람의 비를 구하고, 이들 두 비 간의 비를 구한 것을 교차비라고 한다.
② 교차비는 평균 발생률이나 누적 발생률을 계산할 수 없는 환자-대조군 연구에서 요인과 질병과의 관계를 알아보고자 할 때 사용된다.
③ 질병 발생률이 매우 드문 희귀성 질환의 경우 상대 위험비와 교차비는 비슷하게 된다 (RR ≒ OR).

$$\text{Odds Ratio} = \frac{\text{환자군에서의 (특정 요인에 폭로된 사람/폭로되지 않은 사람)}}{\text{대조군에서의 (특정 요인에 폭로된 사람/폭로되지 않은 사람)}}$$

$$= \frac{a/(a+c) \div [1-a/(a+c)]}{b/(b+d) \div [1-b/(b+d)]} = \frac{\dfrac{a}{c}}{\dfrac{b}{d}} = \frac{a \times d}{b \times c}$$

3) 귀속위험도(기여위험도, AR: Attributable Risk)

① 어떤 위험요인에 의해서 초래되는 결과의 위험도를 측정하는 방법이다.

② 폭로군의 질병발생 위험도와 비폭로군의 질병발생 위험도의 차이에 해당하며, 단순한 차이로 표현하거나 구성비의 형태로 표현된다. 폭로군에서의 발생률 비로 나타낸다.

$$\text{발생률 차} = \text{(위험군의 해당 질병발생률)} - \text{(비위험군의 해당 질병발생률)}$$

$$\text{귀속위험도} = \frac{\text{(폭로군에서 질병발생률)} - \text{(비폭로군에서 질병발생률)}}{\text{폭로군에서 질병발생률}} \times 100$$

3. 건강지표

1) 표준화율

① 정정율이라고도 하며 인구구성의 차이에 의한 영향을 배제한 비율로 편견 없이 집단 간의 차이를 비교할 수 있다.

② 두 지역 중 차이가 나는 연령분포나 질병분포에 의한 영향을 통제하여 한 수치로 계산하며 두 지역을 비교할 수 있도록 한다.

2) 비례사망지수(비례사망률, PMI)

비례사망지수가 높다는 것은 그 지역의 평균수명이 높다는 의미이므로 보건수준이 높다는 것을 나타낸다. 반대로, 비례사망지수가 평균보다 낮다면 보건수준이 낮다는 것을 의미한다.

$$\text{비례사망지수} = \frac{\text{같은 연도의 50세 이상 사망자수}}{\text{1년 동안의 총사망자수}} \times 100$$

3) 조출생률

조출생률은 같은 기간의 총출생수를 의미하는 것으로 인구 구성이 다른 집단의 건강수준 비교가 어려운 경우도 있다.

$$\text{조출생률} = \frac{\text{같은 기간의 총출생수}}{\text{특정 기간의 중앙인구수}} \times 100$$

4) 합계출산율

① 한 여성이 평생 동안 낳을 수 있는 자녀의 수를 모두 합한 것
② 연령별로 출산율을 구하여 이를 모두 더하여 산출한 것
③ 국가별 출산력 수준을 비교하는 주요지표로 사용함
④ 1년간 총 출산/가임연령 여성 인구
⑤ 한 명의 여자가 특정 연도의 연령별 출산율에 따라 출산을 한다면 일생 동안에 총 몇 명의 아이를 낳는가를 나타내는 지수

UNIT 04 건강검진의 진단검사

1. 측정방법의 신뢰도와 타당도

1) 신뢰도(reliability)

① 동일대상에 대한 반복 측정이 일정성을 얼마나 가지고 일치하는지를 검정하는 것이다.
② 동일 측정도구를 반복적으로 사용하여 측정치가 동일한 것을 얻을 확률을 재는 것으로 오차가 크면 신뢰도가 낮아진다.
③ 신뢰도는 정확도의 필수조건이다.
④ 신뢰도 저하에 영향을 미치는 요인
  ㉠ 관측자의 편견(digital preference, 선입견 등)과 기술의 미숙
  ㉡ 측정도구의 부정 상태(전류/표준액의 변질 등)
  ㉢ 측정 시의 환경조건(audiometry, 설문조사 등)
⑤ 신뢰도를 높이는 방법
  ㉠ 측정자의 숙련도와 측정기술을 높임
  ㉡ 측정자 수를 줄임
  ㉢ 여러 가지 방법을 병행한 측정치로 종합적인 평가
  ㉣ 표준화된 환경에서 측정함
  ㉤ 측정자와 측정도구의 주기적인 관리

2) 타당도(Validity)

① 조사하려는 내용을 검사결과가 어느 정도 정확히 반영해 주는지 알려주는 정도이다.
② 타당도를 수량으로 표시하기 위해 민감도, 특이도 지표를 사용한다.
③ 민감도와 특이도가 높을수록 타당도가 높은 도구로 볼 수 있다.
④ 검사기준인 한계치, 대상인구 집단의 유병률, 측정자의 성실성에 따라 측정결과가 달라진다.
⑤ 측정의 신뢰도이며, 타당도가 높은 측정이 되려면 신뢰도는 높아야 하지만 신뢰도가 높다고 하여 반드시 타당도가 높은 것은 아니다.

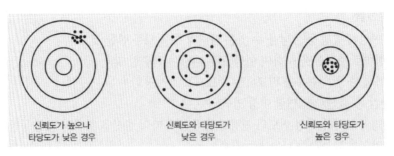

신뢰도가 높으나   신뢰도와 타당도가   신뢰도와 타당도가
타당도가 낮은 경우   낮은 경우   높은 경우

[신뢰도와 타당도의 관계]

2. 민감도, 특이도 및 예측도

검사방법의 정확도는 민감도, 특이도, 예측도의 3가지 척도로 평가할 수 있다. 3가지가 모두 높으면 검사법의 타당성과 진단결과의 신뢰도가 높아진다.

		확진에 의한 결과		합계
		질병(유)	질병(무)	
검사결과	양성	a	b	a+b
	음성	c	d	c+d
합계		a+c(총환자수)	b+d(환자 아닌 사람수)	a+b+c+d

[민감도와 특이도]

1) 민감도

① 질환에 걸린 사람에게 검사를 통해 양성으로 진단하여 질병이 있다고 확진할 수 있는 확률을 의미한다.

② 민감도가 낮은 검사는 해당 질환의 발견이 어려워서 조기 진단의 기회를 놓칠 수 있다.

민감도 = (검사 양성수/총환자수) × 100 = (a/a+c) × 100

2) 특이도

① 질환에 걸리지 않은 사람에게 검사를 통해 음성으로 진단하여 질병이 없다고 확진할 수 있는 확률을 의미한다.

② 특이도가 낮으면 수검자에게 불필요한 걱정과 비용이 발생하는 다음 단계의 검사를 유도할 수 있다.

특이도 = (검사 음성수/환자가 아닌 사람수) × 100 = (d/b+d) × 100

3) 예측도

① 양성예측도: 검사결과가 양성인 사람이 질병자로 확진을 받을 확률을 예측하는 것
② 음성예측도: 검사결과가 음성인 사람이 비질병자로 확진을 받을 확률을 예측하는 것

$$양성예측도 = (환자수/총검사\ 양성수) \times 100 = (a/a+b) \times 100$$

$$음성예측도 = (환자\ 아닌\ 사람수/총검사\ 음성수) \times 100 = (d/c+d) \times 100$$

UNIT 05　역학적 연구

1. 역학적 연구방법

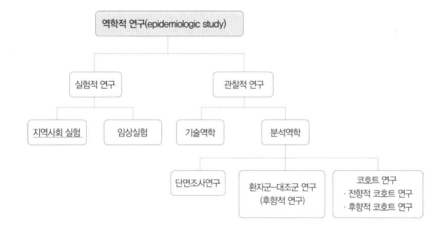

1) 관찰연구(observational study)

① 연구목적을 위하여 연구자가 연구대상자에 대한 특별한 조작을 하지 않고, 연구대상자에게
일어나는 질병현상 또는 원인과 질병발병의 관계를 깊이 있게 관찰하여 파악하는 것이다.
② 관찰연구의 종류
　㉠ 기술역학
　　- 인구집단에서 질병발생 양상을 인적·지역적·시간적 특성별로 파악하여 질병발생의
　　　원인에 대한 가설을 설정하는 연구방법이다.
　　- 생태학적 연구, 사례연구와 사례군연구, 단면연구가 이에 속한다.
　㉡ 분석역학
　　- 비교군을 가지고 두 군 이상의 질병 빈도 차이를 관찰하는 연구방법이다.
　　- 환자-대조군 연구와 코호트 연구가 여기에 속한다.

2) 실험연구(experimental study)

① 연구자가 연구대상자의 참여, 주요인 및 교란요인에의 노출, 무작위 배경 등 여러 연구 조건들을 배정하거나 통제하여 연구하는 것이다.

② 연구수행 과정에서 발생할 수 있는 여러 바이러스가 연구 결과에 영향을 끼치지 못하도록 고안된 연구형태이다.

2. 기술역학(descriptive epidemiology)

1) 기술역학의 개념

① 건강과 건강 관련 상황이 발생했을 때 있는 그대로의 상황을 기술하기 위해 관찰을 기록하는 연구방법이다.

② 기술역학의 주요한 세 변수는 사람, 장소, 시간이다.

③ 질병분포 발생현상 및 차이를 인적·지역적·시간적 특성 등으로 서술한다.

2) 기술역학의 주요한 세 변수

(1) 인적 변수

변수	종류
타고난 특성	연령, 성별, 인종, 유전 특성 및 감수성 등
획득한 특성	면역기능, 결혼상태, 생리적 계측치 등
생활습관	흡연, 음주, 식이, 운동 등
사회·경제적 환경	사회·경제적 수준, 교육수준, 직업, 종교 등

[기술역학 연구에서 사용되는 인적 변수]

(2) 지역적 변수

지역적 특성에 따라 질병발생의 차이를 비교할 때 사용하는 변수이다.

① 대유행성(범발적, 범세계적, pandemic): 질병발생이 한 지역에 국한되지 않고 최소한 두 국가 이상의 광범위한 지역에 동시에 발생 또는 유행하는 것을 말한다.

② 유행성(전국적, epidemic): 어떤 지역에서 일시적으로 평상시 기대되는 발생수준(토착적 발생) 이상으로 발생하는 질환을 말한다.

③ 토착성(풍토성, endemic): 특정 지역에 어떤 형태이건 항상 존재하면서 시간적으로 비교적 오랜 기간 동안 발생수준이 일정한 질병을 일컫는다.

④ 산발성(sporadic): 지역이나 시간에 따라 질병발생의 집적성이 관찰되지 않는 질환으로 질병유행이 아니면서 시간이나 지역에 따라서도 어떠한 경향성에 대한 예측을 할 수 없을 때 이 질병의 발생을 산발적 발생이라 한다.

(3) 시간적 변수

시간의 흐름에 따라 질병발생의 차이를 보고자 할 때 사용하는 변수이다.

① 추세변동(장기 변화): 어떤 질병을 수년 또는 수십 년간 관찰하였을 때 증가 혹은 감소의 경향을 보여주는 것을 말하며, 추세변동을 하는 질병으로 장티푸스는 30~40년, 디프테리아는 10~24년, 인플루엔자는 약 30년의 주기로 반복된다.

② 주기변동(순환 변화): 어떤 질병의 발생률은 몇 년을 주기로 집단 발생이 재현되는 양상을 보인다.

　　예 유행성 독감은 3~6년, 홍역은 2~3년, 백일해는 2~4년의 간격을 갖고 발생률이 높아진다.

③ 계절변동

　　㉠ 계절에 따른 질병률, 사망률의 변화가 매번 비슷한 양상을 보이는 것

　　㉡ 넓은 의미로 주기 변동에 속하나 1년을 주기로 질병이 발생하는 것

　　㉢ 여름에 소화기계, 겨울에 호흡기계 감염병이 유행하는 것

④ 불시 유행(불규칙 변화)

　　㉠ 질병이 어떤 시간적 특징을 나타내지 않고 돌발적으로 발생하여 집중적으로 많은 환자가 발생하는 것

　　㉡ 외래 전염병의 국내 침입 시 돌발적으로 유행하는 경우

　　㉢ 수계 유행(수인성 질환) 등

3) 기술역학의 장단점

(1) 장점

연구목적에 따라 비교적 융통성 있게 대처 가능하며, 적은 비용과 시간에 비해 많은 대상자로부터 정보 취득이 가능하다.

(2) 단점

① 응답자와 무관한 설문 등으로 응답자를 혼동하게 함으로써 의미 없는 자료를 얻을 가능성이 높다.

② 피상적인 반응만 표현 가능하며, 우편 조사의 경우 설문에 대한 응답자의 회수율이 낮을 수 있다.

4) 생태학적 연구(ecologic study)

① 다른 목적을 위해 생성된 기존 자료 중 질병에 대한 인구집단 통계자료와 해당 질병의 요인에 대한 인구집단 통계자료를 이용하여 상관분석을 시행한다.

② 개인이 아닌 인구집단을 관찰 단위로 하여 분석하기 위해 가장 많이 수행되는 생태학적 연구는 대상 질병의 집단별 발생률과 위험요인에의 노출률 간의 양적 상관성이 있는지를 분석하는 방법이다.

③ 생태학적 연구는 연구 주제에 대한 발상만 있으면 기존 자료들을 재구성하여 연구 가설을 평가해 볼 수 있는 손쉬운 방법이며 간편성, 경제성, 폭넓은 활용가능성 등이 장점이다.

④ 생태학적 연구의 한계점
  ㉠ 원인적 요인과 질병발생 간의 선후 관계가 불분명하다는 것이다.
  ㉡ 생태학적 연구의 결과를 인과성으로 해석하려고 할 때 오류가 발생할 수 있다.
    예 대장암의 발생빈도가 증가하고 비슷한 시기에 휴대폰 사용 시간이 늘어났다고 해서 둘
       사이에 인과적인 연관성이 있는 것은 아니다.
⑤ 생태학적 연구의 대표적인 사례: 세계 여러 나라의 폐암 사망률과 그 나라 1인당 담배 생산
   량 간의 높은 상관성을 찾아낸 돌과 페토(Doll & Peto)의 흡연과 폐암 연구가 대표적이다.

5) 사례연구와 사례군연구

(1) 사례연구(case study)
① 단일 환자에 관한 기술로서 기존에 보고되지 않았던 특이한 질환양상이거나 혹은
   특이한 원인이 의심되는 경우 원인적 노출요인과 발병에 관하여 임상적 특성을 기술
   하여 보고하는 것이다.
② 새로운 질병뿐만 아니라 치료에 대한 예외적인 부작용, 특이한 치료 경과와 예후, 기
   존에 잘 알려진 질병이라도 특이한 질병의 자연사나 발현양상 등은 모두 사례연구의
   대상이다.

(2) 사례군연구(case series study)
① 사례연구의 연장선으로, 이전에 알려지지 않았던 새로운 질환이나 새로운 증상 혹
   은 치료에 대한 반응을 공유하는 사례들을 가지고 이들의 공통점을 기술하여 가설
   을 수립하는 연구 설계이다.
② 연구대상들의 공통점이 명확할 때는 원인적 요인과 질병 간의 인과성에 대해 보다
   강력한 가설을 제기할 수 있다.
③ 비교군이 없는 희귀성 질환의 경우는 노출요인과 질병발생 간 인과성을 규명할 수
   없으나 충실히 기술된 사례군연구는 새로운 원인규명에서 결정적인 역할을 하는 경
   우가 많아서 매우 중요한 연구이다.

3. 분석역학연구

1) 단면연구(cross-sectional study)
① 단면조사연구는 일정한 인구집단을 대상으로 특정한 시점이나 일정한 기간 내에 질병
   을 조사하는 것이다.
② 각 질병과 그 인구집단과의 관련성을 보는 방법으로 상관관계 연구(correlation study)
   라고도 하며 면접, 전화, 전자우편 등의 방법으로 조사한다.
③ 대상 집단의 특정 질병에 대한 유병률을 알아낼 수 있어 유병률 연구(prevalence
   study)라고도 한다.
④ 단면연구의 장점
  ㉠ 비용이 적게 들며 비교적 단시간에 결과를 얻을 수 있다.
  ㉡ 새로운 가설 제시가 용이하고 일반화가 쉬우며 해당 질병의 유병률을 구할 수 있다.

ⓒ 동시에 여러 종류의 질병과 발생요인의 관련성을 조사할 수 있다.

⑤ 단면연구의 단점

　ⓖ 대상 인구집단이 비교적 커야 하고 복합요인 중에서 원인요인만을 찾아내기 어렵다.

　ⓛ 일정한 시점에서의 관찰만 가능하고 위험요인과 질병과의 인과관계를 규명하기어렵다.

2) 환자-대조군 연구(case-control study)

① 질병에 이환된 환자군과 질병이 없는 대조군을 선정하여 질병발생과 관련이 있다고 의심되는 요인들과 질병발생의 원인관계를 규명하는 연구방법이다.

② 현재 질병이 있는 환자군이 과거에 어떤 요인에 노출되었었는지를 조사하는 것으로 후향성 연구(retrospective study)라고도 한다.

③ 대조군의 선정방법이나 기준에 따라 연구결과가 확연히 달라지기 때문에 무엇보다 대조군 선정이 중요하며 요인과 질병 간의 연관성 지표로 교차비를 산출한다.

장점	• 연구대상자 수가 적어도 가능하며 코호트 연구에 비해 비용이 비교적 적게 든다. • 단기간 연구수행이 가능하고 희귀한 질병 및 잠복기간이 긴 질병 조사에 적절하다.
단점	• 필요로 하는 요인에 대한 정보수집이 제한되어 정보가 불확실하다. • 과거의 기록 또는 기억력에 의존하므로 정보편견의 위험이 크다. • 대조군의 선정이 어렵고 연구가 진행되는 중에 문제가 발생할 가능성이 크다. • 대상군을 선별하는 과정에서 상태가 안 좋거나 정신적인 문제가 있는 사람들을 포함할 수 있어서 일반화가 어렵다.

3) 코호트 연구(cohort study)

① 연구하고자 하는 질병(또는 사건)이 발생하기 전에 연구대상에 대하여 원인으로 의심되는 요인들을 조사해 놓고 장기간 관찰한 후, 발생한 질병의 크기와 의심되는 요인의 상관성을 비교위험도로 제시히는 연구이다.

② 코호트(cohort)는 같은 특성을 가진 인구집단을 의미하며 현시점을 기준으로 앞으로의 결과를 검토하는 것으로 전향성 연구(prospective study)라고도 한다.

③ 코호트 연구에서 산출할 수 있는 통계량

　ⓖ 위험 요인 유무에 따른 질병 발생률: 모집단에 대한 규정이 가능하므로 위험 요인별 질병 발생률을 구할 수 있다.

　ⓛ 상대위험도(비교위험도, relative risk)

　　- 위험 요인 유무에 따른 질병발생률을 이용하여 상대위험도를 구할 수 있다.

　　- 비교위험도는 위험요인과 결과 사이 연관성의 강도를 의미하며 원인적 인과성 여부확인에 도움을 준다.

　ⓒ 발생률 차(rate difference)

　ⓔ 기여위험도(attributable risk): 위험요인을 갖고 있는 집단의 해당 질병 발생률의 크기 중 위험요인이 기여하는 부분을 추정한다. 백분율(%)로 표시한다.

장점	• 질병 진행의 전 과정을 위험요인 노출에서부터 관찰할 수 있다. • 원인과 결과 사이에 시간적 선후관계가 비교적 분명하다. • 요인에 편견이 들어가는 일이 드물고 부수적으로 다른 질환과의 관계를 알 수 있다.
단점	• 시간과 비용이 많이 들고 연구에 많은 대상자를 필요로 하며 중도에 탈락되기 쉽다. • 기록 보존의 어려움이 있고 발생률이 비교적 높은 질환이어야 하는 제한점이 있어 희귀 질환에 부적합하다.

4) 후향적 코호트 연구

① 코호트 연구의 다른 방법으로 질병이 발생하기 전에 수집된 자료를 바탕으로 관찰하고 자 하는 질병을 연구하는 것이다.

② 관찰 시작과 폭로, 질병의 시간적 관계는 환자-대조군 연구와 같이 후향성이지만, 관찰 방법은 코호트적으로 하는 것이다.

③ 후향적으로 관찰하나 코호트 연구이기 때문에 발생률 계산이 가능하며, 상대위험비와 같은 직접적인 지표의 계산이 가능하다.

④ 코호트 연구와 환자-대조군 연구의 장단점을 모두 가지고 있는 유용한 연구이다.

4. 실험역학연구(experimental epidemiology study)

실험연구의 대부분은 질병의 원인을 밝히고자 할 때 실시하며 실험은 역학적 연구의 마지막 단계에서 수행된다.

1) 실험역학연구의 3가지 조건

다음의 3가지 조건을 만족할 때 이것을 실험연구라고 한다.

① 실험군과 대조군을 선정하여야 한다.

② 선정할 때는 반드시 모집단을 대표할 수 있는 대상군을 각각 무작위로 선정하여 선택적 교란(selection bias)을 없애야 한다.

③ 실험군의 독립변수의 성질을 임의로 조작하여 대조군과의 차이를 검증하여야 한다.

2) 임상실험

임상실험은 사람을 대상으로 하는 실험적 연구로 주로 새로운 치료법에 대한 효과와 안전 성을 평가하는 것을 목적으로 수행된다.

① 치료실험: 환자를 대상으로 치료제나 치료 행위의 효과를 측정하는 실험

② 예방실험: 연구하려는 질병에 이환되지 않은 사람을 대상으로 약품이나 행위가 예방효 과가 있는지 측정하는 실험

3) 지역사회 실험

① 지역사회 실험(community trial)은 집단을 단위로 할당하여 실험하는 것이다.

② 불소의 충치예방효과

㉠ 몇 개의 수원지를 2개의 집단으로 확률 할당한다.

ⓛ 한쪽 집단의 수원지에만 불소를 투여함으로써 그 수원지의 물을 마시는 사람들이 자동적으로 실험군이 되게 하는 방법이다.

4) 실험역학연구의 장·단점

① 장점: 원인요인을 직접 조절하여 연구하기 때문에 확정적 원인을 규명할 수 있다.
② 단점: 비용이 많이 들고 실험대상이 사람이기에 윤리적인 문제가 발생할 소지가 있다.

🔵 UNIT 06 　 인구현상의 이해

1. 인구의 정의

① 일정한 기간에 일정한 지역에 생존하는 인간집단을 말하며, 정치적·경제적으로 생활권을 같이하며 집단생활을 하는 주민 총체를 뜻한다.
② 인종, 민족, 국민 등을 구별하지 않고 현재 살고 있는 내국인·외국인 전체를 말하며, 내국인이라도 외국에 거주하면 제외된다.

2. 인구의 종류

1) 이론적 인구

인구현상을 연구하기 위해 설정된 인구로서, 보통 통계방법에 의해 계량적으로 표현된다.

종류	내용
폐쇄인구	가장 기본적인 이론적 인구로, 전출과 전입이 없이 출생과 사망에 의해서만 변동되는 인구이다.
안정인구	폐쇄인구의 특수한 경우로, 연령별 사망률과 연령별 증가율이 일정한 인구를 의미한다.
정지인구	안정인구 중 출생률과 사망률이 같아서 자연증가가 전혀 일어나지 않는 경우를 의미한다.
적정인구	인구와 자원과의 관련성에 근거한 이론으로, 인구과잉의 원인을 식량에만 국한하지 않고 생활수준을 둠으로써 주어진 여건 속에서 최대의 생산성을 유지하여 최고의 생활수준을 유지할 수 있는 인구를 말한다.

2) 실제적 인구

인구집단을 시간과 지역 등의 속성으로 분류한 것으로, 교통문제, 도시계획 등 정책의 기초자료도 활용된다.

종류	내용
현재인구	어떤 특정한 시점에서 현존하고 있는 인구집단을 모두 그 지역의 인구로 간주하였을 경우의 인구를 뜻한다.
상주인구	특정한 관찰 시각에서 특정한 지역에 거주하고 있는 인구집단을 모두 그 지역의 인구로 간주하는 경우를 뜻한다.

법적인구	특정한 관찰시각에서 어떤 법적 관계에 입각하여 특정한 인구집단을 특정 지역에 귀속시킨 인구를 의미한다.
	예 「호적법」에 의한 본적지 인구, 「선거법」에 의한 유권자 인구, 「조세법」에 의한 납세인구
종업지인구	어떤 일에 종사하는 장소에 결부시켜 분류한 인구, 산업별 구조와 경제적 특성 파악

3. 인구통계 자료

인구통계 자료를 얻을 수 있는 방법으로 전수조사, 신고자료, 표본조사가 있다.

1) 전수조사 – 정태통계(Census, 어떤 특정한 순간의 인구상태)

① 어떤 한 시점에서 일정 지역 내에 있는 모든 사람에 대한 특정 정보를 개인 단위로 수집하는 정기적인 조사를 의미한다.

② 보통 5년 또는 10년 간격을 두고 실시하며 우리나라는 1925년 10월 1일 처음 실시하였다.

③ 현재 통계청에서 매 5년마다 인구주택총조사를 실시하고 있다.

④ 인구의 크기·구성 및 성격을 서술하는 통계로서 자연적(성별, 연령별), 사회적(국적별, 학력별 등), 경제적(직업별, 산업별 등)인 상태에 관한 인구구조에 관한 정태통계가 여기에 속한다.

2) 신고자료 – 동태통계(인구가 변동하는 상태)

① 일정한 기간에 나타난 출생, 사망, 결혼, 이혼, 이주에 관한 내용을 당사자나 혹은 관련자가 일정한 양식에 따라 등록한 자료이다.

② 호적신고(출생신고, 사망신고, 혼인신고)와 주민등록신고(전출입신고, 이주신고 등) 피조사자의 법적 신고의무에 의해 파악되는 동태통계가 여기에 속한다.

③ 인구동태는 보건학적으로 중요한 의미가 있으며, 인구동태의 2대 요인은 출생률과 사망률이다.

4. 인구구조

1) 성비

(1) 성비의 정의(sex ratio)

① 성비는 남녀인구의 균형상태를 나타내는 지수이다.

② 보통 여자 100명에 대한 남자의 수로 표시한다.

③ 성비의 값이 100보다 크면 남자의 수가 많은 것을 의미한다.

$$성비 = \frac{남자수}{여자수} \times 100$$

(2) 성비의 구분

① 1차 성비(primary sex ratio): 태아의 성비

② 2차 성비(secondary sex ratio): 출생 시의 성비

③ 3차 성비(tertiary sex ratio): 현재 인구의 성비

(3) 우리나라의 성비

① 1, 2차 성비에서는 항상 남자가 여자보다 많다.

② 현재 우리나라의 3차 성비는 0~4세 연령층에서 남자가 많으나 연령이 올라감에 따라 차이가 줄어 결혼 연령까지 점차 남자와 여자 인구수가 비슷해지다가 50~54세에서 균형을 이루는 모습을 보인다.

③ 그러나 여자 인구의 평균수명이 높아서 고령에 들어서면 여자 인구가 남자 인구를 초과한다.

2) 부양비와 노령화지수

(1) 부양비

① 인구의 사회경제적 구성을 나타내는 지표로 총부양비, 유년부양비, 노년부양비가 있다.

② 총부양비가 높을수록 경제적 투자능력이 상대적으로 떨어져서 경제발전에 어려움이 따르는 것으로 본다.

③ 총부양비와 유년부양비는 개발도상국이 높고, 노년부양비는 선진국이 높다.

$$\text{총부양비(Total D. R.)} = \frac{\text{15세 미만 인구(0~14세 인구) + 65세 이상 인구}}{\text{15~64세 인구}} \times 100$$

$$\text{유년부양비(Youth D. R.)} = \frac{\text{15세 미만 인구(0~14세 인구)}}{\text{15~64세 인구}} \times 100$$

$$\text{노년부양비(Old D. R.)} = \frac{\text{65세 이상 인구}}{\text{15~64세 인구}} \times 100$$

(2) 노령화지수(index of aging)

노인인구의 증가에 따른 노령화 정도를 나타내는 지표이다.

$$\text{노령화지수} = \frac{\text{65세 이상 인구(노년인구)}}{\text{0~14세 인구(유년인구)}} \times 100$$

3) 인구 피라미드 유형

(1) 인구 피라미드의 개념

① 성별·연령별로 인구도수분포표를 그린 것을 인구 피라미드라고 한다.

② 인구 피라미드는 한 인구집단의 성별·연령별 특성을 일목요연하게 정리해준다.

③ 둘 이상 되는 인구집단의 특성 차이도 쉽게 구분할 수 있게 해준다.

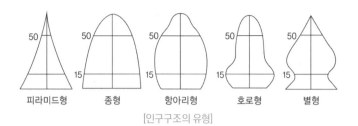

[인구구조의 유형]

(2) 피라미드형(pyramid type)

① 저개발국가의 인구구조 유형이며 다산다사형으로 출생률과 사망률이 모두 높다.

② 유년부양비의 증가 및 아동복지와 교육에 대한 정책이 필요하다.

③ 피라미드형은 0~14세 인구가 65세(50세) 이상의 2배를 넘는다.

(3) 종형(bell type)

① 선진국의 인구구조 유형이며 출생률과 사망률이 모두 낮다.

② 정체인구가 되는 단계로 인구정지형으로 본다.

③ 종형은 0~14세 인구가 65세(50세) 이상 인구의 2배가 된다.

(4) 항아리형(pot type)

① 인구가 감소하는 인구구조 유형으로 출생률이 사망률보다 매우 낮다.

② 일부 선진국가들이 여기에 속하며 감소형 인구구조이다.

③ 항아리형은 0~14세 인구가 65세(50세) 이상 인구의 2배에 미치지 못한다.

(5) 별형(star type)

① 생산연령의 인구 비율이 높은 도시형 인구구조로 유입형이라고도 한다.

② 출산연령에 해당하는 청장년층의 비율이 높기 때문에 유년층의 비율이 높다.

③ 별형은 15~49세 인구가 전체 인구의 50%를 넘는다.

(6) 호로형(guitar type)

① 생산연령 인구의 유출이 큰 농촌형 인구구조로 유출형이라고도 한다.

② 청장년층의 유출에 의한 출산력 저하로 유년층의 비율이 낮다.

③ 호로형은 15~49세 인구가 전체 인구의 50% 미만이다.

4) 인구이론

(1) 인구이론의 개념

① 오늘날의 인구학은 1662년 존 그랜트(John Graunt)가 출생과 사망에 대한 인구의 수량적 분석을 시작하여 기초가 되었다.

② 인구론을 독립적으로 정착시킨 것은 영국의 고전 경제학자 맬서스(Thomas R. Malthus)이며, 이후 신맬서스주의, 적정인구론으로 발전하였다.

(2) 맬서스주의(Malthusism)

① 맬서스의 저서 「인구론」(1798)에서 인구의 증가력과 인간을 부양하기 위해 필요한 토지의 식량 생산력을 비교했을 때 인구의 증가는 기하급수적인 데 반해 식량의 증가는 못 미치고 있다는 것을 주장하면서 인구의 증가를 식량과 연관하여 인구론을 전개하였다.

② 맬서스주의는 인구과잉의 원인과 대책에 관해 맬서스의 견해 및 이를 지지하는 이론이다.

③ 맬서스가 제시한 인구증가 억제 방안
  ㉠ 적극적 억제: 인구가 증가하면서 제기되는 문제인 죄악, 빈곤, 조기사망, 전쟁 등에 의하여 이루어지는 억제 방안이다.
  ㉡ 예방적 억제: 인위적으로 인구증가를 미연에 방지하는 것으로 만혼, 결혼 억제, 금욕 등 출산을 의식적으로 회피하는 억제 방안이다.

④ 이론의 한계
  ㉠ 인구이론을 인구와 식량에만 국한시켰다.
  ㉡ 모든 사람에게 만혼을 기대하기는 어렵고 만혼만으로 인구 증가력이 식량 생산력보다 떨어지리라는 보장은 없다.
  ㉢ 가장 효과적인 인구 억제 방법인 피임에 대해 반대하였다.
  ㉣ 인구가 반드시 기하급수적으로 증가하는 것은 아니며, 식량도 산술급수적으로만 증가하는 것이 아니다.
  ㉤ 인구 억제 수단으로 만혼주의를 택함으로써 여러 가지 사회범죄, 사회악을 초래하였다.

(3) 신맬서스주의(neo-Malthusism)

① 맬서스의 인구론에 입각하여 인구 증가 억제를 위해 산아 제한이나 수태 조절의 필요성을 주장한 것이 신맬서스주의이다.

② 대표적인 인물로는 플랜시스(Francis)를 들 수 있고, 후에 미국의 간호사 생거(Margaret Sanger) 등이 산아제한의 필요성을 강조하여 미국에도 보급되었다.

5) 출생과 관련된 지표

출생률	$\dfrac{\text{1년간 출생아 수}}{\text{연앙인구}} \times 1{,}000$
일반출산율	$\dfrac{\text{같은 기간의 총출산아 수}}{\text{가임여성(연령 15~44세, 혹은 15~49세)의 수(1년)}} \times 1{,}000$
연령별 출산율	$\dfrac{\text{그 연령군에서의 연간 출생 수}}{\text{어떤 연령군의 가임여성 인구}} \times 1{,}000$

합계출산율	• 연령별 출산율의 총합으로 출산력 수준을 나타내는 대표적인 지표 • 가임기 여성 1명이 평생 동안 낳을 수 있는 평균 자녀의 수 $$\Sigma \; \frac{\text{그 연령군에서의 연간 출생수}}{\text{가임연령 중 한 연령의 여성 인구수}} \times 1{,}000$$
재생산율	• 가임기 여성 1명이 평생 동안 낳는 여아의 수 $$\text{합계출산율} \times \frac{\text{여아 출생수}}{\text{총출생수}}$$
사산율	$$\frac{\text{28주 이후의 사산아수}}{\text{특정 연도 출산아수(출산아+사산아)}} \times 1{,}000$$

5. 우리나라 인구정책

1) 인구정책의 개념

인구정책은 인구수, 구조, 분포 등 인구와 관련된 문제가 국가와 사회발전을 저해하지 않도록 변화를 예측·판단하여 인구 문제와 관련된 대비책을 세우고 사업계획을 벌이는 일을 포함하는 일체의 인구 계획을 말한다.

(1) 인구조정정책

국가가 인위적으로 개입하여 현재의 출생, 사망, 인구이동과 인구상태를 바람직한 방향으로 유도하는 것이다.

① 출산조절정책: 인구 증가의 위험성과 인구－자원 간의 불균형으로 인한 문제에 대비하여 피임교육과 기구보급 등의 가족계획 사업을 통해 인구를 통제하고 제한하려는 정책이다.

② 인구자질 향상정책: 인구의 질적인 향상을 위해 보건의료와 교육수준 등을 향상시키는 것이다.

③ 인구분산정책: 지역 간 인구분포를 균형적으로 하기 위해 국내 혹은 국외로 인구를 이동시키는 것이다.

(2) 인구대응정책

인구변동에 따른 식량, 주택, 고용복지, 도시문제, 교육 및 사회보장 등에 대한 사회경제 시책이다.

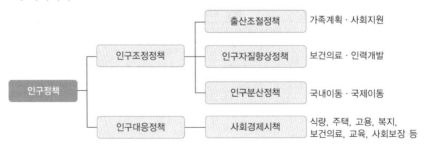

[인구정책의 기본 구도]

♡ ₲ ⓩ We Are Nurse 지역사회간호학

단원별 문제

01 A중학교에서 현장학습 중에 김밥과 샌드위치를 학생들에게 나누어주었는데, 샌드위치를 먹은 학생들에게서 집단 식중독이 발생하였다. 샌드위치를 먹은 사람의 상대위험비는 얼마인가?

	식중독	건강	계
샌드위치	25	75	100
김밥	5	95	100
합계	30	170	200

① 2 　　　　　　　　　　　② 3
③ 4 　　　　　　　　　　　④ 5
⑤ 6

해설 상대위험비는 위험요인에 노출된 자가 질환에 걸릴 위험도와 노출되지 않은 자가 질환에 걸릴 위험도가 몇 배가 되는지를 나타내는 것이다.

	식중독	건강
샌드위치	a	b
김밥	c	d

$$RR = \frac{a(c+d)}{c(a+b)} = \frac{25(5+95)}{5(25+75)} = 5$$

02 다음 중 병원체가 병원소로부터 탈출하는 경로에 해당하지 않는 것은?

① 소화기계를 통해 탈출이 이루어진다.
② 내분비계를 통해 탈출이 이루어진다.
③ 개방병소를 통해 탈출이 이루어진다.
④ 기계적 탈출 방법에 의해 탈출이 이루어진다.
⑤ 호흡기계를 통해 탈출이 이루어진다.

해설 [병원소로부터 병원체 탈출]
① 호흡기계 ② 소화기계 ③ 비뇨생식기계 ④ 기계적 탈출 ⑤ 개방병소

03 일정한 인구집단을 대상으로 특정한 시점이나 기간 내에 그 질병과 인구집단이 가지고 있는 속성과의 관계를 찾아 조사하는 방법은?

① 단면조사
② 환자-대조군 연구
③ 전향적 코호트 연구
④ 후향적 코호트 연구
⑤ 실험연구

> **해설** 특정한 시점 또는 기간 내에 어떤 질병상태 유무관찰 → 인구집단의 구성요원의 속성과 질병과의 상관관계를 규명 [단면조사연구=상관관계연구]
> • 장점: 비용 적게/일반화 쉽고/유병률 구할 수 있음/단시간에 결과
> • 단점: 대상 인구집단의 크기가 커야 함/질병발생과 속성과의 시간적인 전후관계 규명 어려움

04 어느 초등학교 아동의 결핵감염률을 조사하기 위하여 tuberculin 반응검사를 실시하였다. 항원을 주사한 48시간 후 경결의 지름을 측정하여 10mm 이상일 때 감염된 것으로 판정하였다. 양성으로 판정하게 되는 경결지름의 기준치를 10mm에서 5mm로 줄일 때 예상되는 결과는?

① 민감도는 증가하고, 특이도도 증가한다.
② 민감도는 감소하고, 특이도는 증가한다.
③ 민감도는 증가하고, 특이도는 감소한다.
④ 민감도는 감소하고, 특이도도 감소한다.
⑤ 민감도와 특이도 모두 변화 없다.

> **해설** [민감도]
> • 질환에 걸린 사람에게 검사를 통해 양성으로 진단하여 질병이 있다고 확진할 수 있는 확률을 의미한다.
> • 민감도가 낮은 검사는 해당 질환의 발견이 어려워서 조기 진단의 기회를 놓칠 수 있다.
>
> [특이도]
> • 질환에 걸리지 않은 사람에게 검사를 통해 음성으로 진단하여 질병이 없다고 확진할 수 있는 확률을 의미한다.
> • 특이도가 낮으면 수검자에게 불필요한 걱정과 비용이 발생하는 다음 단계의 검사를 유도할 수 있다.

05 어떤 감염병이 2~4년을 주기로 반복하여 유행되고 있다면 이러한 현상을 무엇이라 하는가?

① 불규칙 변화
② 순환 변화
③ 추세 변화
④ 장기 변화
⑤ 단기 변화

해설 [시간적 변수]

- 시간의 흐름에 따라 질병발생의 차이를 보고자 할 때 사용하는 변수이다.
- 추세변동(장기 변화): 어떤 질병을 수년 또는 수십 년간 관찰하였을 때 증가 혹은 감소의 경향을 보여주는 것을 말한다. 예 장티푸스는 30~40년, 디프테리아는 10~24년, 인플루엔자는 약 30년의 주기로 반복된다.
- 주기변동(순환 변화): 어떤 질병의 발생률은 몇 년을 주기로 집단 발생이 재현되는 양상을 보인다.
  예 유행성 독감은 3~6년, 홍역은 2~3년, 백일해는 2~4년의 간격을 갖고 발생률이 높아진다.

06 다음 중 면역획득에 대한 내용으로 옳게 연결된 것은?

① 자연능동면역 – 모유수유 후 획득한 면역
② 자연피동면역 – B형 간염을 앓은 후 획득한 면역
③ 인공능동면역 – 회복기 혈청을 주사하여 얻은 면역
④ 인공능동면역 – 약독화 생백신 접종 후 획득한 면역
⑤ 인공피동면역 – B형 간염 예방 접종 후 획득한 면역

해설 ① 자연피동면역에 대한 내용이다.
② 자연능동면역에 대한 내용이다.
③ 인공피동면역에 대한 내용이다.
⑤ 인공능동면역에 대한 내용이다.

07 다음 중 전체 인구의 14% 이상을 65세 이상의 인구가 차지하는 사회는?

① 고령화사회
② 초고령화사회
③ 초고령사회
④ 고령사회
⑤ 확대고령화사회

해설 고령화란 한 국가의 전체 인구에서 노인 인구가 차지하는 비중이 늘어나는 현상을 말한다. UN 기준에 따르면 65세 이상을 뜻하는 고령 인구의 비중이 전체 인구의 7%를 넘는 연령구조를 갖는 국가는 '고령화사회(aging society)'다. 65세 이상인 고령 인구가 전체 인구의 14% 이상이면 '고령사회(aged society)', 고령인구 비중이 전체 인구의 20% 이상인 사회는 '초고령사회(super-aged society)'라고 한다.

08 누적발생률과 평균발생률이 매우 낮은 질병에서 요인과 질병 발생과의 관련성을 보기 위한 수치는?

① 비교위험도   ② 귀속위험도

③ 발생률의 차   ④ 교차비

⑤ 특이도

해설 해당질병 발생률이 아주 낮은 경우에 한하여 교차비를 구하여 비교위험도를 대신하여 사용한다.

09 코호트(Cohort) 연구에 대한 설명이다. 옳지 않은 것은?

① 코호트란 같은 특성을 가진 집단을 의미한다.
② 표본이 적게 필요한 희귀질병을 연구하기에 적합하다.
③ 확률표본추출이므로 연구 결과를 모집단에 적용하기가 쉽다.
④ 진단방법과 기준, 질병분류방법이 변할 가능성이 있다.
⑤ 오랜 기간의 추적조사가 필요하므로 경비, 노력, 시간이 많이 든다.

해설 ② 환자-대조군 연구에 대한 설명이다.

10 다음 중 부양비에 대한 설명으로 옳은 것은?

① 부양비란 인구의 사회경제적 구성을 나타내는 지표이다.
② 선진국의 경우 후진국보다 낮은 노인부양비를 보인다.
③ 경제발전 이전 단계에는 낮은 유년부양비를 보인다.
④ 총부양비가 많이 들수록 경제발전이 상승한다.
⑤ 25~65세 인구를 경제활동인구라 한다.

해설 ① 인구의 사회경제적 구성을 나타내는 지표이다.
② 선진국은 고령화로 높은 노인부양비를 보인다.
③④ 총부양비가 높을수록 경제적 투자능력이 상대적으로 떨어져서 경제발전에 어려움이 따르는 것으로 본다.
⑤ 15~64세 인구를 경제활동인구라 한다.

11 임상적 증상을 전혀 나타내지 않고 보균상태를 지속하고 있는 자로 보건학상 관리가 가장 어려운 보균자는?

① 건강보균자   ② 회복기 보균자
③ 잠복기 보균자   ④ 불현성 감염자
⑤ 현성 감염자

> **해설** 보건학상 관리가 가장 어려운 보균자는 건강보균자이며 역학적 관리가 가장 중요하다. 건강보균자는 증상이 없으면서 균을 보유하고 있는 자이다.
> 예 폴리오, 디프테리아, 일본뇌염, B형간염 등

12 다음 설명에 해당하는 인구구조의 유형을 고르면?

- 선진국에서 많이 보인다.
- 0~14세 인구가 50세 이상 인구의 2배이다.
- 출생률과 사망률 모두가 낮다.

① 피라미드형   ② 종형
③ 항아리형   ④ 호로형
⑤ 별형

> **해설** ② 종형은 0~14세 인구가 50세 이상 인구의 2배이며 출생률과 사망률이 모두 낮은 선진국에서 보여진다.

13 다음과 같은 인구구조를 가진 지역사회의 노년부양비는?

- 0~14세: 2,000명   • 15~44세: 5.000명
- 45~64세: 6,000명   • 65~74세: 700명
- 75세 이상: 400명

① 3.6%   ② 6.4%
③ 8.5%   ④ 10.0%
⑤ 9.5%

> **해설** 노년부양비 = 65세 이상 인구수/15~64세 인구수 × 100
>
> $$노령화지수 = \frac{65세 \ 이상 \ 인구(노년인구)}{0{\sim}14세 \ 인구(유년인구)} \times 100$$

14 생산연령 인구의 전출이 많으며 15~49세의 인구가 전체의 50% 미만인 인구형태는?

① 항아리형　　　　　　　　　　　　② 별형

③ 호로형　　　　　　　　　　　　　④ 종형

⑤ 피라미드형

> **해설** 호로형은 전출형 또는 농촌형으로 15~49세 인구가 전체인구의 50% 미만이다.

15 다음에서 민감도를 구하면?

구분	병에 걸린 사람	병에 안 걸린 사람
고혈압 양성	200	200
고혈압 음성	200	300

① 20%　　　　　　　　　　　　　　② 50%

③ 60%　　　　　　　　　　　　　　④ 90%

⑤ 110%

> **해설** [민감도]
> • 민감도는 환자로 확진 받은 사람(병에 걸린 사람)이 검사에서 양성을 받을 확률이다.
> • 분모가 병에 걸린 사람, 분자는 양성반응자이다.
> • 민감도 = 200/400 × 100 = 50%

16 A지역의 남아 출생수는 9,500명이고, 여아 출생수는 10,000명일 때, 이 지역의 2차 성비는?

① 90　　　　　　　　　　　　　　　② 95

③ 100　　　　　　　　　　　　　　④ 105

⑤ 110

> **해설** 성비 = (남자수/여자수) × 100 = (9,500/10,000) × 100 = 95

17 다음 중 신맬서스주의에서 인구규제방법은 무엇인가?

① 만혼주의
② 피임
③ 성순결주의
④ 도덕적 억제
⑤ 신앙주의

해설 맬서스주의의 만혼과 성순결주의는 현실적으로 실행하기 어렵고, 성범죄와 매음 등의 각종 사회범죄와 사회악이 발생하였다. 이에 맬서스의 인구론을 지지하면서 인구억제책으로 피임법을 중시하는 신맬서스주의자 F. Place에 의해 등장하였다.

18 역학조사에서 원인적 연관성의 필요조건이 아닌 것은?

① 시간적 독립성
② 통계적 연관성
③ 예측가능한 특이성
④ 기존 지식과의 일치성
⑤ 시간적 속발성

해설 [원인적 연관성의 확정조건]
- 시제의 정확성, 시간적 속발성(어떤 병이 다른 병에 바로 이어서 생기는 특성), 원인이 질병보다 선행할 것
- 통계적 연관성의 강도
- 기존 지식과의 일치성
- 연관성의 특이도, 예측가능한 특이성
- 생물학적 공통성, 실험결과에 의한 증거, 동물실험에 의한 증명

19 다음에서 특이도를 구하면?

구분	병에 걸린 사람	병에 안 걸린 사람
고혈압 양성	150	200
고혈압 음성	100	300

① 20%
② 50%
③ 60%
④ 90%
⑤ 120%

해설 [특이도]
- 특이도는 비환자로 확진 받은 사람(병에 안 걸린 사람)이 검사에서 음성을 받을 확률이다.
- 분모가 병에 안 걸린 사람, 분자는 음성반응자이다.
- 특이도 = 300/500 × 100 = 60%

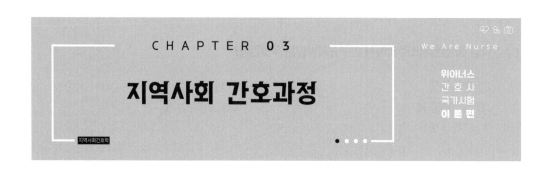

CHAPTER 03

지역사회 간호과정

지역사회간호학

We Are Nurse

위아너스
간 호 사
국가시험
이론편

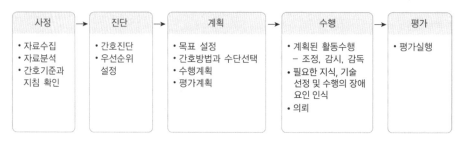

사정	진단	계획	수행	평가

• 자료수집
• 자료분석
• 간호기준과
  지침 확인
	• 간호진단
	• 우선순위
	  설정
		• 목표 설정
		• 간호방법과 수단선택
		• 수행계획
		• 평가계획
			• 계획된 활동수행
			  - 조정, 감시, 감독
			• 필요한 지식, 기술
			  선정 및 수행의 장애
			  요인 인식
			• 의뢰
				• 평가실행

[지역사회간호과정]

UNIT 01 　지역사회간호사정

1. 환경분석과 효과적인 전략개발을 위한 SWOT 분석

① SWOT 분석은 계획에 기초가 되는 강점, 약점, 기회, 위협 등을 파악하는 데 초점을 두는 상황감사기법이다.

② SWOT 분석은 마케팅 조사라고도 하며, 시장에서 마케팅 기회, 즉 수요를 찾기 위해 조직의 외부 및 내부 환경, 고객 행동을 분석하고 예측하는 것이다. 주로 경쟁자(competitor), 조직(company), 고객(customer)을 대상으로 한다고 하여 3C 분석이라고도 불린다.

③ 외부환경은 3가지로 구성되는데, 대중, 미디어, 관리기관처럼 조직에 영향을 미치는 그룹인 공공환경, 소비자의 관심과 충성도를 위해 다투는 그룹인 경쟁환경, 그리고 조직이 적응해야만 하는 인구학적·경제적·기술적·정치적·사회적 힘으로 구성된 주변환경이 있다.

④ 지역사회간호사정에서 사용되는 SWOT 분석은 조직 외부에 있는 기회(opportunities)와 위협(threats) 요인을 살펴보기 위해 이들 환경을 중심으로 장래에 예측되는 대중, 경쟁자, 사회문화적·정치적·기술적·경제적 환경 등의 변화를 분석하는 동시에, 조직 내부의 강점(strengths)과 약점(weaknesses)을 파악하는 것이다.

기회(Opportunities)	위협(Threats)
• 정부의 "의료공공성 확보" 국정과제 선정 • 고령화로 인한 건강권 관심 증대 • 금연, 운동 등 건강증진사업에 대한 관심 높음 • 지방자치단체의 보건의료에 대한 관심 높음 • 정부의 금연 관련 공익 광고가 확대됨 • TV에서 흡연 장면 방영을 금지하는 정책이 마련됨	• 지역간 보건의료 불균형 심화 • 공무원 조직의 보건업무에 대한 관심 저조 • 보건의료예산 비중의 제자리 • 대기오염, 신종감염병, 재난 등 개인의 통제를 벗어난 건강위험 증가
강점(Strengths)	약점(Weaknesses)
• 보건의료인력의 전문성 확보와 강한 의욕 • 전문교육 이수자가 많음 • 전산망 활용이 용이함 • 건강증진사업에 대한 국가의 지원 확대 예상	• 지방자치단체의 예산 부족 • 다양한 보건프로그램 미비 • 보건의료인력의 부족 • 보건기관의 시설, 장비 열악 • 자원봉사자 활용 미흡

[지역사회간호사정 SWOT 분석의 예]

2. 지역사회간호사정을 위한 자료수집방법

자료수집방법은 두 가지로, 기초자료를 직접 수집하는 방법과 지역사회에서 기존 자료를 통해 간접적으로 자료를 수집하는 방법이 있으며 2차 자료수집을 우선으로 하고 부족한 부분을 1차 자료수집으로 보충한다.

1) 직접 자료수집(1차 자료)

(1) 차창 밖 조사(Windshield survey)
① 차장 밖 소사는 지역사회를 두루 다니며 지역사회의 특성을 관찰하는 방법이다.
② 지역사회 전반에 대한 사항을 가장 신속하게 관찰할 수 있는 방법이다.
③ 지역사회의 특성, 주택, 쓰레기 처리상태, 위생상태 등 환경적 특성, 지역주민의 특징, 지리적 경계, 교통상태, 주요 기관의 위치 등을 파악한다.

(2) 정보원 면담(community leaders interview)
① 지역사회의 공식·비공식 지역지도자의 면담을 통해 자료를 수집하는 방법이다.
② 지역유지, 행정기관장(면장, 동장, 구청장, 시장, 군수 등), 종교지도자, 사회사업가, 지역사회단체장(부녀회장, 청년회장, 노인회장 등) 등과의 면담을 의미한다.
③ 지역지도자 면담을 할 때 구조화된 설문지를 이용하면 자료를 수집하는 데 보다 더 효율적이다.

(3) 설문지 조사(survey)
① 조사대상자의 가정, 시설 및 기관 등을 찾아가 대상자와 직접 면담하여 자료를 얻는 방법이다.
② 다른 방법들보다 시간과 비용이 많이 들어 비경제적·비효율적이다.
③ 지역사회의 특정한 문제를 규명하는 데에는 적합한 방법이다.

④ 비용과 시간이 들기 때문에 설문지 조사는 가능한 마지막에 사용한다.

(4) 참여관찰(participant observation)

① 해당 지역에서 진행되는 행사에 직접 참여하여 관찰하는 방법이다.

② 주민들에게 영향을 미치는 의식이 무엇인지 알 수 있고, 특히 지역사회의 가치, 규범, 신념, 권력구조, 문제해결과정 등에 대한 정보를 수집하는 데 적합하다.

③ 지역사회의 건강과 관련된 주요 사안이나 갈등의 소지가 있는 문제는 공청회를 통해 지역사회 주민들에게 널리 알리고, 의견을 수렴하도록 한다.

예 반상회에서 지역주민 간 상호관계 파악, 지역 주민회의에서 폐기물 문제에 대한 해결 과정을 파악

2) 기존자료 수집(2차 자료)

공공기관의 보고서, 인구센서스, 생정통계자료, 공식적인 통계자료, 회의록, 조사자료, 지방자치단체의 연보, 건강보험자료, 의료기관의 건강기록, 연구논문 등을 이용하는 것으로, 지역사회의 문제를 규명하기 위한 경제적이며 효율적인 자료수집방법이다.

예 보건교사가 학생의 건강수준을 사정하기 위해 이용할 수 있는 2차 자료 수집 방법은 학생의 학교 출석부를 확인하는 것이다.

3) 자료수집 내용

① 지역사회 특성

인구학적 특성	가족 크기, 연령, 성, 인종 등
지리적 특성	경계, 인근 지방자치단체 수, 도로 등
사회경제적 특성	직업, 소득수준, 교육수준, 주택 소유 형태 등

② 건강 특성

㉠ 생정 통계: 영유아 사망률과 성별, 연령별, 원인별 사망률 등

㉡ 질병이환 상태(질병 이환율): 지역사회 건강상태 측정의 가장 정확한 지표: 급성질환 발생률, 전염병 유무, 만성질환 유병률, 발생률, 잠재적인 건강문제를 가진 사람 수, 풍토병 등

㉢ 건강행위(건강행태): 식습관, 음주, 흡연, 운동 실행률, 질병 치료, 예방 행위, 건강검진율, 의료기관 이용률, 건강보험 형태

③ 환경 특성: 가옥 구조, 부엌, 쓰레기 처리 시설, 화장실, 하수시설, 음료수, 공해 및 오염 상태

④ 지역사회 자원

㉠ 인적자원: 건강관련 인력의 종류 및 태도, 자원봉사 제공 여부와 24시간 이용 가능성

㉡ 사회자원: 양로원, 탁아소, 음식점, 휴식 공간

㉢ 정치자원: 주민의 건강과 안정에 관련된 정부기관, 지방자치단체, 사립단체, 자원봉사 단체 등의 활동과 연계성

㉣ 보건의료자원: 병원, 의원, 약국, 보건소, 보건지소 등 의료시설의 규모와 수

㉤ 기타 자원: 지역사회의 학교 수, 학교 보건교사의 활동

3. 지역사회간호사정단계

1) 사정영역 및 내용

① 지역사회 특성: 지리학적, 인구학적, 경제사회학적 특성 및 교통, 통신 및 공공시설, 환경보건상태

② 지역사회 건강수준: 사망률, 질병 이환율, 건강행위

③ 지역사회 자원: 유용한 보건자료, 건강관련기관, 인적 자원, 사회 자원, 정치 자원

④ 지역주민의 요구도: 주민이 생각하는 중요한 건강문제 및 사업에 대한 요구도 파악 및 지역주민의 참여유도

2) 자료분석

자료분류 → 분류된 자료의 요약 → 자료의 비교 및 확인 → 자료의 결론 및 추론

① 1단계(범주화): 자료분류를 통해 지역사회로부터 수집된 정보 중에서 의미 있는 자료를 추출하고, 연관되는 자료끼리 범주화한다.
   ㉠ 인구학적 특성: 연령, 성별
   ㉡ 지리적 특성: 지역의 경계, 도로의 위치
   ㉢ 사회경제적 특성: 교육수준, 소득수준

② 2단계(요약): 요약을 통해 분류된 자료를 차트, 그래프, 표 등으로 작성하여 요약하고 각 분류 항목 간의 연관성을 고려한다.

③ 3단계(비교 및 확인): 비교 및 확인을 통해 수집된 자료를 과거나 다른 지역의 상황과 비교하여 부족하거나 더 필요한 자료를 재확인한다.

④ 4단계(추론): 지역사회의 문제가 무엇인지 결론을 내리고 문제로 기술한다.

(☯) UNIT 02   지역사회간호진단

1. 간호진단의 개념

1) 간호진단의 정의

래빈(Lavin, 1975)은 간호진단을 간호사정의 결과로 이루어진 판단이나 결론이라고 정의하였고, 고든(Gorden, 1976)은 간호사의 지식에 의해 치료가 가능하고 허락된 실제적 혹은 잠재적 건강문제를 표현한 것이라고 정의하였다.

2) 간호진단의 필요성

① 간호문제를 명확히 하고 고유한 전문영역을 구체화하고 정보화시대에 따른 간호정보시스템을 개발하기 위해서이다.

② 표준화된 분류체계를 통해 간호사와 함께 일하는 다른 전문직들과의 의사소통을 원활히 하기 위해서이다.

③ 분류체계를 통해 간호지식을 확장하고 간호연구를 촉진하기 위해서이다.

④ 간호행위의 수가 보상을 위한 객관적 자료를 확보하기 위해서이다.

3) 지역사회간호진단의 특성

① 지역사회의 잠재적이거나 실제적인 건강문제들이며, 지역사회간호사업을 실시함으로써 변화 가능성을 보일 수 있는 것들이다.

② 지역사회간호진단은 건강문제와 관련 요인이라는 두 부분으로 그 범주를 나눌 수 있으며 이 중 관련 요인은 간호중재의 핵심이 된다.

③ 지역사회간호진단은 지역사회간호계획의 기초가 되고, 이것은 간호중재 선택의 기준으로 사용된다.

2. 지역사회간호진단의 분류체계

1) 북미간호진단분류체계(NANDA: North American Nursing Diagnosis Association)

NANDA는 임상에서 환자관리에 초점을 둔 분류체계로, 질병관리 상황에 초점을 두고 있기 때문에 임상에서는 적용하기가 용이하지만 건강증진과 안녕 등에 대한 내용이 부족하여 지역사회간호진단에 활용하는 데는 한계가 있다.

2) 가정간호분류체계(HHCCS: Home Health Care Classification System)

가정간호가 필요한 관련 대상자로부터 데이터를 수집하고 범주화하여 가정간호서비스에 대한 요구예측 및 결과측정을 위한 분류체계이다.

3) 오마하진단분류체계(OMAHA system)

오마하방문간호사협회에서 연구된 것으로, 지역사회간호 실무 영역에 가장 효율적으로 적용할 수 있는 간호진단분류체계이며 영역, 문제, 수정인자, 증상/징후의 4개 수준으로 이루어져 있다.

구성	영역	문제(진단)	수정인자		증상/징후
문제 분류틀	1. 환경 2. 심리사회 3. 생리 4. 건강 관련 행위	4종 12종 18종 8종	Ⅰ. 대상자 • 개인 • 가족 • 집단 • 지역사회	Ⅱ. 심각도 • 건강증진 • 잠재적 결핍/손상 • 실제적 결핍/손상	문제의 증상 문제의 징후
중재틀	1. 범주: 1) 건강교육, 상담, 안내 2) 처치와 시술 3) 사례관리 4) 감독 2. 중심내용: 간호중재와 활동내용(62개 목록)　　　3. 대상자에 대한 구체적 정보				
결과	• 서비스 전 과정을 통하여 대상자의 발전과정을 측정 • 5점 Likert 척도로 점수가 높을수록 양호한 상태를 나타냄				

[오마하진단분류 영역]

1. 환경영역 : 수입, 위생, 주거, 이웃 및 직장의 안전

2. 심리사회 영역 : 지역사회자원과의 '의사소통', 사회적 접촉, 역할변화, 대인관계, 영성, 슬픔 , 정신건강, 성적 관심, 돌봄 및 양육, 무시, 학대, 성장과 발달

3. 생리영역 : 청각, 시각, 언어와 말, 구강건강, 인지, 동통, 의식, 피부, 신경-근골격기능, 호흡, 순환, 소화와 수분, 배변기능, 배뇨기능, 생식기능, 임신, 산후, 감염성 질환

4. 건강관련행위 영역 : 영양, 수면과 휴식양상, 신체적 활동, 개인위생, 약물오용, 가족계획, 건강관리 감시, 투약

3. 지역사회간호진단의 우선순위

1) 지역사회간호진단의 우선순위 결정기준

보건의료서비스의 우선순위 결정기준은 부족한 보건의료자원의 분배기준을 마련하는 것으로, 객관적인 기준에 따라야 하며, 보건의료비용을 형평성 있게 배분하여 효율성 있는 운영이 되어야 한다. 보건사업의 기획과정에서 많이 사용되는 우선순위 결정기준에는 BPRS, PATCH, Bryant 결정기준, MATCH, PEARL, NIBP 등이 있다.

2) BPRS(Basic Priority Rating System)

(1) 보건사업의 우선순위 결정기준으로 보건소 등에서 가장 널리 사용되는 방법이다.

(2) BPRS는 공식을 이용하여 건강문제별로 점수를 산출하고 각 평가항목마다 점수를 부여한다.

- A: 건강문제의 크기(10점 만점)
- B: 건강문제의 심각도(10점 만점)
- C: 보건사업의 효과성(10점 만점)
- BPRS는 300점 만점이다. [$\because$ (10+2×10) × 10 = 300점]

$$BPRS = (A+2B) \times C$$

① 건강문제의 크기: 건강 문제의 크기(size)는 만성질환은 유병률, 급성질환은 발생률을 이용하여 점수를 부여한다.

② 건강문제의 심각도
 ㉠ 긴급성: 문제가 긴급한 정도, 발생이나 사망의 경향, 주민 입장에서의 상대적 중요도, 문제해결에 필요한 서비스 필요량에 비추어 볼 때 현재의 서비스 제공 정도
 ㉡ 중증도: 생존율, 조기 사망률, 잠재수명 손실 연수, 장애 정도
 ㉢ 경제적 손실: 국가, 지역사회, 가구 또는 개인에 대한 경제적 손실
 ㉣ 타인에 의한 영향: 집단 또는 가정에 대한 경제적 손실 이외의 사회적 영향

③ 사업의 효과성: 사업의 효과에 대해 미리 예측하는 것은 불가능하지만 전문가의 도움과 선행연구를 통한 문헌고찰 등을 통해 사업의 최대 효과와 최소 효과를 추정하여 점수를 부여한다.

(3) BPRS의 한계점

주관적 자료에 치중하고 객관적 자료가 부족한 보건사업의 효과성이 가장 큰 영향력을 끼친다는 것이 점수의 타당성에 대한 신뢰도를 낮춘다.

3) PATCH(Planned Approach To Community Health)

(1) PATCH는 미국의 질병관리본부가 지역보건요원의 보건사업 기획 지침서로 개발한 기준으로, "중요성"과 "변화가능성"을 건강문제의 우선순위를 결정하는 두 가지 기준으로 사용한다.

① 중요성: 중요성의 평가기준은 첫째, 건강문제가 얼마나 자주 발생하는가를 유병률, 발병률 등으로 평가하고 둘째, 해당 건강문제가 지역의 건강수준에 얼마나 심각한 영향을 미치는가를 해당 질병으로 인한 사망률, 장애발생률, 치명률 등으로 평가한다.

② 변화가능성: 변화가능성은 건강문제가 얼마나 유연하게 변화될 수 있는가를 평가하는 기준으로, 과학적 근거에 의해 건강문제의 변화가능성을 측정해야 한다.

(2) PATCH 모형을 이용하여 보건사업을 기획할 때 우선순위를 선정하기 전에 주민참여위원회를 조직한다.

(3) PATCH 기획과정

> 지역사회 조직화 – 자료수집 및 자료 분석 – 우선순위 설정 – 포괄적인 중재계획 개발 – 평가

(4) PATCH의 우선순위 결정방법

① 1단계: 브레인스토밍(Brainstorming) 등의 방법으로 지역에 흔한 건강문제들을 취합한다.

② 2단계: 취합된 건강문제들을 중요성과 변화가능성에 따라 해당 영역에 하나씩 배치한다.

③ 3단계: 중요성이 높고 변화가능성이 높은 건강문제들을 중심으로 다시 우선순위를 정한다.

4) 브라이언트(John Bryant)의 우선순위 결정 기준

① 질병 또는 보건문제의 크기(유병률)

② 보건문제의 심각도(문제의 심각도)

③ 해당 보건문제에 대한 지역사회 주민의 관심도

④ 해당 보건사업 문제의 기술적 해결가능성(난이도)

5) MATCH

사이먼스와 모턴(Simons-Morton)이 개발한 보건교육 및 평가모형으로 '목표설정 → 중재계획 → 보건교육 프로그램 개발 → 실행준비 → 평가'의 5단계로 되어 있다.

6) PEARL

사업의 실행가능성 등을 확인하기 위해 BPRS의 보조지표로 사용되기도 한다.

① 해당기관의 업무범위의 적절성(Propriety)

② 문제해결의 경제적 타당성(Economic Feasibility)

③ 지역사회나 대상자들의 사업에 대한 수용성(Acceptability)

④ 자원의 이용가능성(Resources)

⑤ 적법성(legality)

7) NIBP(Needs/Impact-Based Planning)

① 캐나다의 Metropolitan Toronto District Health Council(MTDHC)이 개발한 보건 사업 기획방법이다.

② 건강문제의 크기(needs)와 해결을 위한 방법의 효과(impact)를 기준으로 우선순위를 평가한다.

③ 결정된 우선순위를 사업실행의 가능성이라는 측면에서 해당 기준을 적용하여 보완하고 있는 점이 PEARL과 유사하다.

8) 황금다이아몬드 모델

미국 메릴랜드 주에서 보건지표의 상대적 크기와 변화의 경향(trend)을 이용하여 우선순위를 결정하는 방법으로, 상대적 결정기준에 해당한다.

UNIT 03 지역사회간호계획

1. 목표설정의 기준

1) 일반적으로 좋은 목표가 갖추어야 할 기준

(1) 관련성

해결할 문제가 국가 및 지역사회 보건정책과 관련성이 있어야 한다.

(2) 실현가능성

문제의 성격이 해결가능한 것인가와 지역사회 자원의 동원가능성과 제공자의 문제해결능력 여부 등을 확인하여야 한다.

(3) 관찰가능성

사업이나 일의 성취 결과를 명확히 눈으로 확인하고 관찰할 수 있는 것이어야 한다. 따라서 애매한 추상적 표현은 삼가고 명확한 행동용어로 표현하면 효과적이다.

(4) 측정가능성

성취된 결과를 양적으로 수량화하여 숫자로 표현하면 정확하게 판단할 수 있는 객관적인 목표가 된다.

2) SMART 목표설정 기준(Vollman, Anderson & McFarlane, 2002)

(1) 구체성(Specific)

목표는 구체적으로 기술하여야 한다.

(2) 측정가능성(Measurable)

목표는 측정가능해야 한다.

(3) 적극성(Aggressive) & 성취가능성(Achievable)

목표는 진취적이면서 성취가능한 현실적인 것이어야 하나, 별다른 노력 없이도 달성되는 소극적 목표는 안 된다.

(4) 연관성(Relevant)

사업목적 및 문제해결과 직접 관련성이 있어야 한다. 즉, 해당 건강문제와 인과관계가 있어야 한다.

(5) 기한(Time limited)

목표달성의 기한을 밝혀야 한다.

3) 목표설정 시 고려할 사항

① 횡적, 종적으로 목표들 간의 일관성이 요구된다.
② 상·하위목표 간에 달성할 기간을 고려한다.
③ 우선순위를 설정하여 간호사업의 효과성과 능률성을 높인다.
④ 구체적이고 계량적인 목표로 진술한다.
⑤ 목표도달의 어려움이나 수행방법의 제한점 등을 검토한다.

2. 간호사업의 목표설정 방법

1) 투입-산출모형에 따른 목표분류

투입-산출모형에 따른 목표분류법은 투입목표, 산출목표, 결과목표로 구분하는 것이다.

(1) 투입목표(input objective)

투입(input)은 사업기반 조성에 관한 지표로서, 사업에 투입하는 인력, 시간, 돈, 장비, 시설, 장소 등의 자원을 가리킨다.

(2) 산출목표(output objective)

산출(output)은 활동이나 수단으로서의 의미를 가지며 사업의 결과 나타나는 활동, 이벤트, 서비스 생산물, 의도하는 사업량 등을 가리킨다.

(3) 결과목표(outcome objective)

결과(outcome)는 활동의 결과로서 도달하게 될 목표치(목표량), 해결 결과물이라는 의미를 가지며 사업의 결과로 나타나는 건강수준이나 건강결정요인의 변화를 가리킨다.

사업	사업목표 분류	목표
금연 사업	투입목표	• 시설: 금연 클리닉을 2개소 설치한다. • 인력: 전담인력을 10명 확보한다(읍·면 통합보건요원을 포함). • 장비: 흡연모형 2종을 확보한다. • 예산: 1,000만원을 확보한다.

금연 사업	산출목표	• 청소년 보건교육을 월 1회 실시한다. • 금연교실을 운영한다. • 공공시설 100개소에 금연구역을 지정한다. • 금연이동상담실을 운영한다. • 금연 캠페인을 월 1회 실시한다.
	결과목표	• 청소년 흡연율을 7%에서 6%로 낮춘다. • 성인 흡연율을 40%에서 35%로 낮춘다.

3. 목표의 기술

1) 목표는 일반적 목표와 구체적 목표로 나눌 수 있다. 일반적 목표는 "문제해결"을 내용으로 하고, 구체적 목표는 세부적인 "관련 요인(원인)의 해결"을 내용으로 한다.

2) 목표의 기술방법

목표를 기술할 때는 무엇을(what), 언제까지(when), 어디서(where), 누가(who), 얼마나(how much) 또는 어느 범위(extent) 등의 사항을 포함한 진술문으로 기술하여야 한다.

① 무엇을(what): 변화 또는 달성해야 하는 상태나 조건
② 언제까지(when): 기간이나 시기
③ 어디서(where): 시행 장소
④ 누가(who): 사업의 대상
⑤ 얼마나(how much) 또는 범위(extent): 달성하려는 상태나 조건의 양

<u>2023년 1월 1일부터 12월 31일까지</u> <u>○○지역</u> <u>주민 중</u> <u>일주일에 5일 이상 30분 이상씩 걷는 비율이</u> <u>50% 증가된다.</u>
언제까지 　　　　　 어디서　누가　　　　　　　 무엇을　　　　　　 범위

4. 지역사회간호 수행계획

지역사회간호에서의 수행계획(집행계획)은 간호제공, 보건교육 및 관리와 같은 간호업무활동을 누가, 언제, 어디서, 무엇을, 어떻게 할 것인지를 결정하는 것이다.

1) 수행계획 수립 시 고려사항

① 수행계획을 세우기 전에 가장 우선 고려되어야 할 것은 대상자의 요구이다.
② 장애요인들을 해결할 수 있고 목적달성이 용이한 가장 적절한 방법을 선택한다.
③ 동원가능한 자원과 대상자의 요구의 균형을 맞춘다.
④ 간호방법과 수단 중에서 문제해결에 가장 적절한 것을 선택한다.
⑤ 선택한 간호방법의 세부적인 활동을 규명한다.

2) 수행계획 구성요소

① 누가: 업무분담을 의미하며 어떤 지식과 기술을 가진 인적자원 몇 명이 업무를 담당할 것인가를 결정한다.
② 언제: 각 업무활동의 시작과 끝을 기록하여 작성하는 것이다(연간계획, 월간계획, 주간계획).
③ 무엇을: 업무활동에 필요한 도구와 예산을 파악하는 것이다.
④ 어디서: 업무를 수행할 지역을 명확히 기술한다.

5. 지역사회간호 평가계획

① 평가자: 누가 평가할지를 정한다.

② 평가시기: 연말, 기말, 월말, 주말 등 언제 평가할지를 정한다.

③ 평가도구: 무엇을 가지고 평가할 것인지를 정하는 것으로 평가도구는 다음과 같이 타당성과 신뢰성이 있어야 한다.

④ 평가범주: 사업관련성 및 적합성, 사업과정, 사업효율성, 사업의효과 및 영향, 사업의 결과 등의 범주에서 평가한다.

🔵 UNIT 04   지역사회간호수행

1. 수행단계에서 요구되는 활동

1) 조정(coordinating)

요원들이 분담된 업무활동을 수행함에 있어 업무의 중복이나 결핍이 오지 않도록 요원들 간의 관계를 명확히 하고, 업무를 분담하며 그때그때의 결정사항에 대해 의사소통을 통한 조정을 시행한다.

2) 감시(monitoring)

감시는 목적달성을 위해 사업이 계획대로 진행되고 있는지를 확인하는 것으로, 업무의 감시는 투입, 과정, 결과에 대한 것이 있으며 감시 활동 방법으로는 계속적인 관찰, 기록의 검사, 물품 또는 자원의 점검과 요원 및 지역사회와의 토의 등이 있다.

3) 감독(supervising)

(1) 감독은 감독계획을 만들어 정기적으로 지역사회를 방문하여 실시하는 것으로, 목표 진행 정도의 평가, 주어진 업무수행 수준의 관찰, 사업진행 동안 발생한 문제와 개선점을 토의하고 필요시 조언을 수행하는 복합적인 활동을 말한다.

(2) 지역사회간호사는 감독업무를 수행하기 위해 지역사회를 방문하기 전에 다음 사항을 미리 알아야 한다.

① 감독해야 할 지역사회가 도달해야 할 목표량

② 요원들이 해야 할 활동

③ 목표량과 관련된 사업진행 정도

④ 사업진행 동안 발생할 문제

⑤ 요구되는 물품

2. 간호수행에 활용가능한 기법

간호수행을 할 때 계획단계에서 작성된 내용을 실행하기 위하여 여러 가지 다양한 기법이나 도움 등을 이용하는 것이 효율적이다.

1) 소집단

지역사회 내에 조직되어 상호교류를 하는 공식적·비공식적 집단을 활용하는 것은 간호수
행 기법 중 유용한 수단이다.

2) 지역사회 지도자

지역사회 지도자들에게 사업의 필요성을 인식시키고 협력과 참여를 유도하는 것이 중요하다.

3) 대중매체

신문이나 TV, 라디오와 같은 대중매체는 개인과는 무관한 공식적인 통신수단이며 대규모
인원을 대상으로 빠르게 정보를 전달하는 데 유용하다.

4) 공공기관

사업의 내용에 따라 동주민센터, 구청 등과 같은 행정기관이나 학교, 보건의료기관 등을
활용하는 것도 좋다.

(😊) UNIT 05 지역사회간호평가

1. 평가 시기에 따른 분류

1) 현황분석

기획과정에서 사업을 시작하기 전에 지역사회의 건강문제를 분석하여 사업의 시행가능성
을 검토하는 과정이다.

2) 과정평가

사업의 수행상태를 파악하고, 개선방안을 검토하는 평가로, 사업의 실행과정 중에 이루어진다.

3) 결과평가

사업이 종료된 이후에 사업의 개선사항과 지속여부 등을 결정하기 위한 평가이다.

2. 투입-산출 모형(사업과정)에 따른 평가의 유형

1) 구조평가

사업에 투입(input)되는 자원이 충분하고 적절한지를 평가하는 것을 구조평가라 한다. 여
기에는 인력의 양적 충분성과 질적 전문성, 시설 및 장비의 적절성, 사업정보의 적정성 등
에 대한 평가가 포함된다.

2) 과정평가

과정평가를 통해 평가하는 내용은 목표 대비 사업의 진행 정도, 자원의 적절성과 사업의
효율성 정도, 사업 이용자 특성, 사업전략 및 활동의 적합성과 제공된 서비스의 질 등이다.

3) 결과평가

결과평가는 사업의 종료 시 사업효과를 측정하기 위한 것이다.

3. 체계모형에 따른 평가범주

1) 투입자원(투입) 평가

① 사업에 투입된 노력은 재정적 예산보다 투입된 인력의 동원 횟수, 방문 횟수를 의미하며 인적 자원의 소비량과 물적 자원의 소비량을 산출하여 효율과 효과에 대한 평가를 한다.

② 보건교육사업에 들어간 재정적 예산, 보건교육 요원 수, 지역사회의 자원봉사자 수, 요원이 제공한 시간 등이다.

③ 예산보다는 간호사업을 위해 제공한 시간이나 가정방문 횟수, 자원동원 횟수 등이 중요하다.

2) 사업진행(과정, 변환) 평가

계획단계에서 마련된 수단 및 방법을 통해 집행계획을 수립한 것을 기준으로 하여 내용 및 일정에 맞도록 수행되었는지를 파악한다.

3) 목표의 달성정도(사업의 성취도) 평가

설정된 목표가 기간 내에 어느 정도 성취되었는지를 파악한다.

> 예 보건진료전담공무원이 고혈압을 진단받은 지역주민에게 규칙적인 운동과 식이 조절, 투약 방법을 교육한 후 일상생활에서의 실천 정도를 평가하고자 할 때 자기감시법을 적용한다.

4) 사업 효율성(산출/투입) 평가

① 사업의 효율에 대한 평가는 사업을 수행하는 데 투입된 노력, 즉 인적 자원·물적 자원 등을 비용으로 환산하여 그 사업의 단위 목표량에 대한 투입된 비용이 어느 정도인지를 산출한다. 예 고위험 음주율을 낮추어 얻은 이익이 사업운영비보다 큰가?

② 최소의 비용으로 최대의 효과를 얻는 것이 가장 바람직하다.

5) 사업 적합성(적절성) 평가

① 사업의 적합성은 투입된 노력에 대한 결과, 즉 모든 사업의 실적을 산출하고 그 산출한 자료로 지역사회 요구량과의 비율을 계산한다.

② 사업의 적합성(적절성)에 대한 평가는 "지역진단 결과와 사업목표 달성 수준 간의 비교"라고 표현할 수 있다.

③ A지역에서 당뇨병 교육을 실시하였는데, 교육실시 결과 지역 내 당뇨병 교육이 필요한 전체 대상자 중 10%만 교육을 받았다면 추가적인 교육이 필요한 것으로 평가되며, 이것은 사업의 적합성에 대한 평가로 볼 수 있다.

4. 지역사회간호 평가순서

① 평가 대상 및 기준 설정
② 평가하기 위한 정보 및 자료 수집
③ 설정된 목표와 현재 이루어진 상태를 비교
④ 목표 도달 정도를 판단하고 원인 분석
⑤ 다음 사업 진행 방향을 결정

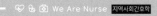

지역사회간호학

단원별 문제

01 다음 지역사회간호의 자료수집 방법 중 간접적인 방법은?

① 자동차로 지역사회 순회
② 지역 주민의 설문지 조사
③ 동사무소의 인구 통계율
④ 지역 행사 참여
⑤ 지역 시찰

> **해설** ①②④⑤ 직접 자료수집 방법이다.
> ③ 간접 자료수집 방법이다.
> [지역사회 자료수집 방법]
> • 직접 자료수집 방법: 지역시찰, 정보원 면담, 참여관찰, 설문지, 차창 밖 조사 등
> • 간접 자료수집 방법(기존 자료 활용, 이차적인 분석): 공공기관 보고서, 센서스, 통계자료, 회의록, 조사
>   자료, 의료기관의 건강기록 등

02 지역사회보건사업에서 간호사가 얼마나 자주 가정방문을 하고, 얼마나 많은 시간과 노력을 할애
했으며, 물적 자원이 얼마나 소비되었는지를 알아보는 평가범주는?

① 사업목표달성 정도에 대한 평가
② 효율성에 대한 평가
③ 적합성에 대한 평가
④ 사업진행 정도에 대한 평가
⑤ 투입된 노력에 대한 평가

> **해설** [체계이론에 근거한 평가범주]
> • 사업성취도(목표달성 정도에 대한 평가)
> • 투입된 노력에 대한 평가 – 간호팀이 사업을 위해 제공한 시간, 가정방문 횟수 등 인적, 물적 자원 소비량
> • 사업진행에 대한 평가 – 수행계획을 기준으로 내용 및 일정에 맞게 수행되었는지
> • 사업의 적합성에 대한 평가 – 투입된 노력에 대한 결과(사업의 실적) – 사업성취도와 구분할 것!!
> • 사업효율에 대한 평가 – 사업을 수행하는 데 투입된 노력(인, 물적 자원) 등을 비용으로 환산

03 지역사회 간호진단틀의 하나인 OMAHA 문제분류체계의 첫째 수준인 영역에는 4가지 영역이 있다. 다음 중 OMAHA 문제분류체계에 해당되지 않은 것은?

① 환경적 영역   ② 건강관련 행위 영역
③ 생리적 영역   ④ 대인관계 영역
⑤ 심리사회 영역

> **해설** [OMAHA 문제분류체계]
> • 환경적 영역의 4가지 문제: 수입, 위생, 주거, 이웃
> • 심리사회 영역의 12가지 문제: 지역사회 자원과의 의사소통, 사회 접촉, 역할변화, 대인관계, 영적고통, 슬픔, 정신건강, 성욕, 돌봄/양육, 아동/성인 방치, 아동/성인학대, 성장과 발달
> • 생리적 영역의 18가지 문제: 청각, 시각, 언어와 말, 구강/치아 건강, 인지, 통증, 의식, 피부, 신경/근육/골격, 호흡, 순환, 소화와 수분, 배변기능, 배뇨기능, 생식기능, 임신, 산후, 전염성/감염성 상태
> • 건강관련 행위의 8가지 문제: 영양, 수면과 휴식양상, 신체적 활동, 개인위생, 약물사용, 가족계획, 건강관리 감시, 투약처방

04 다음 중 지역사회간호의 정의에 대한 설명으로 옳은 것은?

① 지역사회간호는 지역개발사업과 아무런 관련이 없다.
② 지역사회주민의 참여보다 보건의료 전문인의 역할을 더 중시한다.
③ 지역사회의 목표는 적정기능 수준 향상이다.
④ 지역사회 간호실무는 전문적이고 한시적이다.
⑤ 지역간호사업은 선택된 지역주민을 대상으로 한다.

> **해설** [지역사회간호의 정의]
> • 지역사회간호는 지역사회를 대상으로 간호제공 및 보건교육과 관리를 통하여 지역사회 적정기능 수준 향상에 기여함을 목표로 하는 과학적 실천이다.
> • 인간집단의 건강을 보존하고 증진하기 위하여 적용되어진 간호실무와 공중보건실무의 합성이다.
> • 실무는 일반적이고 포괄적이며 특정 연령군이나 진단명에 제한되는 것이 아니고 한시적이 아닌 지속적이다.

05 지역사회간호사가 보건사업을 수행하기 위해 가장 먼저 해야 할 일은?

① 목표설정   ② 수단선택
③ 수행   ④ 문제확인
⑤ 평가

> **해설** 사정(자료수집) - 진단(문제확인) - 계획(목표설정 → 수단선택) - 수행 - 평가

06 목표가 갖추어야 할 기준 "SMART"에 해당되지 않는 것은?

① 구체성　　　　　　　　　② 측정가능성
③ 가치추구성　　　　　　　④ 성취가능성
⑤ 기한

> **해설** [SMART]
> • 구체성: Specific – 목표는 구체적으로 기술하여야 한다.
> • 측정가능성: Measurable – 목표는 측정이 가능해야 한다.
> • 적극성: Aggressive 그리고 성취가능성(Achievable) – 목표는 진취적이면서 성취가능한 현실적인 것
>   이어야 한다. 별 노력없이 자연적으로 달성되는 소극적 목표는 없다.
> • 연관성: Relevant – 사업목적 및 문제해결과 직접 관련성이 있어야 한다.
> • 기한: Time – 목표달성의 기한을 밝혀야 한다.

07 보건진료팀이 해당 지역 성인인구를 대상으로 저염식이에 대한 보건교육을 실시한 후 성인인구의 고혈압 유병상태를 파악하기 위해 가정방문을 통해 혈압을 측정하였다면 이는 다음의 평가범주 중 어디에 해당하는가?

① 투입된 노력　　　　　　② 사업진행
③ 사업 효과　　　　　　　④ 사업 효율성
⑤ 적합성

> **해설** 사업효과: 설정된 목표가 제한된 기간 동안에 어느 정도 도달되었는지 구체적 목표에서 파악하는 것으로 측정 가능한 용어나 숫자로 제시하면 편리하다.

08 지역사회 보건사업 목표가 갖추어야 할 기준으로 옳지 않은 것은?

① 포괄성　　　　　　　　② 측정 가능성
③ 적극성　　　　　　　　④ 성취 가능성
⑤ 연관성

> **해설** 지역사회 보건사업의 목표에는 포괄성이 아닌 구체성이 포함되어야 한다.

09 다음의 내용에 대한 평가범주는 어느 측면을 평가한 것인가?

"어린아이를 가진 부모를 대상으로 어린이 안전에 관한 9차례의 세미나를 개최하여 350가구 이상이 참여하였다. 세미나의 의사일정, 참석자 수, 배포된 자료의 종류, 세미나를 준비하고 개최하는데 종사한 실무자들의 시간, 사용 비용 등을 각 세미나마다 기록하였다."

① 투입된 업무량 평가　　　　　　　② 사업과정 평가
③ 사업적합성 평가　　　　　　　　④ 사업효율성 평가
⑤ 사업실적 평가

해설 ② 과정분석에는 사업내용, 대상인구, 사업여건, 사업효과내용의 4가지 측면을 중심으로 실시하게 되는데, 프로그램 실행 중 발생한 일을 상세히 기록하는 것은 프로그램 실무자나 이해단체들에게 '무엇이 이루어졌고 무엇이 이루어지지 않았는지'에 관해 정보를 제공한다. 그리고 프로그램의 어떤 요소가 결과 달성에 기여했는지 밝힐 수 있다.

10 지역사회 간호수단으로서 의뢰 활동 시 유의할 점으로 옳지 않은 것은?

① 의뢰 여부에 대한 결정은 대상자보다는 간호사가 결정한다.
② 의뢰하기 전에 의뢰 대상 기관과 담당자를 사전에 접촉한다.
③ 개인이나 가족에게 의뢰 대상 기관에 대한 필요한 정보를 제공한다.
④ 의뢰하기 직전에 대상자의 상태를 다시 확인한다.
⑤ 의뢰 여부 결정을 반드시 대상자 본인이 하게 한다.

해설 의뢰하기 전에 개인, 가족, 지역사회와 먼저 의논하여 그들이 의뢰한다는 사실을 납득하도록 하며 의뢰 여부 결정을 반드시 대상자 본인이 하게 한다.

11 지역사회간호사가 감시(monitoring)하는 가장 큰 이유는 무엇인가?

① 사업 수행자들이 일을 잘하나 못하나 감독하기 위하여
② 계획된 사업을 위한 수행자들의 책임감을 고취하기 위하여
③ 수행자들 간의 업무 관계를 명확히 하기 위하여
④ 사업 진행자와 주민들 간의 화합을 위하여
⑤ 계획된 업무의 수준을 유지하기 위하여

해설 • 감시: 사업의 목적을 달성하기 위하여 계획대로 진행되는지를 확인하는 것이다. 즉 업무활동의 질적 표준을 유지하기 위하여 업무의 수행수준, 수행절차, 수행결과에 대해 결여를 규명하고 결여의 원인이 무엇인지를 찾는다.
• 감시방법: 계속적인 관찰, 기록의 감사, 물품의 점검, 요원과 지역사회와의 토의 등

CHAPTER 04

건강형평성 이해 및 문화적 다양성의 실무 적용

We Are Nurse

위아너스
간 호 사
국가시험
이 론 편

지역사회간호학

🔖 UNIT 01 　 지역사회와 건강

1. 지역사회와 건강의 이해

1) 건강의 개념

건강이란 질병이나 불구가 없을 뿐만 아니라 신체적·정신적·사회적 및 영적으로 완전히 안녕한 역동적 상태를 말한다(WHO, 1998).

2) 지역사회간호의 건강 개념: 질병-건강 연속 개념

(1) 테리스(Terris)의 건강연속선(1975)

① 건강상태나 상병상태는 어떤 절대치가 아니고 정도의 차이를 갖는 연속된 상태이므로 질병(disease)보다는 상병(illness)이라는 용어가 더 적절하다.

② 임상적으로 문제가 없이 질병과 건강은 공존할 수 있지만 건강과 상병은 배타적이기 때문에 정도의 차이로 연속선상에 표현한다.

(2) 프레시맨(Freshman)의 기능연속지표(1979)

① 건강에 긍정적으로 영향을 주는 기능과 부정적으로 영향을 주는 기능으로 분류하고 건강의 수준 정도를 기능연속선상에 표현한다.

② 지역사회간호사는 기능연속선상의 부정적, 긍정적인 기능요소를 동시에 조사하여 긍정적인 방향을 향해 나아가도록 도와주는 것이다.

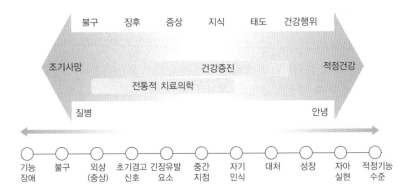

[Terris 건강연속선 / Freshman 기능연속선]

(3) 간호학적 건강 개념

① 나이팅게일: 건강은 '좋은 상태로 되는 것뿐 아니라 우리가 가진 모든 힘을 잘 사용하는 것'

② 스미스(Smith): 간호학 내에서 건강의 본질에 대한 기본개념을 4가지로 분류하고 각 개념이 대상자에게 서로 다른 접근법을 요구한다고 주장하였다.

임상개념	건강은 의학으로 확인된 질병이나 증상이나 징후가 없는 상태이고, 상병은 질병의 증상, 징후가 있을 때
역할수행 개념	건강은 인간이 자신에게 기대되는 사회적 역할을 수행하는 상태이고, 상병은 역할 수행의 실패
적응건강 개념	건강은 유기체가 환경에 대해 유연하게 적응을 유지하며 최대의 이익을 얻는 방향으로 환경과 상호작용하는 상태이고, 상병은 환경으로부터 유기체가 적응하지 못한 상태
행복론적 개념	건강은 풍족한 안녕과 자아실현의 상태이고, 상병은 무기력한 상태

2. 지역사회간호의 목표

1) 지역사회간호의 목표는 인간의 건강을 회복·증진·유지하고 수명을 연장하기 위하여 지역사회의 적정기능 수준을 향상시키는 것이라고 할 수 있다.

① 적정기능 수준은 고려될 수 있는 모든 요인에 대하여 최대한으로 이룰 수 있는 기능을 말한다.

② 적정기능 수준은 기능을 수행하는 데 영향을 미치는 모든 조건을 고려하여 최대한으로 할 수 있는 기능이다.

③ 지역사회 전체의 기능이 적정수준에 도달하도록 노력하여야 하고, 이러한 노력은 지역사회 전체를 높은 수준의 안녕상태(high level wellness)에 도달시키는 것과 직결된다.

2) 적정기능 수준에 영향을 미치는 요소

(1) 정치적 요인

① 정치적 통제는 지역사회 관리를 위한 권한과 권력을 활용하며 이들은 사회의 안정 혹은 압박을 유도한다.

② 범죄나 지역사회 안정의 결핍 정도에 따라 지역사회의 적정기능 수준 향상이 달라진다.

(2) 습관적 요인

① 물리적·문화적·윤리적인 요소들과 관련된 습관적 요인이다.

② 흡연, 운동부족, 약물남용이 그 예이다.

(3) 유전적 요인

① 유전적인 영향으로 형성된 노력과 잠재력은 수정하기가 어렵다.

② 다만, 유전학의 발달로 유전적인 영향을 최소한으로 줄이고자 노력하고 있다.

(4) 환경적 요인

① 환경오염의 증가는 건강에 악영향을 미치는 요인 중 하나이다.

② 대기오염은 폐암이나 폐기종과 관련이 있고, 화학적 수질오염은 식생활을 크게 위협하고 있다.

(5) 사회·경제적 요인

지역사회의 사회·경제적인 측면에 대한 문제가 주민의 안녕과 직결된다.

(6) 보건의료전달체계 요인

① 보건전달체계가 질병 중심 체계라면 지역사회 중심 체계보다 지역사회의 적정기능 수준에 도달하기 어려울 것이다.

② 건강을 유지하고 증진하는 지역사회 조직의 증가와 건강보험 가입률의 증가를 가져오는 보건의료전달체계는 지역사회의 질병예방, 건강의 증진을 도모하고 지역사회의 적정기능 수준 향상에 도움을 준다.

3) 건강한 지역사회의 개념

① 건강한 지역사회는 현대사회에서 나타나는 다양한 건강욕구를 효율적으로 충족시키는 지역사회를 의미한다.

② 건강한 지역사회의 목적은 건강과 관련된 지역사회의 문제들을 찾아내고 해결함으로써 모든 사람이 건강하게 살도록 하는 것이다.

③ 건강한 지역사회 개념에서는 건강을 질병이라는 임상적 관점보다 기능적 관점으로 보았다.

3. 건강예방 수준에서의 지역사회보건의 목표

1) 일차예방

① 건강문제의 발생 이전에 행하는 행동으로, 건강증진과 건강보호의 영역이다.

② 최적의 건강증진을 위하여 혹은 특별한 질병을 일으키는 원인으로부터 인간을 보호하기 위해 고안된 방법이다.

③ 규칙적인 운동, 스트레스 관리, 균형 잡힌 식이, 보건교육, 예방접종 등

2) 이차예방

① 건강문제의 조기 발견과 조기 치료를 위한 영역으로 건강문제를 조기에 해결하여 심각한 결과를 초래하는 것을 예방한다.

② 집단검진 및 조기 진단, 현존하는 질환의 치료가 포함된다.

3) 삼차예방

① 건강문제의 재발을 예방하고 불구된 기능을 재활시켜 사회에 잘 적응할 수 있도록 하는 영역이다.

② 건강이 더 악화되는 것을 방지하고 최고의 건강수준으로 회복시키는 것이다.

③ 사회 재적응 훈련, 자조 집단

4) 건강권과 건강형평성

(1) 건강권

① 건강권은 국민이 건강하게 살 권리이다.

② 국민의 기본적인 생존 권리로서의 건강이라는 개념을 갖는다.

③ 필요할 때 건강서비스에 접근하여 서비스를 이용할 수 있어야 한다.

(2) 건강형평성

① 누구나 차별 없이 보건의료서비스의 혜택을 누리는 것이다.

② 보건의료형평성은 의료자원 배분의 형평성을 의미하며, 건강형평성은 건강수준 차이에 중점을 둔다.

③ 사회경제적 수준이 다른 인구집단 간에 건강측면에서 수정 가능한 격차가 없는 상태를 의미한다.

(3) 건강불평등

① 건강상태가 상대적으로 다른 것을 의미한다.

② 소득과 교육 및 직업 등에 사회경제적 위치에 따라 건강상의 차이가 발생하는 것이다.

③ 화이트헤드(Whitehead)

ㄱ 불필요하고 회피 가능하며, 공정하지 않은 건강상의 차이를 의미한다.

ㄴ 건강생태나 물질적 요인만으로는 건강불평등을 설명할 수 없다. 사회심리적 요인의 중요성을 강조하였다.

UNIT 02 지역사회간호와 문화적 다양성

1. 다문화가족의 이해

1) 다문화가족의 개념

다문화가족이란 다음의 어느 하나에 해당하는 가족이다(「다문화가족지원법」 제2조 제1호).

① 결혼이민자와 대한민국 국민으로 이루어진 가족

② 「국적법」에 따라 인지 또는 귀화로 대한민국 국적을 취득한 자와 대한민국 국민으로 이루어진 가족

※ 대한민국 국민과 사실혼 관계에서 출생한 자녀를 양육하고 있는 다문화가족 구성원에 대해서도 「다문화가족지원법」에 따른 다문화가족 지원 규정이 적용된다(「다문화가족지원법」 제14조).

③ 결혼이민자

㉠ "결혼이민자"란 대한민국 국민과 혼인한 적이 있거나 혼인관계에 있는 재한외국인(대한민국의 국적을 가지지 않은 사람으로서 대한민국에 거주할 목적을 가지고 합법적으로 체류하고 있는 사람)을 말한다(「재한외국인 처우 기본법」 제2조 제3호·제1호).

㉡ "결혼이민자 등"이란 다문화가족의 구성원으로서 결혼이민자와 귀화허가를 받은 사람을 말합니다(「다문화가족지원법」 제2조 제2호).

2) 다문화가족 지원을 위한 기본계획

여성가족부장관은 다문화가족 지원을 위하여 관계 중앙행정기관의 장과 협의하여 5년마다 다음의 사항이 포함된 다문화가족정책에 관한 기본계획을 수립해야 한다(「다문화가족지원법」 제3조의2 제1항, 제2항 및 제3항).

① 다문화가족 지원 정책의 기본 방향
② 다문화가족 지원을 위한 분야별 발전시책과 평가에 관한 사항
③ 다문화가족 지원을 위한 제도 개선에 관한 사항
④ 다문화가족 구성원의 경제·사회·문화 등 각 분야에서 활동 증진에 관한 사항
⑤ 다문화가족 지원을 위한 재원 확보 및 배분에 관한 사항
⑥ 그 밖에 다문화가족 지원을 위해 필요한 사항

3) 문제점

① 언어소통의 문제: 언어소통의 어려움은 여성결혼이민자의 가족관계에 큰 영향을 미치게 된다.
② 문화적 어려움: 여성결혼이민자가 겪는 문화적응 스트레스는 한국인의 편견과 차별, 불공평한 대우, 고향과 부모님에 대한 그리움, 낯선 환경에서의 적응, 정체성의 혼란 등을 겪게 하고 이로 인해 정체성의 혼란과 어려움에 대한 대처능력이 떨어져서 심리적 고통을 겪게 된다.
③ 가족갈등: 여성결혼이민자들의 부부갈등은 남편과의 성격차이, 생활방식의 차이 등이 있으며 이 중 남편의 권위적인 태도와 한국 여성과는 다르게 대우하는 점 등이 갈등 및 좌절감을 겪게 한다.

2. 지역사회 다문화간호

1) 다문화가족의 보건의료문제

점차적으로 다문화 사회로 변화되어 가고 있는 한국 사회에서 다문화가족이 경험하는 삶의 질 저하 문제는 우리 사회의 취약계층의 문제이기도 할 뿐 아니라, 다문화 사회에 적절하게 대응하지 못하는 우리 사회의 문제이기도 하다.

① 다문화가족의 보건의료문제는 보건, 의료기관 이용의 저조와 장애요인을 들 수 있다.
② 의료기관 이용 시 의사소통에서의 어려움이 가장 큰 장애요인으로 나타났다.
③ 결혼이주여성을 조사한 결과, 정신건강 수준, 저체중 및 비만, 식생활과 식습관도 큰 문제점으로 나타났다.
④ 한국 체류 초기 여성과 저소득 여성에 대한 정신건강 지원이 필요하다.

2) 다문화가족의 변화에 대비한 정책과 대응방안

① 다양한 다문화가족을 보편적인 가족형태로 수용하고 차별 없는 삶을 영위할 수 있도록 불합리하고 차별적인 법, 제도를 개선한다.

② 다문화가족의 다양한 안정성 확보를 위해 기본생활, 건강 및 주거권을 보장한다.

③ 건강한 미래세대 육성을 위해 자녀양육 등 가족 돌봄 기반을 마련한다.

④ 다양한 다문화가족의 가족관계 및 사회적응력을 제고한다.

⑤ 해체 다문화가족의 빈곤예방과 건강성 제고를 위하여 가족기능을 강화한다.

⑥ 다양한 다문화가족 서비스의 효율화를 위하여 인프라 강화와 네트워크 구축 등 서비스 기반이 마련되어야 한다.

⑦ 다양한 다문화가족에 대한 사회적 인식 개선과 이해 증진 방안이 선행되어야 한다.

3) 다문화 간호사정 모델(Giger와 Davidhizar)

① 문화 간호사정 모델의 메타패러다임

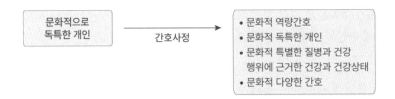

② 다문화 간호

㉠ 간호사는 모든 개인은 문화적으로 독특하다는 전제에 예외를 두면 안 된다.

㉡ 간호사 자신의 문화적 독특성과 세계관을 대상자에게 투사해서는 안 된다.

㉢ 간호사 자신의 문화적 신념과 가치를 대상자의 신념과 가치와 분리하기 위해서 세심하게 주의해야 한다.

㉣ 문화적으로 민감한 간호를 하기 위해서 개인은 여러 세대에 걸쳐서 학습하고 전수받은 경험, 신념과 가치의 산물이며 독특하다는 것을 기억해야 한다.

4) 다문화가족의 간호중재

① 언어적응: 읍·면·동 단위에서 이루어지는 다문화가족 지원센터, 지역문화 복지센터 등과 연계한다.

② 문화적응: 여성결혼이민자의 고유문화 유지 및 모국에 대한 자부심과 문화정체감을 바탕으로 새로운 한국의 문화를 받아들일 수 있도록 돕는다.

③ 결혼적응 및 자녀 양육

㉠ 여성결혼이민자의 결혼적응을 위하여 남편과 가족의 지지를 적극적으로 끌어내야 한다.

㉡ 여성결혼이민자의 결혼적응에 영향을 미치는 사회적 지지로 그들 가족과 자주 접촉할 수 있는 방법을 찾아야 한다(인터넷, 전화, 시스템 활용 등).

ⓒ 여성결혼이민자의 결혼적응을 향상시키기 위하여 종교단체나 자조집단, 멘토 등의 비공식적인 네트워크 또는 비영리단체와 정부단체와의 연계를 통한 지원 시스템이 구축되어야 한다.

ⓔ 여성결혼이민자와 한국인 남편과의 의사소통 능력 및 기술을 향상시킬 수 있는 프로그램이 개발되어야 한다.

ⓜ 지역사회간호사가 영아를 둔 다문화 여성을 대상으로 고형식에 대해 교육하려고 할 때는 문화적 차이점을 확인하기 위해 출신국과 한국의 음식 문화에 대한 사정을 해야 한다.

ⓗ 다문화 가족을 대상으로 간호계획 시 문화에 따라 건강의 의미와 건강에 대한 태도가 다르다는 것을 이해하고 적용한다.

3. 문화적 다양성을 고려한 지역사회간호 실무의 원칙
① 문화적 자기인식 개발
② 문화적 민감성 향상
③ 대상자가 속한 집단의 사정
④ 다른 문화에 대한 존경과 인내
⑤ 건강행위와 문화화의 연관성 점검 검토

UNIT 03 취약가족과 간호

1. 취약가족과 고위험가족의 정의

1) 취약가족
취약가족(vulnerable families)은 장기적 또는 일시적 위험요인이 개인, 가족, 지역사회에 작용하여 생활 속에서 바람직하지 못한 결과를 좀 더 많이 경험하는 가족을 말한다. 가족적 차원과 사회적 차원의 접근으로 집중적인 간호를 제공해야 한다.

(1) 취약가족의 정의
취약가족은 가족들이 평상시 사용하던 문제해결 전략으로는 해결하기 어려운 상황에 처함으로써 가족의 기능적·구조적 장애가 초래된 가족이다.

(2) 취약가족의 분류
① 일반적 분류
㉠ 구조적으로 취약한 가족: 편부모가족, 이혼가족, 단독가구, 새싹가족, 복합가족
㉡ 기능적으로 취약한 가족: 저소득가족, 실업가족, 취업모가족, 만성질환자가족
㉢ 가족 내 상호작용이 취약한 가족: 학대부모가족, 비행청소년가족, 알코올중독가족
㉣ 발달단계 취약 가족: 미혼부모가족

② 취약가족의 여러 유형(스미스-폰타나)
- ㉠ 다문제성 가족: 문제해결 의욕이 적고 해결되지 않은 가족문제가 많은 가족
- ㉡ 이민가족(유랑가족): 취업이나 사회적 요구로 인해 주거지의 변화가 심한 가족
- ㉢ 기능부전가족: 부적절하게 기능하는 가족, 가족의 책임감과 정체성이 결여된 가족, 가족 생활관리가 결여된 가족
- ㉣ 불완전 가족: 불완전한 구조를 가진 가족, 부부 한쪽이 없는 한부모가족, 이혼가족, 별거가족

2) 고위험가족

고위험가족은 평소에 사용하던 문제해결 전략으로는 주어진 위험상황을 해결하기 어려울 때 가족 내에 불균형과 파괴현상이 나타나면서 가족구성원에게 새로운 심리조직과 행동이 요구되는 상황에 처한 가족이다.

2. 취약가족의 유형

1) 저소득 가족

(1) 특성
① 소득층 구조에서 하위에 해당하는 계층으로 불안정한 취업 상황에 놓여져 있다.
② 근로능력이 없는 영세민층, 빈곤층, 빈민층으로 편부모가족, 노인가구, 여성가장 가구, 근로능력이 없는 가장, 중졸 이하의 저학력집단, 단순노무직 가구에서 비교적 많이 보여진다.

(2) 문제점
① 높은 질병 이환률과 사망률, 낮은 의료요구 충족률로 인해 건강상태를 유지하기 어렵다.
② 저소득 가족은 영양 및 환경상태가 좋지 못해서 정신적·육체적 과로로 인해 건강상태가 악화될 가능성이 커진다.
③ 의료이용의 기회가 적기 때문에 질병을 얻고 이로 인해 다시 저소득 상태에 빠지는 악순환이 반복된다.

2) 만성질환자 가족

(1) 특성
① 만성질환은 환자 생활 전반에 큰 영향을 미쳐 가족 전체의 일상을 재조정하여야 한다.
② 만성질환은 예후의 예측이 어렵고 장애 정도가 크기 때문에 가족의 지속적인 도움이 필요하다.
③ 만성질환자가 발생하면 가족 내 다른 구성원은 환자간호의 역할을 담당하면서 이로 인해 가족 생활에도 많은 영향을 주게 된다.

(2) 문제점
만성질환자를 돌보는 가족의 어려움은 일반적으로 부담감으로 표현되며 신체적·심리적·사회적·경제적 차원에서 복합적으로 나타난다.

① 신체적 문제: 환자의 가족들은 환자를 돌봄으로써 수면 부족, 피로, 신체적 건강상태의 악화를 경험한다.

② 심리적 문제: 발병 초기 가족들은 불안과 위기감을 느끼고 질병의 병리와 예후에 대한 정보를 습득한 후에 좌절감을 느끼며 새로운 역할수행에 대해 부담감을 느낀다. 이러한 문제가 해결되지 않으면 가족 간에 감정과 에너지가 고갈되는 일이 발생한다.

③ 사회적 문제: 가족들은 환자를 돌보면서 직장일이나 가사일을 동시에 수행해야 하므로 역할갈등을 경험한다.

④ 경제적 문제: 치료비용뿐만 아니라 생계까지 위협을 받게 된다.

3) 폭력가족(학대가족)

(1) 특성

① 가정폭력의 공통적 요소는 반복적인 폭력에 의한 손상 흔적, 계획적인 심한 폭력 등이다.

② 가정폭력은 개인의 삶과 사회에서의 역할 능력을 상실하게 만들어 신체적·정신적 또는 재산상의 피해를 수반하게 된다.

(2) 가정폭력 유형

① 아동학대: 과거 아동에 대한 부당한 신체적·정서적 대우가 훈육으로 여겨졌으나 최근은 학대로 인식하고 있으며 신체적 학대, 정서적 학대, 성적 학대, 방임 등으로 나누어 진다.

② 부부학대: 부부학대 또는 배우자학대는 배우자의 공격적 결과로서 심각하고 반복적인 신체 및 정서적 상해를 입게 되는 경우로 정의된다.

③ 노인학대: 노인의 평균수명이 길어지고 노인의 인구비율이 증가함에 따라 노인부양비 및 다양한 노인문제가 발생하며 이 중 노인학대가 점점 증가하고 있다.

4) 문제청소년 가족

(1) 인터넷중독 청소년의 가족

인터넷중독은 가족과의 대화 단절 및 청소년 개인의 정신건강뿐 아니라 학교의 부적응 문제, 가족을 비롯한 사회적 관계에서 문제를 야기하고 있다.

(2) 10대 미혼모의 가족

미혼모의 발생요인은 다양하고 복합적이며 대부분의 미혼모들은 임신에 대한 지각이 늦고 산전 진찰이 늦어져서 불량한 건강상태로 출산하는 경우가 많다.

신체적 문제 외에 미혼모들이 겪는 심리적 고통은 다음과 같다.

① 아기에 대한 죄의식과 상실감

② 미혼부의 배반과 사회의 냉대로 인한 분노와 수치심

③ 가족과 사회로부터 받을 비난에 대한 두려움으로 임신을 숨기고 스스로를 고립시킴으로써 느끼는 불안감과 소외감

④ 사회적으로 교육의 기회를 갖지 못하거나 경제적으로 어려운 삶을 살아가는 등의 사회경제적인 복합적 문제

(3) 비행청소년의 가족

비행청소년이란 미성년자로서 지켜야 할 규칙을 위반하였거나, 부모에 대한 불복종, 상습적 학교 결석, 가출, 음주 따위의 범죄, 우범행위 등을 하는 12세 이상 20세 미만의 청소년을 의미하는 것으로, 비행청소년의 유형은 다음과 같다.

① 지위비행: 유흥장 출입, 관람불가 영화 보기, 음주, 흡연, 음란서적 보기 등
② 폭력비행: 패싸움, 폭행, 흉기 소지, 욕설이나 폭언, 돈 빼앗기 등
③ 재산비행: 물건 훔치기
④ 약물비행: 본드나 환각제 흡입 등
⑤ 성 비행: 이성과의 성관계

5) 해체가족

(1) 특성

① 해체가족은 가족이 구조적·기능적으로 붕괴된다는 것을 의미하는 기능주의적 접근으로, 일반 가족에 비해 물질적·정신적 안정을 상실하였거나 가족의 기본적 기능이 상실된 것을 의미한다.
② 해체가족은 출산율의 저하, 가족규모의 축소, 가족의 생활 보장 기능의 실질적인 평등화, 맞벌이에 의한 부부 역할 조정, 부부관계의 실질적 평등화, 이혼과 재혼의 증가 등으로 발생한다.

(2) 문제점

① 경제적 문제: 해체가족은 일반 가족보다 평균소득이 낮아 경제적 어려움이 크다.
② 심리적 문제: 이혼이나 사망 등으로 인한 가족의 해체는 이혼 여성과 남성뿐만 아니라 그들의 자녀에게 심각한 정신적 위기를 준다.
③ 역할 변화의 문제: 이혼 여성은 가장의 역할을 수행하게 되면서 역할갈등을 경험한다.
④ 사회적 편견: 부모나 형제들의 외면, 소외감 등을 경험하고, 스스로 피해의식을 경험한다.

6) 취약가족의 공통적 문제

① 취약가족은 위험상황이 장기화되면서 많은 스트레스가 동반되어 복합적 위기를 경험한다.
② 대부분 위험상황에 처한 가족은 구조적인 문제를 가지고 있다.
③ 취약가족은 위험상황에 처한 구성원에게만 관심이 집중되어 다른 구성원들의 신체적·정서적 욕구가 무시되는 경향이 있다.
④ 취약상황의 가족은 가족 내에서 역할 변화를 자주 경험하며 자녀 훈육에 어려움이 있다.
⑤ 취약가족 대부분이 재정적 어려움을 겪는다.

♡ ⓑ ⓐ We Are Nurse [지역사회간호학]

단원별 문제

01 다음 중 지역사회 간호사업의 목적으로 가장 적절한 것은?

① 지역사회의 건강문제를 직접 해결해 준다.
② 지역주민의 건강에 영향을 미치는 요인을 규명한다.
③ 지역주민의 적정기능 수준 향상을 도모한다.
④ 전문가적 입장에서 건강의 중요성을 인식시킨다.
⑤ 지역사회 건강유지 능력수준을 파악한다.

해설 [지역사회간호의 목표]
- 지역사회간호의 목표는 인간의 건강을 회복·증진·유지하고 수명을 연장하기 위하여 지역사회의 적정기능 수준을 향상시키는 것이라고 할 수 있다.
- 적정기능 수준은 고려될 수 있는 모든 요인에 대하여 최대한으로 이룰 수 있는 기능을 말한다.
- 적정기능 수준은 기능을 수행하는 데 영향을 미치는 모든 조건을 고려하여 최대한으로 할 수 있는 기능이다.
- 지역사회 전체의 기능이 적정수준에 도달하도록 노력하여야 하고, 이러한 노력은 지역사회 전체를 높은 수준의 안녕상태(high level wellness)에 도달시키는 것과 직결된다.

02 다음 중 3차 예방으로 맞는 것은?

① 환자 의뢰 및 위기 중재 제공   ② 고위험 군에 대한 관심
③ 정신과 환자의 정신 장애 치료비용 절감   ④ 주민을 대상으로 건강교육
⑤ 사회재적응 훈련과 자조 집단 활용

해설 ②④ 1차 예방이다.
①③ 2차 예방이다.
[3차 예방]
- 건강이 더 악화되는 것을 예방하고 최고의 건강수준으로 회복시키는 것
- 건강문제의 재발을 예방하고 불구된 기능을 재활시켜 사회에 잘 적응 할 수 있도록 하는 단계(사회 재적응 훈련, 자조집단 활용)

03 다문화가정을 간호하기 위해 가장 우선적으로 요구되는 지역사회간호사의 역할은?

① 비판적 사고력을 기른다.
② 문화적 차이를 고려한다.
③ 파트너십을 통한 갈등조절을 한다.
④ 지역네트워크를 형성하여 소통한다.
⑤ 다문화 가정 아이들을 별도로 교육한다.

해설 나머지도 틀린 내용은 아니지만, 문제에서 요구하는 정답은 다문화가정을 간호하기 위해 가장 우선적으로 요구되는 역할이다. 따라서 문화적 차이를 고려하는 것이 정답이 될 수 있다.

04 척추마비로 반신마비 및 와상상태에 있는 홀어머니를 모시고 있는 김씨는 식사, 배변, 체위변경 등 역할 과중으로 인한 소진감과 예후에 대한 불안감을 호소한다. 이를 위한 간호중재 방법으로 거리가 먼 것은?

① 정기적인 전화 지도　　　　　　② 상담을 통한 심리적 지지
③ 가정방문을 통한 관찰　　　　　④ 유명한 의료기관의 알선
⑤ 장기간 마비 환자를 돌보는 가족구성원들의 소모임 참석

해설 심리적 지지, 상담, 자조모임 연계 등 다양한 방법을 통해 가족의 자가간호능력을 함양하도록 한다.

05 지역사회 정신건강관리가 필요한 고위험군에 해당하지 않는 자는 누구인가?

① 자주 재발하는 만성정신질환자
② 고등학교 2학년인 10대 미혼모
③ 학교에서 왕따를 당하는 초등학교 4학년 학생
④ 노인 중 급성정신질환자
⑤ 한국사회의 소수민족대상자

해설 ④ 급성정신질환자는 조기발견하면 조기치료가 가능하나 노인 중 만성질환자는 고위험군에 해당한다.
[정신건강관리가 필요한 고위험군]
• 자주 재발하는 만성정신질환자
• 노인 중 만성정신질환자
• 고위험군 아동과 청소년: 비행과 물질남용 문제가 있는 아동과 학대를 받거나 방임된 아동
• 정신지체자
• 약물남용자(알코올중독자)와 HIV 감염자
• 한국사회의 소수민족대상자

보건사업 기획 및 자원활용

2

PART

CHAPTER 01

We Are Nurse

위아너스
간 호 사
국가시험
이 론 편

보건사업 기획

지역사회간호학

UNIT 01 지역사회간호 이론

1. 체계이론(system theory)

체계이론은 간호이론 개발에 가장 많이 활용되는 것으로, 1952년 버틀란피(Ludwig von Bertalanffy)에 의해 개발되었다.

1) 체계이론의 주요 개념

체계 또는 시스템(system)은 "환경과 상호작용하는 요소들의 집합체(복합체)"로서, 부분의 합보다 크다는 이론이다.

(1) 물질과 에너지

① 물질은 질량을 갖고 공간적으로 존재하는 것, 에너지는 일할 수 있는 능력을 말한다.

② 물질과 에너지는 동등하여 서로 변환이 가능하고 에너지는 한 형태에서 다른 형태로 전환하거나 이전될 수 있다.

③ 엔트로피(entropy): '무질서의 에너지'로 일로 전환될 수 없는 체계 내 에너지이며, 체계에 혼잡과 비조직화를 조장하는 에너지이다.

④ 네겐트로피(negentropy): '자유 에너지'로 체계의 질서를 증진시키는 에너지, 곧 체계에 의해 사용되는 일할 수 있는 에너지를 말한다.

(2) 항상성(steady state)

① 항상성은 "생성과 파괴가 일어나는 데도 변화하지 않고 체계 내 요소가 균형상태를 유지하면서 자가조절 능력에 의해 안정상태를 이루는 것"을 말한다.

② 체계 내 조절작용은 환류(feedback)를 통해 이루어지며, 체온조절을 통한 신체의 항상성 유지가 그 예이다.

(3) 균등종국성(equifinality)

① 균등종국성은 개방체계의 특성으로 시작상태와 관계없이 과정에 장애가 있어도 동일한 목표에 도달하는 것이다.

② 체계는 목표지향적이고 서로 다른 시작조건과 과정을 거치면서 결국은 동일한 목표에 도달한다.

(4) 개방체계와 폐쇄체계

개방체계(open system)	환경과 내부의 구성요소 간에 상호작용이 있는 집합체
폐쇄체계(closed system)	환경과 내부의 구성요소 간에 상호작용이 없는 집합체

① 개방체계는 네겐트로피(negentropy)에 의해 물질의 유입이 가능하기 때문에 폐쇄체계와 달리 고도의 질서와 분화를 통해 발달과 진화가 이루어질 수 있다.
② 체계는 공통된 목표달성을 지향하여 기능적으로 연결되어 작용한다.

2) 체계의 구조

체계를 구성하는 기본 구조는 경계, 환경, 계층, 속성의 4가지로 설명할 수 있다.

경계 (boundary)	• 체계를 환경으로부터 구분하는 것으로 투과성 또는 환경과의 상호작용성에 따라 폐쇄적이거나 개방적이다. • 경계는 외부체계에서 들어오고 외부체계로 나가는 에너지의 흐름을 규제하는 것이다.
환경 (environment)	• 환경은 경계(boundary)의 외부세계로서 속성의 변화가 이루어지는 요소이다.
계층(hierarchy)	• 체계의 배열은 계층적 위계질서가 있으며, 하위체계의 계속적인 활동으로 체계가 유지된다.
속성(attribute)	• 속성은 체계의 부분 또는 요소의 특성을 의미한다.

3) 체계의 기능

체계의 기능은 체계에 의해 행해지는 활동으로 에너지를 필요로 하며 에너지는 물질·정보의 형태로 존재할 수 있다.

(1) 투입(input)

체계 안으로 자원(에너지)이 유입되는 과정

(2) 변환(through-put)

체계 안에서 에너지·정보·물질 등을 사용하는 과정으로 투입물을 산출물로 변형시키는 과정

(3) 산출(output)

체계 내 보유하지 않은 에너지를 배출하는 과정으로 변환을 통해 나온 결과물

(4) 회환(환류, feedback)

① 체계가 완전한 기능을 발휘할 수 있도록 산출의 일부가 재투입되는 과정이다.
② 체계의 산출이 환경을 통해 평가되고, 평가 결과가 다시 그 체계로 되돌아오는 것이다.
③ 체계는 '투입 → 변환(전환 과정) → 산출 → 환류'의 기능적 구조로 상호작용을 반복한다.

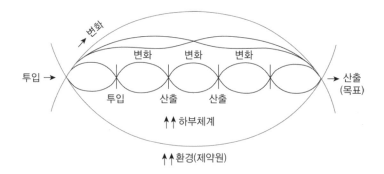

4) 지역사회간호에의 적용

(1) 지역사회도 하나의 체계이며 투입-변환-산출과정을 통해 건강에 대한 목표를 향하여 움직인다.

(2) 건강에 대한 목표가 있고 지역사회라는 경계가 있으며 지역사회 구성물인 지역사회 주민과 인적, 물적, 사회·환경적 지역사회 자원이 있다.

(3) 지역사회간호에 관련된 정치적·제도적·기술적·물리적·경제적·사회적 환경 등 제약요인으로 등장하며 하부체계로는 지역사회간호단위인 가족체계를 들 수 있다.

(4) 체계이론을 지역사회간호에 적용하면 다음과 같다.

　① 목표: 적정기능 수준의 향상, 건강의 유지·증진, 삶의 질 향상
　② 경계: 도시의 행정구역과 같은 지역사회의 경계
　③ 구성물: 지역사회 주민(지역은 주민, 학교는 학생 및 교직원, 사업장은 근로자가 대상)
　④ 자원: 지역사회 내에 건강과 관련된 인적, 물적, 사회·환경적 자원
　⑤ 상호작용: 지역사회 주민과 인적, 물적, 사회·환경적 자원과의 상호작용
　　㉠ 투입: 지역사회간호사, 지역사회 주민, 지역사회 자원
　　㉡ 변환: 사정, 계획, 실행, 평가와 같은 지역사회간호과정
　　㉢ 산출: 지역사회간호의 목표인 적정기능 수준의 향상, 건강의 유지·증진, 삶의 질 향상
　⑥ 환경: 정치적·제도적·행정적·기술적·사회적·문화적 환경과 같은 제약요인

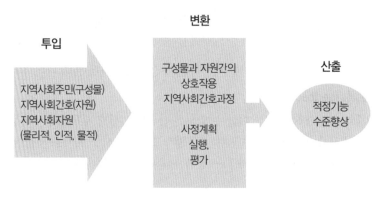

[지역사회간호 사업체계 모형]

2. 교환이론(exchange theory)

교환이론은 인간의 행동을 타인과의 '대가(cost) - 보수(reward)'의 교환과정으로 취급하는 심리적 이론이다. 기멜(G. Gimmel)에 의해 시작되었고, 호만스(George C. Homans)와 블라우(Peter M. Blau)에 의해 체계화되었다.

1) 교환이론의 개념

(1) 교환이론의 주요개념: 호만스(George C. Homans)

① 정의: 인간의 상호작용을 보상과 처벌 및 비용의 교환으로 보는 이론이다.

② 교환과정: 물질적 교환과정, 비물질적 교환과정이 있다.

    ㉠ 물질적인 교환과정은 상점에서 물건을 살 때에 값을 치르고 그 값에 해당하는 물건을 받는 것이다.

    ㉡ 비물질적인 교환과정은 어떤 사람을 보고 웃어줄 때 상대방도 웃어줌으로 원만한 관계를 유지하게 되는 것이다.

    ㉢ 지역사회간호사는 지역사회 주민들에게 피임도구를 주면서 그에 대한 값을 받는다(물질적 교환과정). 또한 간호사는 피임도구 사용법에 대하여 대화를 주고받는다. 이와 같이 물질적이고 비물질적인 형태의 상호교환이 바람직한 결과를 가져오기도 하지만 항상 좋은 결과만을 가져오는 것은 아니다.

③ 보상: 교환을 통해 얻을 수 있는 것으로 심리적·사회적·물질적·신체적 보상

④ 비용(대가): 보상을 얻기 위해 지불하는 것으로 시간, 비용, 노력 등

⑤ 권력(power): 상대방으로부터 보상을 얻어내는 능력

⑥ 규범(norms): 상호관계에서 인정되는 행동규칙

⑦ 교환자원: 물질적 자원, 비물질적 자원이 있다.

(2) 호만스(Homans)의 교환이론의 5가지 기본명제

① 성공명제(success proposition): 특정한 행동이 이익 또는 성공(success)으로 보상을 받게 되면 그러한 행동은 계속 반복될 가능성이 높다.

② 자극명제(stimulus proposition): 특정한 자극(stimulus)을 포함한 과거의 행동이 보상을 받으면 이전과 동일하거나 유사한 활동을 많이 하게 된다.

③ 가치명제(value proposition): 특정 행동의 결과가 가치(value)가 크면 클수록 그러한 행동을 취할 가능성이 높아진다.

④ 박탈-포만명제(deprivation-satiation proposition): 특정한 보상을 많이 받을수록 그 이상의 보상은 점차 가치가 없는 것으로 되어간다.

⑤ 욕구불만-공격명제(frustration-aggression proposition): 어떤 행위에 대해 기대한 보상을 받지 못하거나 예상하지 않은 벌을 받는다면 분노와 공격적 행동을 취할 가능성이 커지고 이런 행동의 결과로 보상을 받게 될 가능성이 높아진다.

2) 지역사회간호에의 적용

① 교환이론은 간호과정 중 수행단계에서 가장 많이 적용되는 이론이다.

② 보건의료서비스와 지역사회 사이에 교환이 잘 이루어지도록 교환과정을 위한 조직과 기준을 확립해야 한다.

③ 교환된 결과에 대해서는 환류로 이어져 다음 과정에 참고하도록 한다.

④ 교환과정에서 지역사회간호사는 지역사회 주민과 서로 대등한 위치에서 접근하고 상호작용한다.

3. 뉴만(Neuman)의 건강관리체계이론

체계이론을 바탕으로 뉴만(B. Neuman)이 발표한 건강관리체계이론은 다른 이론과 달리 간호활동의 예방을 위한 개념으로 설명하여 다른 어떤 이론보다 지역사회 영역에서 많이 활용되고 있다.

1) 건강관리체계이론의 개념

① 건강관리체계이론에서 간호대상자는 기본구조와 이를 둘러싼 3가지 방어선, 즉 정상방어선, 유연방어선, 저항선으로 형성된 체계를 의미한다.

② 인간은 환경과 상호작용하는 개방체계이며 대상자는 개인, 가족, 지역사회 또는 집단이 되므로 지역사회간호 대상자를 모두 포함하고 있다.

2) 건강관리체계이론의 구성요인

(1) 기본구조

① 대상자의 생존요인, 유전적 특징, 강점 및 약점이 모두 포함되어 있는 생존에 필요한 에너지 자원이다.

② 기본구조는 간호대상을 구성하는 필수적인 구성요소로서 여기에 문제가 생겼을 때 더 이상 하나의 대상으로 기능을 할 수 없다.

　예 정상범위 체온 유지를 위한 기전, 유전구조, 신체기관의 구조, 자아구조 등

(2) 유연방어선(일차방어선)

① 기본구조를 둘러싸고 있는 선 중 가장 바깥에 위치하며 쿠션과 같은 기능을 한다.

② 외부자극으로부터 대상체계를 일차적으로 보호한다.

③ 스트레스원이 정상방어선을 침범하지 못하도록 완충적 역할을 한다.

④ 환경과 상호작용하면서 수시로 변하는 역동적 구조이다.

⑤ 스트레스원이 유연방어선보다 강하면 정상방어선에 침입하고 약하면 여기에서 영향이 차단된다.

　예 의료체계 부족, 부적절한 보건의료전달체계 등

(3) 정상방어선(이차방어선)

① 저항선 바깥에 존재하며 개인의 안녕상태나 적응상태, 대상체계가 오랫동안 유지해 온 평형상태를 의미한다.

② 인간의 안정상태를 유지하기 위해 필수적인 것 또는 일상적으로 정상으로 판단되는 적응상태를 유지하기 위한 기능이다.

③ 한 체계가 오랫동안 유지해 온 평형상태에서 어떤 외부의 자극이나 스트레스에 대해 나타내는 정상적 반응의 범위를 의미한다.

　예 개인의 일상적인 대처유형, 삶의 유형, 발달단계와 같은 행위적 요인의 복합물

(4) 저항선(삼차방어선)

① 대상체계가 스트레스원에 의해 기본구조가 손상되는 것을 방지하기 위한 내적 요인이다.

② 저항선은 기본구조를 보호하는 3개의 선 중 가장 내면적인 힘으로, 기본구조에 가장 가까운 곳에 자리잡고 있다.

③ 저항선이 외부에서 침입하는 스트레스원 때문에 무너지면 기본구조가 손상되어 생명이나 존재에 위협을 받게 되고, 이를 잘 중재하면 다시 재구성을 이룰 수 있다.

　예 스트레스에 대한 내적저항력을 갖는 것과 신체면역체계 등

(5) 스트레스원

① 환경의 일부로 불균형의 원인이 되거나 긴장을 야기하는 자극으로서 인간의 개체 내부와 외부환경에 존재한다.

② 스트레스원의 유형

　㉠ 내적 요인: 통증, 상실, 분노와 같은 개체 내에서 발생하는 스트레스원

　㉡ 대인적 요인: 개개인의 역할 기대 등 개체 간에 발생하는 스트레스원

　㉢ 외적 요인: 관습의 변화, 실직, 경제상태, 재난 등 개체 외부에서 발생하는 스트레스원

(6) 재구성

대상체계가 침투되면 재구성을 목적으로 활동, 기본구조가 침투되기 이전의 대상체계로 회복하는 것이다.

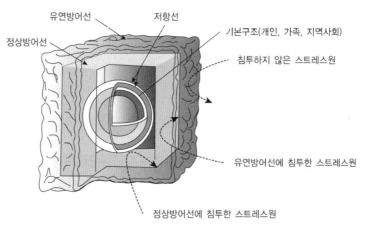

[뉴만(Neuman) 이론의 구조]

3) 건강관리체계이론의 특징

① 간호대상자를 개인에 국한하지 않고, 가족, 집단, 지역사회를 포함하고 있어 지역사회간호학을 포함한 실무환경에 쉽게 적용할 수 있다.

② 간호활동을 '예방활동을 위한 개념'으로 설명하여 다른 이론보다 지역사회영역에서 많이 활용되고 있다.

③ 뉴만(Neuman)은 간호대상인 인간을 총체적 인간으로 접근하여 생리적·심리적·사회문화적·발달적 그리고 영적 변수로 구성된 하나의 체계로 보았다.

④ 총체적 인간으로서의 체계는 생존의 필수요소로 구성되고 있는 기본구조와 이를 둘러싸고 있는 3가지 보호막으로 구성되어 있다.

⑤ 간호대상자에 환자 개인뿐 아니라 가족, 집단, 지역사회를 포함하고 있어 지역사회간호 분야 및 다양한 실무현장에 쉽게 적용할 수 있다.

⑥ 인간을 전체성, 상호작용, 변화의 특성을 지닌 시스템으로 간주하며 지속적으로 영향을 주는 스트레스 요인을 감소시키거나 대상자의 구성 여건을 강화시킴으로써 주어진 상황에서 최적의 기능을 수행할 수 있는 방향을 제시하고 있다.

4) 지역사회간호에의 적용(예방단계)

(1) 일차예방

① 간호중재를 통해 스트레스원을 줄이거나 제거하는 활동을 한다.

② 스트레스 자체를 약화시키거나 중재할 수 없는 종류일 경우에는 유연방어선을 강화함으로써 스트레스원이 정상방어선을 침범하지 못하게 보호한다.

　예 건강교육, 대상자의 식이조절, 적절한 운동, 수면 및 스트레스 대치전략

　예 학령전기 아동을 대상으로 손 씻기 교육을 하였다면 이는 유연방어선을 강화한 것이다.

(2) 이차예방

① 스트레스원이 정상방어선을 침입하여 이에 대한 반응이 이미 나타났을 때 저항선을 강화시키는 활동을 한다.

② 증상이 나타났을 때 시행하는 중재방법으로 우선적으로 증상을 완화시키거나 저항선을 강화시켜 스트레스원이 저항선을 뚫고 기본구조를 상하지 않게 한다.

　예 문제의 조기발견, 건강사정 및 진단, 문제해결을 위한 자원활용 및 의뢰

(3) 삼차예방

① 기본구조가 무너졌을 때 합리적인 적응 정도를 유지하는 것으로 재구성 과정을 돕는 중재활동을 한다.

② 스트레스원에 의하여 대상체계의 균형이 깨진 상태에서 체계의 균형상태를 재구성함으로써 바람직한 안녕상태로 되돌리기 위한 중재를 의미한다(재적응).

　예 새로운 삶의 양식에 적응하기 위한 재교육, 발생가능한 문제예방을 위한 재교육, 지역사회차원의 재활사업 제공

4. 오렘(Orem)의 자가간호이론

간호는 자기간호결핍이 있는 사람에게 제공되는 것으로, 오렘(Orem)은 개인을 위한 간호의 필요성을 결정하고 간호체계를 설계하여 제공하는 간호사들의 복합적인 능력으로 간호역량을 설명하였다.

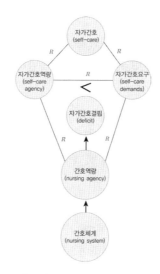

[오렘(Orem)의 자가간호이론]

1) 오렘(Orem)의 자가간호이론의 주요 개념

인간은 자가간호요구가 자가간호역량보다 높을 경우 자가간호결핍이 일어난다.

(1) 자가간호요구

① 개인의 안녕, 삶, 건강을 유지하기 위한 기능화와 발달에 영향을 미치는 환경적 요소이다.

② 개인 자신의 요소를 조절하기 위하여 개인 스스로에 의해서 수행되어야 할 활동이다.

③ 자가간호요구는 다음의 3가지 요구로 분류된다.

일반적 자가간호요구	• 모든 인간이 공통적으로 가진 자가간호요구 • 인간의 구조, 기능을 유지하기 위한 내적, 외적 조건과 관련된 요구 • 공기, 물, 음식, 배설, 활동과 휴식, 고립과 사회적 교류, 생명과 안녕의 장애, 위험 제거, 기능증진 등
발달적 자가간호요구	• 발달과정이나 발달과 관계된 상황에서 특정하게 필요한 자가간호요구 • 발달과정의 자가간호의 예: 어머니가 배변훈련을 하게 될 아이의 발달과업을 도와주기 위해 만들어 놓은 어떤 활동에 참여하는 것 • 발달과 관계된 상황에서의 자가간호의 예: 임신, 배우자 또는 부모의 사망 등
건강이탈 자가간호요구	• 질병상태, 진단, 치료와 관계된 비정상적 상태에 대한 자가간호요구 • 일반적 자가간호 필수요소를 충족하고 적응하는 활동 • 건강이탈 결과에 적응하는 활동

(2) 자가간호역량

① 자가간호활동을 수행하는 힘이다.

② 개인이 생과 건강과 안녕을 유지하기 위해 간호활동을 시도한다.

③ 자가간호를 수행할 수 있는 지식, 기술과 태도, 신념, 가치, 동기화들로 구성된다.

(3) 자가간호결핍

① 대상자 개인이 자가간호역량과 치료적인 자가간호요구 간의 관계를 나타낸 것이다.

② 자가간호요구가 자가간호역량보다 클 때 나타난다.

(4) 간호역량

① 자가간호결핍이 일어난 대상자들에게 자가간호요구의 종류와 이를 충족시킬 수 있는 자가간호역량의 정도에 따라 대상자를 위한 간호의 필요성을 결정한다.

② 결정된 필요에 따라 간호체계를 설계, 제공하는 간호사들의 복합적인 능력을 의미한다.

(5) 간호체계

① 전체적 보상체계

    ㉠ 개인이 자가간호활동을 거의 수행하지 못할 때

    ㉡ 간호사가 전적으로 환자를 위하여 모든 것을 해주거나 활동을 도와주는 경우

② 부분적 보상체계

    ㉠ 개인 자신이 일반적인 자가간호요구는 충족시킬 수 있으나 건강이탈요구를 충족시키기 위해 도움이 필요한 경우

    ㉡ 간호사와 대상자가 함께 건강을 위한 간호를 수행

③ 교육적 보상체계

    ㉠ 대상자가 자가간호요구를 충족시키는 자원을 가지고 있으나 의사결정, 행위 조절, 지식이나 기술을 획득하는 데 간호사의 도움이 필요한 경우

    ㉡ 돕는 방법: 지지, 지도, 발전적 환경 제공 및 교육

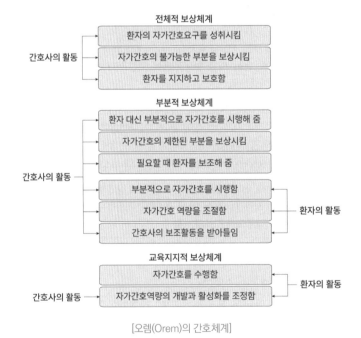

[오렘(Orem)의 간호체계]

2) 지역사회간호에의 적용

① 오렘(Orem)의 자가간호이론은 간호의 대상을 인간 개인을 중심으로 하여 개발하였기 때문에 구체적으로 가족이나 지역사회에 적용할 수 있는 가능성을 제시하고 있지는 않다.

② 그러나 자가간호요구나 자가간호역량 등을 가족과 지역사회의 전반적 요구에 맞게 수정한다면 충분히 가족과 지역사회를 단위로 하는 접근에도 적용할 수 있다.

③ 간호사는 대상자에게 접근할 때 대상자 스스로가 자신의 삶, 건강, 안녕을 위해 자가간호를 유지하도록 하는 데 간호의 목표를 두어야 한다.

④ 이를 위해 간호활동은 대상자의 자가간호요구와 자가간호역량, 그리고 이들 간의 관계로 나타나는 자가간호결핍에 초점을 맞추어야 함을 제시하고 있다.

6. 로이(Roy)의 적응이론

로이(Callista Roy)가 개발한 적응이론은 간호의 대상인 인간이 주위 환경으로부터 끊임없이 자극을 받고 있으며 자극에 대해 내부의 대처기전을 활용하여 적응 양상을 나타내는데, 이러한 적응 양상은 회환되어 또 다시 자극의 형태로 투입된다고 보고 있다.

1) 로이(Roy)의 적응이론의 주요개념

(1) 자극

인간의 행동과 발달에 영향을 주는 모든 상황인 주위 여건이나 인간 내부에서 일어나는 상태 변화를 의미한다.

① 초점자극: 변화가 요구되는 즉각적이고 직접적인 사건이나 상황이다(국가고시, 임신 등).

② 관련자극(연관자극)

   ㉠ 초점자극이 주어졌을 때 개인에게 영향을 주는 초점자극 외의 모든 자극을 말한다.

   ㉡ 현재 상태에 영향을 주는 측정될 수 있는 내·외적 세계에 존재하는 자극이다(피곤, 소화불량 등).

③ 잔여자극

   ㉠ 현재의 상황에 영향을 미치거나 측정하기 어려운 자극이다.

   ㉡ 인간행동에 간접적인 영향을 줄 수 있는 과거의 경험, 개인의 신념, 태도, 성품 등을 의미한다.

(2) 대처기전(과정)

① 조절기전

   ㉠ 자극이 투입되었을 때 중추신경, 자율신경계 및 호르몬계에서 자율적으로 반응하는 대처기전이다.

   ㉡ 자동적이고 무의식적인 반응, 생리적 적응양상과 관련된다.

② 인지기전

   ㉠ 자극이 투입되었을 때 인지적 정보처리과정, 학습, 판단, 정서과정을 통한 대처기전이다.

   ㉡ 사회심리적 반응을 관장하는 기전으로 후천적 습득이 가능하다.

ⓒ 자아개념, 역할기능, 상호의존 적응양상과 관련된다.
③ 적응양상: 대처기전의 활동으로 나타나는 반응을 말한다.
　ⓐ 생리적 양상: 인간이 환경의 자극에 신체적으로 반응하는 양상으로 수분과 전해질, 활동과 휴식, 배설, 영양, 감각, 체온 등이다.
　ⓑ 자아개념 양상: 정신적 통합성을 유지하기 위하여 일어나는 적응양상으로 신체적 자아와 개인적 자아로 구분된다.
　　- 신체적 자아: 감각과 신체상
　　- 개인적 자아: 자신의 성격, 기대, 가치에 대한 평가
　ⓒ 역할기능 양상: 사회적 통합성에 대한 적응양상으로 환경 내의 다른 사람과 상호작용을 하고 적합한 행동역할을 수행하는 것이다.
　ⓓ 상호의존 양상: 사회적 통합성 중에서도 특히 상호작용에 초점을 둔 적응양상으로 타인이나 지지체계와의 관계, 사랑, 존경, 가치를 주고받는 것과 관련이 있으며, 상호의존이란 독립심과 의존심 사이의 균형을 의미한다.
④ 반응: 자극에 대한 대처기전의 활동 결과를 말한다. 이때 자극에 대해 긍정적으로 반응하기 위해서 인간 스스로가 환경 변화에 효과적으로 대응해야 한다고 보았다.
　ⓐ 적응반응: 인간의 통합성을 증진시키는 생존, 성장, 생식, 성숙 등의 긍정적 반응이다.
　ⓑ 비효율적 반응: 통합성 증진에 방해가 되거나 도움을 주지 못하는 반응이다.

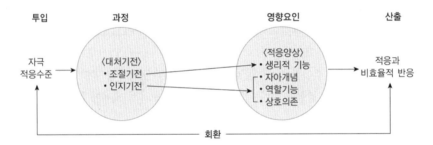

2) 로이(Roy)의 적응이론의 지역사회간호 적용
① 적응이론은 개인을 주요 대상으로 하여 적응기전을 중심으로 개발된 이론이다.
② 가족이나 지역사회 단위의 접근보다는 지역사회나 가족 내의 환자를 중심으로 하는 개인 접근에 쉽게 적용될 수 있다.
③ 간호의 목표는 인간이 포함된 총체적 상태인 적응의 상태를 유지하는 것이다.
④ 간호활동은 자극 자체를 감소시키거나 내적 과정인 적응양상에 영향을 주어 자극에 대해 적응반응을 나타낼 수 있도록 돕는 것이다.

🔧 UNIT 02 　 보건사업기획

1. 지역사회 보건사업 기획

1) 보건사업 기획의 개념

국민의 건강을 지키기 위한 합리적인 목표, 정책, 절차, 수단들을 선택하고 결정하는 보건 활동 과정을 의미한다.

2) 특성

① 조직성: 목적을 달성하기 위해 선정한 내용과 활동 및 절차가 체계에 맞춰 조작
② 계획성: 조직화된 사업을 사전에 철저히 준비하고 완벽하게 계획
③ 통제성: 목적에 부합하지 않는 사항은 배제
④ 공인성: 평가를 거쳐 프로그램의 효율성이 입증되고 공인되어야 함
⑤ 접근성: 대상자가 쉽고 편리하게 접근 가능해야 함
⑥ 목적성: 명확한 목적을 가지고 보건사업을 기획해야 함
⑦ 지속성: 보건서비스의 지속성 확보를 위한 활동을 수행해야 함
⑧ 포괄성: 대상자의 다양한 욕구를 충족시키고 문제를 해결해야 함

2. 보건기획과정

1단계		2단계		3단계		4단계		5단계		6단계
현황분석	→	우선순위 설정	→	목적/목표 설정	→	전략 및 세부 계획 수립	→	수행	→	평가

3. 지역사회보건사업 평가

1) 평가 시기에 따른 분류

현황분석	기획과정에서 사업을 시작하기 전에 지역사회의 건강문제를 분석하여 사업의 시행가능성을 검토하는 과정이다.
과정평가	사업의 수행상태를 파악하고, 개선방안을 검토하는 것으로, 사업의 실행과정 중에 이루어진다.
결과평가	사업이 종료된 이후에 사업의 개선사항과 지속 여부 등을 결정하기 위한 평가이다.

2) 투입-산출 모형(사업과정)에 따른 평가의 유형

구조평가	사업에 투입(input)되는 자원이 충분하고 적절한지를 평가하는 것을 구조평가라 한다. 여기에는 인력의 양적 충분성과 질적 전문성, 시설 및 장비의 적절성, 사업정보의 적정성 등에 대한 평가가 포함된다.
과정평가	과정평가를 통해 평가하는 내용은 목표 대비 사업의 진행 정도, 자원의 적절성과 사업의 효율성 정도, 사업 이용자 특성, 사업전략 및 활동의 적합성과 제공된 서비스의 질 등이다.
결과평가	결과평가는 사업의 종료 시 사업효과를 측정하기 위한 것이다.

단원별 문제

01 지역사회간호에 적용되는 오렘의 자가간호이론에서의 간호목표는?

① 인간의 환경에의 적응양상을 활성화한다.
② 대상자가 자가간호를 수행하게 한다.
③ 대상자 상호 간의 관계를 변화시킨다.
④ 대상자를 외부 환경으로부터 보호한다.
⑤ 피드백을 통해 항상성을 유지하는 것이다.

> **해설** 오렘의 자가간호이론에서 간호목표는 간호역량을 발휘하여 대상자로 하여금 자가간호를 수행하도록 돕는 것이다.

02 다음 간호이론 중 지역사회 간호사업에 가장 적합한 간호이론은 무엇인가?

① 로이의 적응이론   ② 핸더슨의 간호이론
③ 뉴만의 건강관리 체계이론   ④ 오렘의 자가간호이론
⑤ 호만스의 교환이론

> **해설** [뉴만의 건강관리체계이론]
> 이 이론은 개인, 가족, 지역사회에 모두 적용하기 가장 적합한 이론으로 지역사회간호사업에 알맞다.

03 다음 보기의 경우 지역사회간호사는 노인들을 위해 어떠한 보건사업을 기획하는 것이 효과적인가?

- 노인 인구가 점차 증가하고 있고 이중 25%가 만성질환을 가지고 있다.
- 비만노인은 100명 중 20명이며 마을회관, 경로당의 운동기구와 시설 사용이 부족하다.
- 낙상에 대한 두려움으로 실내에서만 지내는 노인이 많다.

① 금연프로그램   ② 운동프로그램
③ 여가프로그램   ④ 사회재활프로그램
⑤ 지역사회 환경개선

해설 활동량이 지극히 부족한 노인에게서 만성질환이나 비만과 같은 질환이 나타날 수 있다. 특히 운동기구나 시설의 이용이 부족하여 실내에서 지내는 노인이 많다는 것은 운동부족을 의미하며 이에 따라 운동프로그램을 운영하는 것이 효과적이다.

04 뉴만의 건강관리체계이론을 10대 임신의 건강문제에 적용했을 때 일차 예방에 해당하는 내용은 무엇인가?

① 산전간호를 위한 재정적 도움을 얻도록 지지
② 10대를 위한 피임서비스를 이용토록 계획
③ 새 가족을 맞아들이는 데 적응하도록 지지
④ 합병증 징후를 위한 의뢰
⑤ 분만과 부모역할 준비

해설 ①③④⑤ 2차 예방에 관한 내용이다.
② 1차 예방이며 3차 예방에도 속할 수 있다.

05 지역사회간호사업의 체계모형에서 산출(output)에 해당하는 것은?

① 지역사회간호 목표의 달성   ② 간호과정
③ 각종자원   ④ 지역사회간호사
⑤ 지역사회

해설 지역사회간호체계는 지역사회간호, 지역사회주민, 지역사회자원을 지역사회에 투입하여 간호과정을 거쳐 지역사회간호 목표의 달성이라는 산출을 한다.

06 체계이론을 지역사회간호에 적용하면 목표, 경계, 인구, 자원, 상호작용, 환경으로 나눌 수 있는데, 간호사는 어디에 해당하는가?

① 자원 ② 인구

③ 목표 ④ 경계

⑤ 환경

해설 [지역사회 체계이론]
- 목표: 지역사회간호목표인 적정기능수준향상
- 경계: 지역사회
- 인구(구성물): 지역사회주민
- 자원: 인적자원, 물적자원, 사회·환경적 자원
- 상호작용: 구성물(인구)과 자원간의 상호작용 – ① 투입 ② 변환 ③ 산출
- 환경(제약요인): 정치적, 제도적, 행정적, 기술적, 사회적, 문화적 환경

07 3년째 생활고를 겪고 있는 최씨는 갑작스런 임신으로 인해 최근 쉽게 피로해지고 소화불량 및 우울 등의 증상을 겪고 있다. 이러한 최씨의 증상을 로이의 적응이론에 적용하였을 때 관련된 자극은 다음 중 무엇인가?

① 초점자극 ② 관련자극

③ 잔여자극 ④ 조정자극

⑤ 대처자극

해설 로이(Callista Roy)가 개발한 적응이론은 간호의 대상인 인간이 주위 환경으로부터 끊임없이 자극을 받고 있으며 자극에 대해 내부의 대처기전을 활용하여 적응 양상을 나타내는데, 이러한 적응 양상은 회환되어 또 다시 자극의 형태로 투입된다고 보고 있다.

08 지역사회간호사가 지역사회간호사업을 수행하는 데 대상자들이 사업에 대해 물질적·비물질적 보상을 받을 때 상호작용이 긍정적으로 지속된다는 이론은?

① 체계이론 ② 기획이론

③ 교환이론 ④ 상호작용이론

⑤ 건강관리체계이론

해설 교환이론은 인간의 행동을 타인과의 대가(cost) – 보수(reward)의 교환과정으로 취급하는 이론으로서 인간의 행동에 관한 사회적 상호작용을 바탕으로 한 분석방법이다.
교환이론은 간호수행 시 가장 많이 적용되는 이론이며, 교환과정에서 지역사회간호사는 지역사회 주민을 수혜자 입장이 아닌 서로 대등한 입장에서 접근한다.

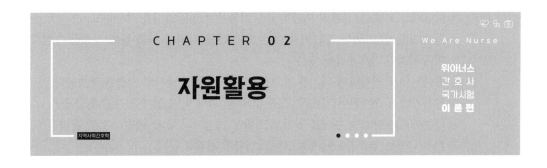

CHAPTER 02

자원활용

We Are Nurse

위아너스
간 호 사
국가시험
이 론 편

지역사회간호학

• • • •

🐾 UNIT 01 지역사회간호활동 및 수단

1. 지역사회간호활동

1) 가정방문활동

(1) 목적

① 가족과 원만한 인간관계를 형성함으로써 가족의 포괄적인 건강관리를 도모한다.

② 가족이 거주하고 있는 실제 환경을 직접 경험하여 가족간호 및 지역사회간호와 관련된 자료를 얻기 때문에 신뢰도가 높고 정확한 진단이 가능하다.

③ 가족이 잠재적으로 가진 장점과 제한점을 확인할 수 있는 기회를 갖는다.

④ 가족 스스로 문제를 해결할 수 있는 능력을 증진시킨다.

(2) 방문의 원리

① 방문은 정확한 업무계획 하에 시행되어야 한다.

② 방문 시 반드시 자신의 신분을 알리고 대상자의 비밀을 지켜야 한다.

③ 방문대상자의 식사시간이나 만성질환자의 휴식시간을 피해 방문하는 것이 좋다.

④ 지역사회 자원을 적절히 이용하며 다른 업무활동과 연결성이 있어야 한다.

⑤ 지역사회간호사의 간호기술은 전문적인 방법이어야 한다.

⑥ 하루에 여러 곳을 방문할 때는 감염성 질환보다는 비감염성 질환, 만성질환보다는 급성질환이 우선순위가 높다.

⑦ 대상자와 함께 계획하고 평가한다.

(3) 가정방문활동 과정

① 방문 전 활동

⊙ 대상자와 가족을 원활히 이해하도록 기록부나 상담일지를 확인하고, 가족에 관한 정보를 알고 있는 기관이나 다른 보건요원들과의 토의를 통해 자료를 수집하며 구체적인 간호계획을 세운다.

　　　ⓒ 방문자에게 연락하여 위치를 확인하고 방문 가능한 날짜와 시간을 조정한다.

　　　ⓒ 방문가방을 준비한다(기록지, 기구 및 약품, 검사 및 측정기구, 각종 용품 등).

　　　ⓔ 방문에 필요한 교통수단을 알아보고 방문 행선지와 목적, 출발시간 및 돌아올 시간을 다른 보건요원들에게 보고하고 명확히 기재해 둔다.

　② 방문 중 활동
　　　⊙ 시도단계: 자신의 이름과 소속을 밝히고 방문목적을 충분히 설명하여서 대상자에게 관심을 표명하고 신뢰관계를 형성한다. 방문 목적을 토의하여 대상자의 요구파악을 위해서 주의 깊은 관찰과 적절한 질의 응답을 하고 신체적 문제뿐만 아니라 환경적·사회적·경제적·교육적 측면의 문제를 포괄적으로 확인한다.

　　　ⓒ 중재단계: 가족 및 지역사회 자원을 최대한 활용하여 적절한 간호계획을 대상자와 함께 세운다.

　　　ⓒ 종결단계: 방문목적을 요약하여 대상자와 가족이 이해하기 쉽도록 충분히 설명하여 정확하고 효과적인 방법으로 간호서비스를 제공한다.

　③ 방문 후 활동
　　　⊙ 방문활동에서 확인된 대상자의 특징, 건강문제 및 앞으로의 계획 등을 기록으로 남기고 방문가방의 약물과 물품을 정리한다.

　　　ⓒ 의뢰가 필요한 대상자의 경우에는 의뢰해야 할 기관에 연락을 취하고 추후관리가 필요하면 추후관리 대상자 카드를 작성한다.

　　　ⓒ 방문활동의 진행과정, 간호수행의 적합성, 목표달성 정도 등을 평가하고 반영한다.

　　　　예 보건소 방문간호사가 고혈압이 있는 독거노인의 가정을 방문하여, 복용하지 않아서 그대로 남아 있는 고혈압 약을 발견하였다. 혈압이 140/100mmHg로 측정되었다면 약물복용 여부를 자주 확인하고 교육한다.

　　　ⓔ 다른 요원이나 상급자에게 가정방문 결과를 구두 또는 서면으로 보고한다.

(4) 가정방문활동의 장·단점

　① 장점
　　　⊙ 가정방문을 통해 대상자의 전체적인 상황 파악이 가능하며, 상황에 맞는 간호를 제공할 수 있다.

　　　ⓒ 거동이 불편한 대상자에게 서비스 제공의 기회와 접근성을 높일 수 있고 가정의 전반적인 정보를 포괄적으로 수집할 수 있다.

　　　ⓒ 건강관리실에 비해 긴장감이 덜하고, 가정이라는 편안한 분위기에서 서비스를 받을 수 있다.

　　　ⓔ 대상자는 자신의 건강결정권과 건강통제력을 향상시킬 수 있는 계기가 되며, 지역사회간호사와 우호적인 관계를 증진시킬 수 있다.

　　　ⓜ 가족의 자원을 활용하여 시범을 보일 수 있어서 효과적이다.

② 단점

    ㉠ 집집마다 방문해야 하기 때문에 시간과 비용이 많이 든다.

    ㉡ 가정을 방문하는 것에 대해 대상자가 부담을 가질 수 있고, 교육 및 상담을 할 때 주변 가족들로 인해 산만하거나 혼란스러운 분위기가 될 수 있다.

    ㉢ 같은 문제를 가진 사람들끼리 서로 정보를 나누는 집단효과를 볼 수 없다.

    ㉣ 간호제공 시 건강관리실의 물품이나 기구들을 충분히 활용하지 못한다.

(5) 가정방문활동의 우선순위

① 개인보다는 집단을, 건강한 인구집단보다는 취약한 인구집단을 우선으로 한다.

② 일반적으로 감염성 질환을 우선으로 해야 하나, 하루에 여러 곳을 방문해야 할 경우에는 비감염성 질환, 면역력이 낮은 집단 대상자부터 우선 방문한다.

③ 급성질환과 만성질환일 때는 급성질환을 우선으로 한다.

④ 가정을 방문해야 하는 경우에는 급성질환이더라도 그것이 감염성 질환인 경우에는 감염의 우려가 있기 때문에 나중에 방문해야 한다.

⑤ 문제가 있는 대상자와 의심이 가는 대상자 중 의심이 가는 대상자를 우선으로 한다.

⑥ 대상자의 생활수준과 교육수준이 낮을수록 취약하므로 우선순위가 높다.

2) 건강관리실 운영

(1) 건강관리실의 형태

① 고정 건강관리실: 보건소의 모자보건실, 영유아실, 가족계획실, 결핵실, 진료실, 예방접종실과 학교의 보건실, 산업장의 건강관리실 등이 해당된다.

② 이동 건강관리실: 배 또는 버스 등을 이용하여 간호서비스를 제공하는 것이다.

(2) 건강관리실 설치 장소

① 교통이 편리하고 주민들이 잘 아는 곳이어야 한다.

② 냉·난방과 환기장치 및 화장실, 수도시설이 이용가능한 곳이어야 한다.

③ 바닥은 청소하기 쉬운 재료를 사용해야 청결을 유지하기 좋다.

④ 결핵실은 상담할 수 있는 조용하고 분리된 공간으로 예방접종실과 먼 곳에 위치하게 하는 것이 좋다.

⑤ 건강상담 및 건강검진 등에 비밀이 보장될 수 있는 개별적인 공간을 준비해야 한다.

(3) 건강관리실의 운영 – 기구 및 물품관리

① 사용량과 예비수량을 고려하여 구입하여야 하며 고정된 건강관리실에서 사용되는 물품은 소독하여 물품대장과 함께 비치해야 한다.

② 이동건강관리실에서 소요되는 기구는 대부분 감염관리와 효율성과 편리성을 고려하여 일회용으로 준비하는 것이 좋다.

③ 물품주문은 과거 사용량을 참고로 하여 현재 사용량을 예측하여 필요량에 따라 목록을 작성하여 청구양식에 기록한 뒤 절차에 따라 주문한다.

④ 물품보관은 중앙창고에 보관하며 물품대장을 만들어 매일 수량을 확인하고 새로운 물품이 구입되거나 폐품처리를 할 때 물품대장과 일치하여야 한다.

⑤ 물품불출 시는 원장에 출고량을 기록하고 담당직원이 서명한 뒤 불출하며 물품을 받아 사용하는 부서의 목록에 기록한다.

⑥ 물품통제와 유지에서는 사용자에게 물품사용과 관리방법을 주지시키며 이를 위해 점검계획표와 점검표를 만드는 것이 필요하다.

(4) 건강관리실 활동의 장·단점

① 장점
  ㉠ 방문활동에 비해 지역사회간호사의 시간과 비용을 절약할 수 있다.
  ㉡ 건강관리실에 비치된 다양한 물품과 기구의 사용이 가능하다.
  ㉢ 한정된 공간에서 건강관리가 이루어지므로 외부환경의 영향을 덜 받는다.
  ㉣ 같은 문제를 가진 대상자들끼리 서로 경험을 나누어 스스로 해결방법을 찾을 수 있다.
  ㉤ 특별한 상담 및 의뢰활동을 즉각적으로 실시할 수 있다.

② 단점
  ㉠ 대상자가 건강관리실 운영 시간 내에 방문하지 못할 가능성이 있다.
  ㉡ 건강관리실을 방문하는 것이 불가능한 대상자들은 혜택을 받지 못한다.
  ㉢ 대상자가 심리적으로 긴장할 경우 자신의 문제를 솔직히 드러내지 않는다.
  ㉣ 대상자와 가족의 실제 현황을 파악하는 것이 어렵고 상황에 맞는 교육과 상담, 시범을 제공하는 데 한계가 있다.

3) 상담활동

(1) 상담의 목적

상담을 통해 내담자가 자신의 문제를 인식할 수 있는 힘을 얻도록 하며, 문제해결 방안을 스스로 찾고 완전한 기능을 발휘할 수 있는 사람이 되도록 돕는 기능을 한다.

(2) 상담의 원리

① 상담자의 모든 행동에는 분명한 이유와 목적이 있으며 개인이나 가족 자신들의 건강문제를 정의하고 문제를 해결하여 습득한 지식과 기술을 통해 태도를 변화시키고, 건강한 행위를 할 수 있도록 용기를 주는 의사소통 전체를 말한다.

② 상담원이 즉각적으로 관찰할 수 있는 것뿐만 아니라 주의를 집중하지 않으면 놓치기 쉬운 반응이 있음을 알고 이해하는 것이 바람직하다.

③ 상담의 중간목표와 최종목표를 정하고 상담자와 같이 그 목표를 달성하도록 노력해야 한다.

(3) 상담의 과정

① 관계형성 및 경청: 관계형성은 상담의 초기단계이며, 상대방 이야기를 경청하는 것이 중요하다. 경청은 가장 좋은 상담이다.

② 탐색과 직면: 상담자가 자신의 문제와 직면하도록 하는 단계로, 문제를 정확히 이해하고 규명하여 상담의 목적을 탐색하고 상담자의 행동방향을 탐색한다.

③ 종결: 문제에 직면한 후 바람직한 생각을 행동화하도록 지지하고 주위의 도움 없이도 자신의 문제를 추진하도록 지지와 격려를 통해 문제를 해결하도록 도와준다.

🩺 UNIT 02 지역사회 자원활용 및 연계활동

1. 지역사회 자원의 종류

1) 가족과 지역사회 자원

(1) 인적 자원

가족과 지역사회 안에서 활용 가능한 인적 자원을 찾거나, 간호할 수 있는 가족구성원을 찾아서 교육시킨다.

(2) 물리적 자원

주민의 건강관리를 위하여 적절한 건물, 시설, 도구, 기구, 자료 및 물리적 환경자원을 의미한다.

(3) 사회적 자원

가족 및 지역사회의 건강에 대한 지식과 기술수준 및 지역사회 및 가족의 조직과 건강에 대한 가치관 등이 자원으로 활용된다.

(4) 경제적 자원

지역사회간호사업에 필요한 가족 및 지역사회의 경제적 자원은 건강문제의 종류, 지역사회 내 기존 시설 이용 가능성 여부, 총수입, 재정적 책임 등에 따라 다르다.

2) 지역사회간호사의 자원

(1) 건강평가기술

관찰과 정보수집 등을 관계요원과 협조하여 분석·평가한 후 가족 및 지역사회의 건강문제와 간호요구를 파악한다.

(2) 간호기술

분만 및 신생아 간호기술, 응급처치기술, 예방접종기술 등

(3) 보건교육기술

상담기술, 면접기술, 집회를 통한 시범 및 지도 등

3) 가족 및 지역사회 이외의 자원

가족이나 지역사회 이외의 지역사회 자원으로 공공기관, 종합병원 및 의원, 영리단체 및 비영리단체 등을 의미한다.

2. 자원의 활용 및 의뢰활동

1) 지역사회 자원의뢰 활동을 위한 준비(자원활용 적용 원리)

① 이용가능한 보건자원을 파악하여 우선적으로 이용한다.
② 각 보건기관의 사업목적 및 임무와 제한점 등을 알아둔다.
③ 편리하고 간편한 의뢰방법을 정하고 자원에 대한 참고 서류철을 만든다.

2) 의뢰를 할 때 주의사항

① 의뢰하기 전에 개인, 가족, 지역사회와 먼저 의논하여 그들이 의뢰한다는 사실을 납득하도록 한다.

② 의뢰 여부 결정은 반드시 대상자 본인이 하게 한다.

③ 가능하면 먼저 연락하거나 개인적으로 방문한 후 적절한 의뢰서에 필요한 정보를 기재하여 개인, 가족에게 전달하고 직접 그 기관으로 가게 한다.

④ 개인이나 가족에게 의뢰하는 기관에 관해 설명하고 필요한 정보를 제공한다.

⑤ 위치를 정확하게 알려주고 담당자를 만날 시간과 장소를 알려준다.

⑥ 의뢰는 가능한 한 개개인을 대상으로 하며 의뢰 직전에 대상자의 상태를 한 번 더 확인한다.

⑦ 의뢰하는 기관과 그 담당자를 사전에 접촉한다. 의뢰하기 전에 관련된 모든 사실을 알아둔다.

3. 매체활용

지역사회간호사는 다양한 매체의 기능을 파악하여 적절하게 활용하여서 효과를 극대화해야 한다.

1) 편지

편지는 방문 약속날짜를 어겼을 경우 다음 날짜를 알려주기 위해 주로 사용되며 효과가 극히 제한되어 있다.

(1) 장점

경비가 절약되고 문제해결을 위한 행동에 대하여 책임지게 할 수 있다.

(2) 단점

① 가정 상황의 관찰과 파악이 불가능하고 새로운 문제를 발견할 기회가 없다.

② 수신인에게 전달되지 않을 경우에는 확인이 불가하다.

2) 전화

전화는 가장 빈번하고 광범위하게 사용되며 최근 휴대전화의 사용으로 활용도가 더욱 높아졌다.

(1) 장점

① 시간과 비용 면에서 경제적이고 대상자의 방문에 대한 부담감이 없다.

② 시간의 제한을 덜 받고, 접촉의 기회가 많으며 편지보다는 사무적 느낌이 덜하다.

③ 가정방문이 필요한 대상자를 선별하는 방법이 된다.

(2) 단점

가정 상황에 대한 전체적인 파악이 어려우며 휴대전화가 없는 경우 접촉이 불가능하다.

3) 유인물

지역사회간호사가 지역사회 주민에게 제공하는 보건교육 내용을 지속적으로 기억하도록 해준다. 건강관리실을 방문하여 대기하는 동안 볼 수 있도록 필요한 내용의 유인물을 준비하도록 한다.

(1) 장점

보관이 용이하여 언제든지 볼 수 있고 계획적으로 필요한 정보를 담고 있어서 다른 매체보다 신뢰성이 높다.

(2) 단점

글을 알지 못하거나 읽지 않으면 효과가 없고 제작기술이 필요하며 제작비가 많이 든다.

4) 벽보

(1) 장점

시각을 자극하여 전파 효과가 높고 그림과 글씨를 통해 대상자의 흥미를 유발할 수 있다.

(2) 단점

제작에 특별한 기술이 요구되며 장기적으로 게시할 수 있는 장소와 시설이 필요하다.

5) 방송

지역사회 주민의 건강관리에 대한 교육이나 전달사항이 있을 때 방송을 활용할 수 있다.

(1) 장점

① 많은 대상자에게 가장 빠르게 정보를 전달할 수 있다.
② 스피커로 나가는 소리가 행사에 참여하는 기분이 들도록 친근감을 줄 수 있다.
③ 권위 있게 인식됨으로써 대상자의 주의를 집중시킬 수 있다.

(2) 단점

시간이 지나면서 기억이 상실되므로 쉽게 잊혀질 수 있으며 방송망의 활용이 번거롭다.

6) 인터넷

인터넷은 대상자가 원하는 정보를 빠르게 탐색할 수 있으며 정보를 저장하고 관리할 수 있다.

(1) 장점

업무처리 속도가 빠르고 효율적이며 자료를 송신하거나 수정·보완이 용이하다.

(2) 단점

① 사생활보호, 기밀보호에 취약할 수 있고 제작기술과 활용능력이 없으면 사용에 지장을 받고, 사용 효율성도 떨어진다.
② 디지털 기기의 초기 구입비용이 비싸다.
③ 인터넷 상의 여과없이 노출된 무분별한 자료를 통해 잘못된 정보를 얻을 수 있다.

4. 지역사회 조직화와 주민참여

1) 주민참여의 개념

① 지역사회 집단 스스로 지역사회의 문제를 파악하고, 문제해결을 위한 목표를 설정한다.
② 지역자원의 동원, 중재전략 수립 등 지역사회의 변화를 초래하기 위한 일련의 집합적 활동
　　예 다른 지역사회와 선의의 경쟁을 하도록 유도하는 것

2) 주민참여형태

① 동원단계: 주민의 자발적 참여도가 아주 낮은 상태로 형식적이고 강요된 참여 형태이다.

② 협조단계: 주민의 참여를 유도하나 보건사업의 계획과 조정과정이 제공자 측에 의해 독점되는 상태이다.

③ 협력단계: 협조단계보다는 강제성이 약화된 주민참여 형태로 설득방식에 의한 주민참여가 강조되는 단계로 보건사업의 계획과 조정과정에서 주민들의 의사가 반영되도록 하는 상태이다.

④ 개입단계: 주민측에서 개발사업 과정이 공개되기를 주장하고 의사결정에 개입하려 하는 형태이다.

⑤ 주도단계: 주민의 주도적 접근이 최고조에 해당하는 형태로 주민 스스로 자주적인 관리를 강조하는 것이다.

♡ ⓑ ⓐ We Are Nurse 지역사회간호학

단원별 문제

01 다음 가정방문의 원칙으로 옳지 않은 것은?

① 간호는 업무계획에 의하여 수행된다.
② 개인 및 그 가족, 지역사회와 공동으로 일한다.
③ 전염성대상자는 마지막에 방문한다.
④ 지역사회의 자원을 적극 활용한다.
⑤ 뚜렷한 방문 목적을 가지지 않아도 된다.

해설 [가정방문의 원리]
• 방문계획에 따른 분명한 방문 목적이 있어야 한다.
• 지역사회간호사가 행하는 간호기술은 전문적인 방법이어야 한다.
• 지역사회자원을 적절히 이용하며 다른 업무활동과 연결성이 있어야 한다.
• 하루에 여러 곳을 방문할 때는 가정방문의 우선순위를 세워 방문한다. 비감염성 영아부터 방문하고, 감염성 환자는 마지막에 방문하여 간호사가 감염병을 옮기는 일이 없도록 한다.
• 방문 시 반드시 자신의 신분을 밝히고, 대상자로부터 얻은 사적 비밀을 누설하지 않는다.
• 방문대상자의 식사시간이나 만성 질환자의 휴식시간을 피해서 방문하는 것이 좋다.

02 다음 중 지역사회간호사가 가정방문 시 가장 먼저 해야 하는 단계는?

① 환자 및 가족의 행동관찰
② 가족의 발달, 문화적, 사회적 특성 사정
③ 가족과의 상호관계 형성
④ 가족의 문제점 발견
⑤ 가정 내 물리적 환경 파악

해설 가정방문 시 가장 먼저 필요한 것은 방문간호사와 대상자, 가족과의 라포 형성이다.

03 지역사회간호 활동의 수단 중 가정방문의 장점으로 알맞은 것은?

① 간호사의 시간을 절약할 수 있다.
② 다른 전문 요원의 도움을 받는 것이 용이하다.
③ 하루에 많은 대상자를 만날 수 있어 비용효과적이다.
④ 같은 문제를 가진 대상자끼리 서로의 경험을 나눌 수 있다.
⑤ 가정환경을 파악할 수 있어 가족의 상황에 맞는 간호를 제공할 수 있다.

> 해설 ① 집집마다 방문을 해야 하기 때문에 시간 절약은 어렵다.
> ② 다른 전문 요원의 도움을 받을 수 있는 것은 건강관리실의 장점에 속한다.
> ③ 대상자를 한번 방문할 때마다 시간이 많이 소요되기 때문에 비용 효과적일 수 없다.
> ④ 대상자끼리 서로의 경험을 나누는 것은 건강관리실의 장점에 속한다.

04 지역사회간호사가 결핵에 걸린 가족을 방문하여 간호중재를 수행하려고 한다. 간호사의 방문 중 활동에 해당하는 것은?

① 상사에게 보고 후 전문기관으로 의뢰한다.
② 간호수행에 필요한 기구와 약품, 측정도구 등을 챙긴다.
③ 결핵약을 복용하고 있는 환자의 가족에게 체온측정 방법을 알려줘서 가족들이 도울 수 있도록 교육한다.
④ 방문활동의 진행과정, 목표달성정도, 간호수행의 적합성을 평가하여 설문지를 작성한다.
⑤ 결핵약을 복용 중인 환자의 명단을 받고, 환자에 대한 정보를 알고 있는 기관이나 다른 요원들과의 회의를 통해 자료를 조사한다.

> 해설 ①④ 방문 후 활동에 해당한다.
> ②⑤ 방문 전 활동에 해당한다.

05 다음 중 고정식 건강관리실의 종류에 해당하지 않는 것은?

① 보건진료소 ② 건강검진차
③ 보건소 ④ 학교 내 보건실
⑤ 보건소 내 모성실

> 해설 [건강관리실]
> 건강관리실은 지역사회 간호사가 간호계획을 수립하고 실행하는 장소로, 지역사회 간호사업의 전달은 대부분 건강관리실을 통하여 이루어진다.
> [분류]
> • 고정식: 학교 내 보건실, 보건소 내 모성실 등 계속적으로 고정되어 있는 형태
> • 이동식: 건강검진차, 배 또는 버스 안에서 운영하는 형태

06 지역사회간호 활동 중 건강관리실에 대한 설명으로 맞지 않는 것은?

① 대상자가 직접 방문하기 때문에 간호사의 시간을 절약할 수 있다.
② 구분된 장소에서 건강관리가 이루어지므로 외부환경의 영향을 적게 받는다.
③ 낯선 환경으로 인해 대상자가 자신의 심리 상태를 잘 드러내지 않는다.
④ 가정환경을 파악할 수 있어 가족의 상황에 맞는 간호를 제공할 수 있다.
⑤ 건강관리실에 비치된 다양한 물품과 기구의 사용이 가능하다.

> **해설** ④ 가정환경을 파악하고 그에 맞는 간호를 제공할 수 있는 것은 가정방문의 장점에 해당한다.

07 지역사회간호사가 하루 동안 가정방문 시 다음 중 가장 마지막에 방문해야 할 곳은 어디인가?

① 생후 3주된 영아　　　　　② 고혈압환자
③ 성병환자　　　　　　　　④ 결핵에 걸린 사람이 있는 가정
⑤ 임신 6개월 된 산모

> **해설** 면역력이 약한 영아부터 감염력이 있는 환자에게로 방문순서를 정하여야 병의 전염을 예방할 수 있다.

08 지역사회간호사가 하루 중에 방문해야 할 가정방문 순서로 옳은 것은?

가. 임신 8개월 된 임부가 있는 가정
나. 성병 환자가 있는 가정
다. 어제 출생한 정상아가 있는 가정
라. 집에서 격리 중인 독감 환자가 있는 가정

① 가→나→다→라
② 가→다→나→라
③ 다→가→나→라
④ 다→가→라→나
⑤ 라→나→다→가

> **해설** 하루 중에 방문하는 경우에는 면역력이 가장 약한 신생아부터 감염력이 강한 독감 환자에게로 방문해야 한다.

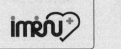

간결 간호사 국가시험대비
지역사회간호학

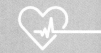

지 역 사 회 간 호 학

인구집단별 건강증진 및 유지

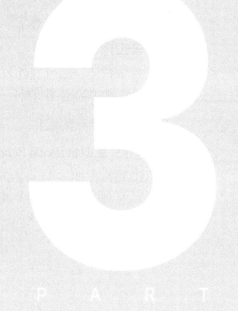

P A R T

CHAPTER 01

We Are Nurse

위아너스
간 호 사
국가시험
이 론 편

건강증진사업 운영

지역사회간호학

UNIT 01 건강증진

1. 건강증진의 개념

1) 건강증진의 정의

(1) WHO(1985)

건강증진이란 사람들로 하여금 건강에 대한 통제력을 향상시키도록 능력을 증진시키는 과정이다.

(2) 오도넬(O'Donnell, 1989)

건강증진이란 최적의 건강상태를 지향하기 위하여 사람들의 생활양식을 변화시키는 데 도움을 주는 과학과 기술이다. 최적의 건강은 신체적·정신적·사회적·영적·지적 건강의 조화이며 생활양식의 변화는 행동의 변화, 건강 습관 지지 환경, 인식의 변화를 통해 강화된다고 주장했다.

(3) 국민건강증진법(1995)

건강증진은 건강에 대한 지식보급과 실천할 수 있는 여건 마련을 통해 건강에 대한 가치와 책임의식을 함양하는 것이다.

2) 건강증진의 역사적 배경

(1) 라론드 보고서(Lalonde Report)

① 1974년 캐나다의 라론드(Lalonde)가 보건의료의 중점을 치료중심의 의학적 모형에서 예방중심의 총체적 모형으로 전환시킨 라론드 보고서를 통해 건강증진의 중요성에 대해 제시하였다.

② 라론드 보고서는 생물학적 요인, 환경적 요인, 생활양식 요인, 보건의료조직 요인을 동등하게 중요시 하는 건강장(Health-field)의 개념을 대중화하였다.

③ 건강 결정요인을 개인의 생활양식(50%), 유전적 요인(20%), 물리적 환경 요인(20%), 보건의료서비스(10%)로 구분하면서 가장 중요한 요인은 생활양식임을 강조하였다.

④ 개인의 생활습관은 건강결정요인 중 질병발생에 가장 큰 영향을 미치며 개인의 의지에 따라 통제가 가능한 요인이다.

(2) 건강증진 보건사업의 궁극적 목표

① 보건사업의 궁극적인 목표는 대상자들의 건강수준을 향상시키는 것이며 건강결정위험요인(Health determinants)과 기여요인(Health contribution)으로 구분된다.

② 건강결정요인은 어떤 특정한 인구집단이나 개인의 건강에 직접적으로 영향을 미치는 요인이다.

③ 건강기여요인은 건강결정요인에 직·간접적으로 영향을 미치는 요인으로 심장병의 건강결정요인이 가족력, 고지질 식사, 비만, 고혈압 등이라고 한다면, 건강기여요인은 이러한 결정요인에 영향을 주는 것이다.

2. 건강증진 관련 국제회의

1) 제1차 오타와 국제회의(Ottawa, 1986)

(1) 건강이란 삶의 목적이 아닌 일상생활을 위한 것이며, 건강증진은 사람들이 자신의 건강에 대한 통제력을 증대시키고 건강을 향상시키는 능력을 갖도록 하는 개념을 정립하였다.

(2) 건강증진의 3대 원칙

① 옹호(advocacy): 건강에 대한 관심을 불러일으키고, 보건의료의 수요를 충족할 수 있는 건강한 보건정책을 수립해야 한다.

② 역량강화(empowerment): 개인과 가족의 건강권을 인정하고, 그들 스스로 건강관리에 적극 참여하여 자신의 행동에 책임을 갖도록 해야 한다.

③ 연합(alliance): 모든 사람이 건강하도록 관련 전문가들이 연합해야 한다.

(3) 건강증진 원칙의 5대 활동요소

① 건강한 공공정책의 수립 → 2차 애들레이드 국제회의의 토대가 됨

- 운동시설 이용료에 대해 소비세를 경감하도록 관련 법을 개정하였다.
- 경찰청은 어린이, 노인·장애인 보호구역에서 속도위반 과태료를 대폭 인상하였다.

② 건강지향적 환경조성 → 3차 선즈볼 국제회의의 토대가 됨

③ 지역사회 활동의 강화

④ 개인기술의 개발

⑤ 보건의료서비스의 방향 재설정

2) 건강증진을 위한 국제회의 정리

제1차 건강증진을 위한 국제회의 오타와 (캐나다, 1986)	• 건강증진의 3대 원칙 　① 옹호(advocacy) 　② 역량강화(empowerment) 　③ 연합(alliance)　　　　　• 건강증진 원칙의 5대 활동요소 　　　　　　　　　　　　　　① 건강한 공공정책의 수립 　　　　　　　　　　　　　　② 건강지향적 환경조성 　　　　　　　　　　　　　　③ 지역사회 활동의 강화 　　　　　　　　　　　　　　④ 개인기술의 개발 　　　　　　　　　　　　　　⑤ 보건의료서비스의 방향 재설정 • 건강한 공공정책의 수립의 예 　⟮예⟯ 운동시설 이용료에 대해 소비세를 경감하도록 관련 법 개정 　⟮예⟯ 경찰청은 어린이, 노인, 장애인 보호구역에서 속도위반 과태료를 대폭 인상
제2차 건강증진을 위한 국제회의 애들레이드 (호주, 1988)	• 제1차 회의에서 제시한 5가지 건강증진 원칙 중 건강한 공공정책의 수립에 대해 집중 토의 　① 공공정책에서의 우선순위　② 여성건강의 개선(여성의 건강증진) 　③ 식품과 영양　　　　　　　④ 흡연과 음주 　⑤ 지지적 환경의 조성
제3차 건강증진을 위한 국제회의 선즈볼 (스웨덴, 1991)	• 건강을 지원하는 환경구축 강조 • 환경을 변화시키는 전략으로 정책개발, 법제도, 조직방향의 재설정, 옹호, 인식의 제 　고, 능력의 부여, 자원의 동원, 지역사회 역량의 강화를 채택
제4차 건강증진을 위한 국제회의 자카르타 (인도네시아, 1997)	• 건강증진을 보건의료개발의 중심에 둠 　① 건강을 위한 사회적 책임의 향상 　② 건강증진사업의 전개를 위한 투자증대 　③ 건강을 위한 동반자적 관계 구축 및 확대 　④ 지역사회의 능력증대 및 개인역량의 강화 　⑤ 건강증진을 위한 인프라 구축
제5차 건강증진을 위한 국제회의 멕시코시티 (멕시코, 2000)	• 건강증진을 위한 과학적 근거 확보와 파트너십 형성 　① 건강을 위한 사회적 책임감의 증진 　② 건강증진 및 개발을 위한 투자의 증대 　③ 지역사회의 역량과 개인의 능력 향상 　④ 건강증진을 위한 과학적 근거의 강화 　⑤ 보건조직과 서비스의 재구성
제6차 건강증진을 위한 국제회의 방콕 (태국, 2005)	• 건강 결정 요소를 다루기 위한 정책과 파트너십 　① 건강의 중요성 및 형평성 주장　② 건강을 위한 투자 　③ 건강증진을 위한 역량 강화　　④ 규제 및 법규 제정 　⑤ 건강을 위한 파트너십 및 연대 구축
제7차 건강증진을 위한 국제회의 나이로비 (케냐, 2009)	• 주제: 수행역량 격차 해소를 통한 건강증진과 개발 • 나이로비 선언과 아프리카의 날 　① 지역사회 권능 부여(지역사회 역량 강화)② 건강지식 및 건강행동 　③ 보건시스템(보건체계)의 강화　　　④ 파트너십 및 부문 간 활동 　⑤ 건강증진을 위한 역량 구축

제8차 건강증진을 위한 국제회의 헬싱키 (핀란드, 2013)	• "건강을 모든 정책들에서" ① 건강증진에 대한 목표와 성과를 되돌아봄향후 건강 체계들의 지속가능성, 지속가능한 개발 의제들에 대한 토의가 이루어짐 ② 향후 건강 체계들의 지속가능한 개발 의제들에 대한 토의가 이루어짐 (가능하면 2번 동그라미는 한줄로 써주세요)
제9차 건강증진을 위한 국제회의 상하이 (중국, 2016)	① "모두의 건강과 건강을 위한 모든 것" ② 지속가능한 발전의 본질이 되는 것은 "건강"과 "웰빙"임을 인식 ③ 지속가능발전을 위한 모든 활동을 통해 건강증진을 달성
제 10차 건강증진을 위한 국제회의 제네바 (스위스, 2021)	• "Well-being societies" ① 평등한 경제설계 ② 공익을 위한 공공 정책 수립 ③ 보편적 건강 보장 달성 ④ 이익을 강화하기 위한 디지털 혁신 ⑤지구를 소중히 여기고 보존해야 할 의무

3. 건강증진 및 건강행위이론

1) 타나힐(Tannahill)의 건강증진모형

(1) 타나힐(Tannahill)의 건강증진모형은 보건의료사업가들이 널리 사용하는 모형으로 보건교육, 예방, 건강보호의 3가지 분야로 구성되어 있다.

① 보건교육: 적극적으로 건강을 향상시키고 불건강을 예방하기 위한 일련의 의사소통 활동
② 예방: 보건의학적 개입을 통해 질병과 불건강을 감소시키는 것
③ 건강보호: 법률적·재정적·사회적 방법을 통해 건강에 유익한 환경을 제공함으로써 인구집단을 보호하는 것

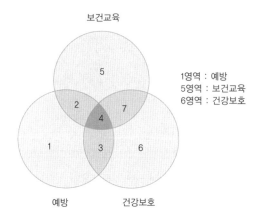

[타나힐(Tannahill)의 건강증진모형 3가지 분야]

(2) 타나힐(Tannahill)의 건강증진 모형은 독립적 부분과 중복되는 부분을 구분하여 다음의 7가지 영역을 제시하였다.

① 예방서비스: 예방접종, 자궁검진, 고혈압 발견, 금연을 위한 니코틴껌 사용, 감시 체계
② 예방적인 보건교육: 금연상담과 정보 제공
③ 예방적인 건강보호: 수돗물 불소 첨가
④ 예방적인 건강보호를 위한 보건교육: 안전벨트 의무사용 입법을 위한 로비활동
⑤ 긍정적인 보건교육: 청소년 대상의 생활기술 습득활동
⑥ 긍정적인 건강보호: 작업장 금연정책
⑦ 긍정적인 건강보호에 목적을 둔 보건교육: 담배광고 금지를 위한 로비활동

2) PRECEDE-PROCEED 모형

(1) PRECEDE-PROCEED 모형의 개념

① PRECEDE-PROCEED: Predisposing, Reinforcing and Enabling Causes in Educational Diagnosis and Evaluation-Policy, Regulatory and Organizational Constructs in Educational and Environmental Development
② 보건교육의 계획부터 수행, 평가과정을 연속적인 단계로 제공하여 포괄적인 건강증진계획이 가능하도록 한 모형으로 PRECEDE와 PROCEED 두 과정으로 구성된다.
③ PRECEDE 과정은 보건교육사업의 우선순위결정 및 목적설정을 보여주는 진단단계이며, PROCEED 과정은 정책수립 및 보건교육사업 수행과 사업평가에서의 대상 및 그 기준을 제시하는 건강증진 계획의 개발단계이다.

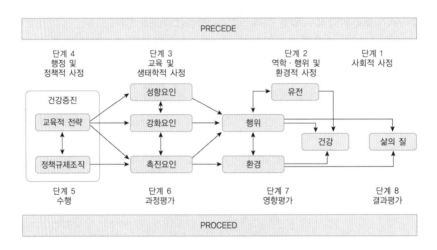

[PRECEDE-PROCEED 모형]

(2) PRECEDE-PROCEED 모형의 8단계

① 사회적 진단(1단계): 지역사회 주민의 삶의 질에 영향을 미치는 사회적 요인을 규명하는 단계이다.
ⓐ 객관적 사정: 주택밀도, 대기환경과 같은 환경적 지표와 실업률과 같은 사회적 지표, 지역사회와 관련된 신문, 방송매체, 각종 센서스 자료, 생정기록 자료 등
ⓑ 주관적 사정: 지역사회 주민의 적용

② 역학적 진단, 행위 및 환경적 진단(2단계)

　㉠ 사회적 진단 단계에서 규명된 삶의 질에 영향을 미치는 구체적인 건강문제를 재조명하고, 건강문제들에 순위를 결정하여 부족한 자원과 사용할 가치가 있는 건강문제를 확인하여, 건강문제와 원인적으로 연결되어 있는 건강관련 행위와 환경요인을 규명하는 단계이다.

　㉡ 기존의 PRECEDE 모형에서는 행동적 요인만을 고려하였으나 PROCEED 모형에서는 생활양식과 환경적 요인까지를 고려하였다.

　　- 삶의 질을 가늠하는 5D: 사망률(death), 이환율(disease), 장애율(disability), 불편감(discomfort), 불만족(dissatisfaction)

　　- 역학적 자료는 대상 인구집단의 건강문제 분포와 크기를 나타냄으로써 건강문제의 상대적 중요성을 제시해준다.

③ 교육 및 조직적 또는 생태학적 진단(3단계): 건강행위에 변화를 가져오기 위한 보건교육 프로그램을 설정하는 단계로 전단계에서 규명된 건강행위에 영향을 주는 성향요인(predisposing factors), 강화요인(reinforcing factors), 촉진(가능)요인(enabling factors)을 사정한다.

　㉠ 성향요인(Predisposing factors): 건강행위 관련 근거나 동기를 제공하는 인지적·정서적 요인으로 지식, 태도, 신념가치, 자기효능 등이 있고 중재전략을 세우거나 보건교육 계획에 매우 유용하다.

　㉡ 촉진요인(Enabling factors): 개인이나 조직의 건강행위 수행을 가능하게 도와주는 요인으로 보건의료 및 지역사회 자원의 이용 가능성, 접근성, 시간적 여유 제공성과 개인의 기술, 개인의 자원 및 지역사회 자원 등이다.

　㉢ 강화요인(Reinforcing factors): 보상, 칭찬, 처벌 등과 같이 행위가 지속되거나 없어지게 하는 요인으로 사회적 유익성, 신체적 유익성, 대리보상, 사회적 지지, 친구의 영향, 충고, 보건의료제공자에 의한 긍정적·부정적 반응 등이 있다. 이 3가지 요인의 범주는 상호배타적인 것이 아니므로 한 요소가 여러 요인에 속할 수도 있으며 어떤 단순한 행위라도 한 가지 원인 때문에 나타나는 행위는 거의 없고, 어떤 행위라도 이 3가지 요인이 복합적으로 영향을 미쳐 나타나게 된다.

④ 행정·정책적 진단(4단계): 이전 단계에서 세워진 계획이 건강증진 프로그램으로 전환되기 위해서는 행정 또는 정책적인 진단이 필요하며 건강증진 프로그램에 이용 가능한 예산, 자원, 시간, 프로그램 수행 시 극복해야 할 장애, 프로그램 지원 정책 등이 있는지를 사정하는 단계이다.

⑤ 수행(5단계): 성공적으로 사업을 수행하기 위해서는 적절한 계획과 예산, 조직과 정책의 지지, 인력훈련과 감독, 과정평가 단계에서의 적절한 감시 및 대상자의 요구에 대한 민감성과 상황변화에 따른 융통성, 장기목적에 대한 인식, 유머 감각 등도 중요하다.

⑥ 평가(6~8단계)

　㉠ 과정평가(process evaluation): 프로그램의 수행이 정책, 이론적 근거 프로토콜 등에 의해 잘 이루어졌는지 평가하는 것이다.

ⓛ 영향평가(impact evaluation): 대상행위와 성향요인, 촉진요인, 강화요인, 그리고 행위에 영향을 미치는 환경요인이 목표행동에 미치는 즉각적인 효과에 대해 평가한다.

ⓒ 결과평가(outcome evaluation): 진단의 초기 단계에서 사정된 건강상태와 삶의 질 변화를 평가한다.

3) 건강신념모형(HBM: Health Belief Model)

(1) 건강신념모형의 개념

① 사람들이 질병예방 프로그램에 참가하지 않는 이유를 설명하기 위하여 개발되었다.

② 건강신념모형은 예방적 행위를 하지 않은 사람들이 질병예방 행위를 실천할 수 있도록 중재를 제공하는 데 유용하다.

③ 개인이 생각하는 가치와 신념이 행동으로 연결된다는 심리학 이론에서 착안되었고, 레빈(K. Lewin)의 장이론(field theory)에 근거하여 개발되었다.

④ 초기 건강신념모형에는 자기효능감이 없었으나 로젠스톡(Rossenstock, 1990)이 통합을 주장하여 후기 건강신념모형에서는 이 개념이 제시되었다.

(2) 건강신념모형에서 제시된 건강행위 가능성

① 사람들이 자신에게 어떤 건강문제가 발생할 가능성이 높다고 여길 때

② 그 건강문제가 자신에게 심각한 결과를 가져올 수 있다고 믿을 때

③ 자신이 하려는 행위가 그 건강문제의 발생 가능성이나 심각성을 감소시킬 것으로 믿을 때

④ 예측되는 이익이 장애보다 크다고 믿을 때

⑤ 행동을 자극하는 내적 또는 외적인 경험을 하고 자신이 그 건강행위를 할 수 있다고 믿을 때

⑥ 건강상태를 조절하기 위해 필요하다고 느낄 때

(3) 건강신념모형의 주요 개념

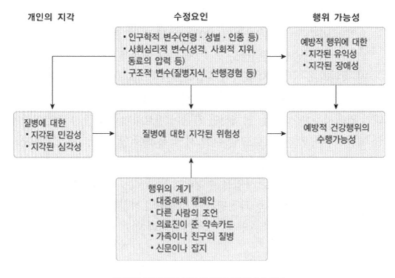

[예방적 건강행위 예측을 위한 건강신념모형]

① 지각된 민감성(Perceived susceptibility): 자신이 어떤 질병에 걸릴 위험이 있다는 가능성에 대한 인지 정도이며, 질병에 대한 민감성은 인구학적 특성, 사회심리학적 특성, 환경 등에 의해 개인마다 차이가 있다.

② 지각된 심각성(Perceived severity): 질병의 심각성을 인지하는 정도로, 죽음, 통증, 불구 등과 같은 의학적 결과나 직장, 가족생활과 같은 사회적 결과를 포함한다.

③ 지각된 유익성(Perceived benefits): 특정행위를 함으로써 오는 혜택과 유익에 대한 인지 정도로, 건강을 위한 행위를 하면 자신에게 유익할 것이라고 생각할수록 관련 행위를 할 가능성이 높아진다.

④ 지각된 장애(Perceived barriers): 특정 건강행위에 대한 부정적인 인지 정도로, 이 것은 건강행위의 방해요소로 작용한다. 행위의 효율성에 비하여 그 행위를 하였을 때 비용부담, 위험성, 부작용, 통증, 불편함, 시간소비, 습관의 변화 등에 대해 무의식적으로 이루어지는 비용-효과분석에 의해 발생된다.

⑤ 행위의 계기(Cue to action): 질병에 대한 지각된 위험성에 영향을 주는 요소로 사람들에게 특정 행위에 참여하도록 자극을 주는 중재를 말하며 질병에 대한 인지의 감수성이 낮은 사람일수록 강하고 효과적인 중재를 주어야 특정 행위에 참여할 가능성이 커진다.

⑥ 질병에 대한 지각된 위험성: 특정 행위에 대한 지식의 제공으로 자신에게 나타나는 증상이나 이웃의 발병 등에 대해 질병을 인식하는 정도이다.

4. 건강증진모형(HPM: Health promotion model)

1) 건강증진모형의 개념

펜더(Pender)의 건강증진모형은 건강행위에 영향을 미치는 요인을 설명하는 것으로, 건강신념모형과 사회학습이론을 기초로 하여 개발되었다.

2) 건강증진모형은 건강증진행위에 인지·지각요인이 미치는 영향이 크다는 것을 강조하면서 인지·지각 요인은 고정된 것이 아니라 중재에 의해 변화가 가능하므로, 이를 변화시켜 건강증진행위를 촉진해야 한다고 제시했다.

3) 건강증진모형의 구성개념

(1) 개인적 특성과 경험

개인적 특성과 경험은 사람들마다 각자 고유한 면이 있으며, 이것은 개인의 활동에 영향을 미친다. 여기에 속하는 변수로 이전의 관련 행위와 개인적 요인이 있다.

① 이전의 관련 행위: 현재와 비슷한 행위를 과거에 얼마나 자주 했는지를 의미하는 것으로, 이전의 행위는 자신도 모르게 자동적으로 행위를 하게 만들며 이것은 지각된 자기효능, 유익성, 장애성, 활동 관련 정서를 통해 건강증진행위에 간접적인 영향을 준다.

② 개인적 요인: 건강증진행위뿐만 아니라 행위에 따른 인지와 정서에 직접적인 영향을 미치는 요소로 행위를 변화시키기 위한 중재로 구체화하기에는 어려움이 있다.
  ㉠ 생물학적 요인: 연령, 성, 비만도, 사춘기상태, 폐경상태, 힘, 균형성 등

ⓛ 심리적 요인: 자존감, 자기동기화, 개인능력, 지각된 건강상태, 건강의 정의 등
ⓒ 사회문화적 요인: 종족, 보건교육, 사회·경제적 수준 등

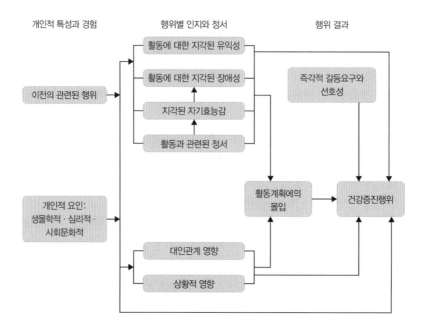

(2) 행위별 인지와 정서

행위별 인지와 정서는 변화가 가능한 요인으로 간호중재의 대상이 된다.
① 활동에 대한 지각된 유익성: 특정행위에 대해 개인의 기대하는 긍정적 결과
② 활동에 대한 지각된 장애성: 활동을 할 때 부정적인 측면을 인지하는 것
③ 지각된 자기효능감: 확실하게 수행할 수 있을 거라는 성취에 대한 개인 능력을 판단하는 것
④ 활동과 관련된 정서: 행위에 대하여 주관적으로 느끼는 것으로 시작 전, 후, 과정 중에 행위의 특성에 따라 다르게 나타남
⑤ 대인관계 영향: 다른 사람의 태도와 신념, 행위 등에 영향을 받는 것을 의미
⑥ 상황적 영향: 상황에 대한 개인이 지각하고 인지하는 것으로 행위를 촉진시키거나 방해
⑦ 자기효능감: 반두라(Albert Bandura)가 제시한 개념으로 인간은 자신이 잘 해낼 수 있다는 확신이 있을 때 행동하게 된다는 것으로, 장기간에 걸친 생활양식의 변화를 통해 얻어진 자신감에 따라 행동 여부가 결정된다고 본다.

(3) 행위결과

행위결과는 활동계획에 몰입하고 건강행위가 이루어지는 단계이다.
① 활동계획에의 몰입: 개인의 인지과정을 포함
② 즉각적인 갈등적 요구(낮은 조절력)와 선호성(높은 조절력): 계획된 건강증진행위를 하는 데 방해되는 다른 행위
　예 운동보다 쇼핑을 더 좋아하기 때문에 운동하는 곳을 늘 지나쳐서 마트로 가게 되는 경우 등

③ 건강증진행위: 건강증진모형의 최종목적으로 건강증진행위를 통해 대상자는 건강 상태에 도달할 수 있게 된다.

6. 범이론적 모형(Transtheoretical Model)

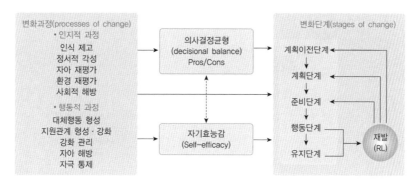

[범이론적 모형의 개념 틀]

1) 범이론적 모형(Transtheoretical Model)의 개념

범이론적 모형은 행위변화과정과 행위변화단계를 핵심으로 개인·집단이 문제행위를 어떻게 수정하고 긍정적 행위를 선택하는가에 대한 행위변화를 설명하는 이론이다.

① 건강증진을 위한 개인이나 가족의 변화 방향을 흡연이나 과다 음주 등과 같은 건강에 해로운 행동을 멈추고, 영양가 있는 식사를 하거나 가족 간의 효과적인 의사소통기술을 학습하는 등의 건강행위 습득에 초점이 맞춰져야 한다.

② 이러한 변화들은 동시에 이루어지며 변화의 각 단계에서 적절한 관리가 이루어지기 위해서 간호사는 변화과정에 대한 이론적 이해를 갖추고 있어야 한다.

③ 이렇듯 각 단계마다 서로 다른 전문적인 중재가 필요한데 범이론적 모형은 이러한 행동변화의 과정을 잘 설명한다.

④ 범이론적 모형은 성인을 대상으로 한 광범위한 금연연구에 기초하고 있다. 대상자가 건강에 위험한 행동을 그만 두고자 하는 경우나 건강행동을 시도하고자 하는 경우에는 다음 5단계의 건강행위 변화과정을 거친다.

2) 범이론적 모형의 변화 5단계 과정

행위변화는 단번에 이루어지는 것이 아니라 일정한 기간을 거치면서 일어나게 된다.

① 무관심단계(계획 전 단계): 6개월 이내에 행동변화의 의지가 없는 단계이다.

② 관심단계(계획단계): 문제를 인식하고 6개월 이내에 문제를 해결하고자 하는 의도는 있고 구체적인 계획은 없다.

③ 준비단계: 행위변화 의도와 행동을 결합시킨 단계로 1개월 내에 건강행동을 하겠다는 의도가 있다.

④ 실행단계: 행동시작 후 6개월 이내로 행동변화가 실행되는 단계이다.

⑤ 유지단계: 실행단계에서 시작한 행위변화를 최소한 6개월 이상 지속하여 생활의 일부분으로 정착하는 단계이다.

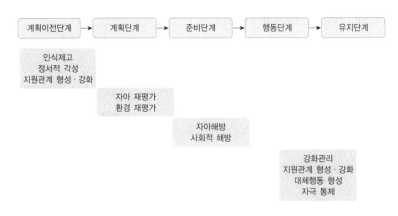

[변화과정의 변화단계별 적용]

3) 범이론적 모형의 주요 요소

(1) 자기효능감/상황적 유혹

① 자기효능감: 구체적 상황에서 목표달성을 위해 수행에 필요한 행동을 조직하고 수행하는데 대한 개인능력의 판단 또는 기대로서, 개인이 긍정적인 행위를 지속시키고자 하거나 또는 문제행위에서 벗어나고자 하는 것에 대한 신념에 영향을 미치게 된다.

② 상황적 유혹: 어려운 상황에 놓여 있을 때 부정적 행위를 충동적으로 열중할 수 있는 느낌으로 자기효능감과 대립되는 개념이다.

(2) 변화과정

변화과정은 변화의 한 단계에서 다음 단계로 이동하기 위해 수행하는 활동으로 필요한 중재 프로그램을 안내하는 지침이 된다.

① 인지적 변화과정(경험적 변화과정)

　㉠ 의식상승(인식제고): 건강한 행동변화를 지지할 수 있는 조언과 아이디어, 새로운 지식의 학습과 발견에 대한 것이다.

　㉡ 극적전환(정서적 각성): 불건강 행위의 위험에 따른 부정적인 감정(불안, 공포, 걱정)의 경험이다.

　㉢ 환경재평가: 주변의 사회적·물리적 환경에 대한 불건강 행위의 부정적 영향이나 건강행위의 긍정적 영향을 깨닫는 것이다.

　㉣ 사회적 해방: 사회 내에서 생활방식에 대한 개인의 인식이다.

　㉤ 자기재평가(자아재평가): 자기기준과 행동 사이의 불일치를 인식시킴으로써 대상자가 불만족을 느끼게 하여 변화를 야기시킨다는 전제에 기초한 것이다.

② 행위적 변화과정(행동적 변화과정)

　　　ⓐ 자극통제: 행동을 방해하는 원인이 되는 사람이나 상황을 조절하고 극복할 대안
　　　　을 시도

　　　ⓑ 조력관계: 문제행위를 변화시키려고 시도하는 동안에 타인의 도움을 신뢰하고 수
　　　　용하여 사용하는 지지관계를 형성하는 것

　　　ⓒ 역조건 형성(대체조건 형성): 행동단계나 유지단계에서 문제행위를 긍정적 행위
　　　　나 경험으로 대체할 수 있는 능력이나 대처방법 및 기술 이완요법 등

　　　ⓓ 강화관리: 긍정적인 행위변화에 대한 보상을 늘리고, 불건강 행동에 대한 보상을
　　　　감소시킴

　　　ⓔ 자기해방: 변화하겠다고 결심하고 다른 사람에게 그 결심을 공개함으로써 의지를
　　　　더욱 강화시키고 확실한 책임을 갖도록 함

　③ 의사결정균형: 변화에 대한 이익과 고통을 비교한 개인의 가중치를 의미한다.

 UNIT 02　국민건강증진사업

1. 우리나라 건강증진사업

1) 우리나라 건강증진사업의 발달

(1) 우리나라 건강증진사업의 등장배경

① 평균수명 연장으로 노인인구가 증가하고 있다.

② 인구 노령화에 따른 질병의 만성화, 난치병 증가 등 치료 중심 의료제도의 보완이 필
요하게 되었다.

③ 사회의 급속한 발전에 따른 생활양식, 식생활, 생활환경의 변화는 각종 질환의 새로
운 위험요인을 증가시켜 새로운 해결방안이 요구되고 있다.

④ 환경오염에 따른 시급한 대책이 요구되고 있다.

⑤ 국민들의 의료에 대한 관심 증가와 전 국민 건강보험 실시에 따른 의료수요 증가로
국민의료비가 증가하고 있다.

⑥ 질병유발요인의 다양화에 따른 보건의료 이외 분야의 협조가 요구되고 있다.

⑦ 건강결정요인의 기여 비율은 생활습관이 50%이며, 환경요인 20%, 유전요인 20%,
의료서비스 10%로 구성되어 있다.

(2) 우리나라 건강증진사업 과정

① 우리나라에서의 건강증진사업은 1980년대 후반부터 일부 대기업에서 근로자를 대
상으로 시작되었고, 1992년 한국산업안전공단에서 사업장 건강증진사업모형을 발
표하고 시범 사업장을 확대하면서 시작되었다.

② 1995년 「국민건강증진법」을 제정하고, 이 법에 근거하여 건강증진기금을 설치·운영함으로써 국민건강증진사업을 실시하게 되었다.

③ 2002년 제1차 국민건강증진종합계획(Health plan 2002~2005)이 수립되었다.

④ 2005년 제2차 국민건강증진종합계획(Health plan 2006~2010)이 수립되었다.

⑤ 2010년 제3차 국민건강증진종합계획(Health plan 2011~2020)에 이르는 10년 계획 수립되었다.

⑥ 2015년 제4차 국민건강증진종합계획(Health plan 2016~2020)은 제3차 HP 2020의 중간 수정 형태로 수립되었다.

⑦ 2020년 제5차 국민건강증진종합계획(Health Plan 2021~2030)이 수립되어 진행 중이다.

2) 국민건강증진사업의 이해

(1) 국민건강증진사업의 목표

국민건강증진사업의 활성화를 통해 평균수명의 연장과 삶의 질 향상을 달성하고 긍정적 건강보유율의 향상 및 상병이환 및 조기사망률 감소로 건강수명을 연장하는 것이다.

(2) 국민건강증진사업 전략

① 국민보건교육 홍보 강화와 건강생활실천운동 추진

② 보건의료기관 및 관련 단체의 예방보건사업 활성화

③ 건강증진시설 확충과 건강을 위해 환경요소 규제

④ 사업추진에 필요한 정보제공 및 연구지원활동 강화

⑤ 사업조직 및 제도적 지원체계 구축

⑥ 자원 확보

⑦ 학교보건교육 개선 강화와 산업장 건강증진사업 활성화

2. 국민건강증진종합계획(Health Plan 2030)

1) 국민건강증진종합계획의 이해

(1) 법적 근거

국민건강증진법(제4조) '국민건강증진종합계획의 수립'에 따라, 질병 사전예방 및 건강증진을 위한 중장기 정책방향을 제시하고 성과지표 모니터링 및 평가를 통해 국민건강증진종합계획의 효율적인 운영 및 목표 달성을 추구

(2) 제5차 국민건강증진종합계획(Health Plan 2030)의 추진경과

① 2017년: 추진체계 구축 및 현안발굴 등을 통한 국내외 동향 및 현안 분석

② 2018년: 목표: 건강수명 연장과 건강형평성 제고

③ 2019년: HP2030의 비전/총괄목표/기본 추진원칙 합의

④ 2020년: HP2030 기본틀 확정 및 계획 마련, 총괄목표 성과지표 등 확정, 분과위원회 위촉 및 분과별 심층토론회 등을 통한 중점과제별 세부계획(안) 작성

⑤ 2021년 1월: 제5차 국민건강증진종합계획(Health Plan 2030, '21~'30) 발표

2) 제5차 국민건강증진종합계획(Health Plan 2030)의 기본방향

① 비전: 모든 사람이 평생건강을 누리는 사회
  ㉠ 모든 사람: 성, 계층. 지역 간 건강형평성을 확보, 적용 대상을 모든 사람으로 확대
  ㉡ 평생 건강을 누리는 사회: 출생부터 노년까지 전 생애주기에 걸친 건강권 보장, 정부를 포함한 사회 전체를 포괄

② 목표: 건강수명 연장과 건강형평성 제고
  ㉠ 건강수명: '30년까지 건강수명 73.3세 달성('18. 70.4세 → '30. 73.3세)
  ㉡ 건강형평성: 건강수명의 소득 간, 지역 간 형평성 확보
    - 소득: 소득수준 상위 20%의 건강수명과 소득수준 하위 20%의 건강수명 격차를 7.6세 이하로 낮춘다
    - 지역: 건강수명 상위 20% 해당 지자체의 건강수명과 하위 20% 해당 지자체의 건강수명의 격차를 2.9세 이하로 낮춘다

③ 국민건강증진종합계획 수립-추진-평가 전 과정에 걸쳐 다음과 같은 원칙을 따른다.
  ㉠ 국가와 지역사회의 모든 정책 수립에 건강을 우선적으로 반영한다.
  ㉡ 보편적인 건강수준의 향상과 건강형평성 제고를 함께 추진한다.
  ㉢ 모든 생애과정과 생활터에 적용한다.
  ㉣ 건강친화적인 환경을 구축한다.
  ㉤ 누구나 참여하여 함께 만들고 누릴 수 있도록 한다.
  ㉥ 관련된 모든 부문이 연계하고 협력한다.

3) 국민건강증진종합계획(HP 2030)의 분야별 주요 내용

건강생활 실천	정신건강 관리	비감염성질환 예방관리	감염 및 환경성 질환 예방관리	인구집단별 건강관리	건강친화적 환경 구축
금연 절주 영양 신체활동 구강건강	자살예방 치매 중독 지역사회 정신건강	암 심뇌혈관질환 (심뇌혈관질환, 선행질환) 비만 손상	감염병예방및관리(결핵,에이즈, 의료감염·항생제내성, 예방행태개선등 포함) 감염병위기대비대응(검역/감시, 예방접종 포함) 기후변화성 질환	영유아 아동·청소년 여성 노인 장애인 근로자 군인	건강친화적-법제도개선 건강정보-이해력제고 혁신적정보-기술의적용 재원마련및운용 지역사회자원(인력,시설)확충및 거버넌스구축

[HP 2030 분야별 주요 내용]

3. 국민건강증진법

1) 국민건강의 관리(「국민건강증진법」 제2장 제6조~제7조)

(1) 건강생활의 지원 등(제6조)

① 국가 및 지방자치단체는 건강친화 환경을 조성하고, 국민이 건강생활을 실천할 수 있도록 지원하여야 한다. [시행일 2021.12.4]

② 국가는 혼인과 가정생활을 보호하기 위하여 혼인 전에 혼인 당사자의 건강을 확인하도록 권장하여야 한다.

③ ②의 규정에 의한 건강 확인의 내용 및 절차에 관하여 필요한 사항은 보건복지부령으로 정한다.

(2) 광고의 금지 등(제7조)

① 보건복지부장관은 국민건강의식을 잘못 이끄는 광고를 한 자에 대하여 그 내용의 변경 등 시정을 요구하거나 금지를 명할 수 있다.

② ①의 규정에 따라 보건복지부장관이 광고내용의 변경 또는 광고의 금지를 명할 수 있는 광고는 다음과 같다. [개정 2020.12.29] [시행일 2021.6.30]

> 1. 의학 또는 과학적으로 검증되지 아니한 건강비법 또는 심령술의 광고
> 2. 그 밖에 건강에 관한 잘못된 정보를 전하는 광고로서 대통령령이 정하는 광고

③ ①의 규정에 의한 광고내용의 기준, 변경 또는 금지절차 기타 필요한 사항은 대통령령으로 정한다.

2) 국민건강의 관리(「국민건강증진법」 제2장 제8조~제9조의2)

(1) 금연 및 절주운동 등(「국민건강증진법」 제8조)

① 국가 및 지방자치단체는 국민에게 담배의 직접흡연 또는 간접흡연과 과다한 음주가 국민건강에 해롭다는 것을 교육·홍보하여야 한다.

② 국가 및 지방자치단체는 금연 및 절주에 관한 조사·연구를 하는 법인 또는 단체를 지원할 수 있다.

③ 「주류 면허 등에 관한 법률」에 의하여 주류제조의 면허를 받은 자 또는 주류를 수입하여 판매하는 자는 대통령령이 정하는 주류의 판매용 용기에 '과다한 음주는 건강에 해롭다'는 내용과 '임신 중 음주는 태아의 건강을 해칠 수 있다'는 내용의 경고문구를 표기하여야 한다. [개정 2020.12.29]

④ ③에 따른 경고문구의 표시내용, 방법 등에 관하여 필요한 사항은 보건복지부령으로 정한다.

경고문구의 표기대상 주류(「국민건강증진법 시행령」 제13조)

법 제8조 제4항의 규정에 따라 그 판매용 용기에 과다한 음주는 건강에 해롭다는 내용의 경고문구를 표기해야 하는 주류는 국내에 판매되는 「주세법」에 따른 주류 중 알코올분 1도 이상의 음료를 말한다.

(2) 금연을 위한 조치(「국민건강증진법」 제9조)

　① 「담배사업법」에 의한 지정소매인 기타 담배를 판매하는 자는 대통령령이 정하는 장소 외에서 담배자동판매기를 설치하여 담배를 판매하여서는 아니된다.

　② ①의 규정에 따라 대통령령이 정하는 장소에 담배자동판매기를 설치하여 담배를 판매하는 자는 보건복지부령이 정하는 바에 따라 성인인증장치를 부착하여야 한다.

(3) 담배에 관한 경고문구 등 표시(「국민건강증진법」 제9조의2)

　① 「담배사업법」에 따른 담배의 제조자 또는 수입판매업자는 담배갑포장지 앞면·뒷면·옆면 및 대통령령으로 정하는 광고에 다음의 내용을 인쇄하여 표기하여야 한다. 다만, 제1호의 표기는 담배갑포장지에 한정하되 앞면과 뒷면에 하여야 한다.

> 1. 흡연의 폐해를 나타내는 내용의 경고그림(사진을 포함한다. 이하 같다)
> 2. 흡연이 폐암 등 질병의 원인이 될 수 있다는 내용 및 다른 사람의 건강을 위협할 수 있다는 내용의 경고문구
> 3. 타르 흡입량은 흡연자의 흡연습관에 따라 다르다는 내용의 경고문구
> 4. 담배에 포함된 다음의 발암성물질
>   가. 나프틸아민　　　　　　나. 니켈　　　　　　다. 벤젠
>   라. 비닐 크롤라이드　　　　마. 비소　　　　　　바. 카드뮴
> 5. 보건복지부령으로 정하는 금연상담전화의 전화번호

　② ①에 따른 경고그림과 경고문구는 담배갑포장지의 경우 그 넓이의 100분의 50 이상에 해당하는 크기로 표기하여야 한다. 이 경우 경고그림은 담배갑포장지 앞면, 뒷면 각각의 넓이의 100분의 30 이상에 해당하는 크기로 하여야 한다.

　③ ① 및 ②에서 정한 사항 외의 경고그림 및 경고문구 등의 내용과 표기 방법·형태 등의 구체적인 사항은 대통령령으로 정한다. 다만, 경고그림은 사실적 근거를 바탕으로 하고, 지나치게 혐오감을 주지 아니하여야 한다.

　④ ①부터 ③까지의 규정에도 불구하고 전자담배 등 대통령령으로 정하는 담배에 제조자등이 표기하여야 할 경고그림 및 경고문구 등의 내용과 그 표기 방법·형태 등은 대통령령으로 따로 정한다.

3) 국민건강의 관리(「국민건강증진법」 제2장 제11조~제19조)

(1) 보건교육의 관장(「국민건강증진법」 제11조)

보건복지부장관은 국민의 보건교육에 관하여 관계중앙행정기관의 장과 협의하여 이를 총괄한다.

(2) 보건교육의 실시 등(「국민건강증진법」 제12조)

　① 국가 및 지방자치단체는 모든 국민이 올바른 보건의료의 이용과 건강한 생활습관을 실천할 수 있도록 그 대상이 되는 개인 또는 집단의 특성·건강상태·건강의식 수준 등에 따라 적절한 보건교육을 실시한다.

② 국가 또는 지방자치단체는 국민건강증진사업관련 법인 또는 단체 등이 보건교육을 실시할 경우 이에 필요한 지원을 할 수 있다.

③ 보건복지부장관, 시·도지사 및 시장·군수·구청장은 제2항의 규정에 의하여 보건교육을 실시하는 국민건강증진사업관련 법인 또는 단체 등에 대하여 보건교육의 계획 및 그 결과에 관한 자료를 요청할 수 있다.

④ ①의 규정에 의한 보건교육의 내용은 대통령령으로 정한다.

(3) 보건교육의 내용(「국민건강증진법 시행령」 제17조)

1. 금연·절주 등 건강생활의 실천에 관한 사항
2. 만성 퇴행성 질환등 질병의 예방에 관한 사항
3. 영양 및 식생활에 관한 사항
4. 구강건강에 관한 사항
5. 공중위생에 관한 사항
6. 건강증진을 위한 체육활동에 관한 사항
7. 그밖에 건강증진사업에 관한 사항

(4) 구강건강사업(「국민건강증진법」 제18조)

① 국가 및 지방자치단체는 국민의 구강질환의 예방과 구강건강의 증진을 위하여 다음의 사업을 행한다.

1. 구강건강에 관한 교육사업
2. 수돗물불소농도조정사업
3. 구강건강에 관한 조사·연구사업
4. 아동, 노인, 장애인, 임산부 등 건강취약계층을 위한 구강건강증진사업
5. 기타 구강건강의 증진을 위하여 대통령령이 정하는 사업

② ①의 사업내용·기준 및 방법은 보건복지부령으로 정한다.

(5) 건강증진사업등(「국민건강증진법」 제19조)

① 국가 및 지방자치단체는 국민건강증진사업에 필요한 요원 및 시설을 확보하고, 그 시설의 이용에 필요한 시책을 강구하여야 한다.

② 특별자치시장·특별자치도지사·시장·군수·구청장은 지역주민의 건강증진을 위하여 보건복지부령이 정하는 바에 의하여 보건소장으로 하여금 다음의 사업을 하게 할 수 있다. [시행일 2021.12.4]

1. 보건교육 및 건강상담
2. 영양관리
3. 신체활동장려
4. 구강건강의 관리
5. 질병의 조기발견을 위한 검진 및 처방
6. 지역사회의 보건문제에 관한 조사·연구
7. 기타 건강교실의 운영등 건강증진사업에 관한 사항

③ 보건소장이 ②의 규정에 의하여 ② 제1호 내지 제5호의 업무를 행한 때에는 이용자의 개인별 건강상태를 기록하여 유지·관리하여야 한다.

④ 건강증진사업에 필요한 시설·운영에 관하여는 보건복지부령으로 정한다.

4. 건강증진 프로그램

1) 금연 프로그램

(1) 흡연과 건강

흡연은 건강에 매우 치명적이며 담배를 많이 피우고 오래 피울수록 흡연의 상대위험도는 증가하며 다른 어떤 예방 가능한 원인들보다도 많은 사람들을 죽음으로 몰고 갈 수 있는 위험인자이다.

(2) 담배의 유해성분

담배에 들어 있는 인체유해성분은 일산화탄소, 니코틴, 타르, 벤조피렌 등 300여 종에 이르며 담배 연기는 4,000여 종의 화학물질로 구성되어 있다.

① 니코틴(nicotine)
  ㉠ 니코틴의 90%는 폐에서 흡수되며 중독성과 함께 생리적으로 가장 중요한 작용을 한다.
  ㉡ 금단의 생리현상을 통해 상습적이고 강한 습관성을 갖게 하며 중추신경흥분제, 각성제의 효과가 있다.
  ㉢ 말초혈관을 수축하며 맥박을 빠르게 하고 혈압을 높이며 콜레스테롤을 증가시켜 동맥경화증을 악화시킨다.

② 타르(tar)
  ㉠ 타르는 2,000여 종의 독성 화학물질과 약 20여 종의 발암물질의 혼합체로 담뱃진이라고도 한다.
  ㉡ 호흡기 점막의 섬모상피와 폐포에 침착되어 손상을 일으켜 폐암을 유발한다.
  ㉢ 장기흡연자의 손가락이 노랗게 착색되거나 담배 필터가 검게 변하는 것도 타르 때문이다.

③ 일산화탄소(CO): 무색무취의 가스로 혈액의 산소운반능력을 방해하여 만성 저산소증을 일으켜 신진대사에 장애를 주고 조기 노화현상을 일으킨다.

(3) 흡연이 건강에 미치는 영향

① 흡연은 죽음을 재촉하며 담배 1개비를 피울 때마다 약 5분 30초의 수명이 단축된다.
② 담배연기에 들어있는 50여 종의 발암물질이 암의 원인이 된다.
③ 심장병과 뇌졸중을 일으킬 확률이 비흡연자에 비해 5.7배 정도 높다.
④ 만성폐색성 폐질환을 일으키며 중증 흡연자는 비흡연자보다 만성 폐색성 폐질환의 위험도가 30배나 높다.
⑤ 흡연은 인슐린의 작용을 방해하여 혈당을 높이고, 당뇨병을 악화시킨다.
⑥ 유아돌연사증후군, 미숙아 등의 위험인자로서 태아와 임산부의 건강을 해친다.
⑦ 니코틴은 위산분비의 변화와 위점막의 손상을 초래하여 위궤양 발생에 직접적인 영향을 미친다.
⑧ 간접흡연으로 가족의 건강을 위협할 수 있다. 부모가 흡연하는 가정의 어린이는 천식, 중이염 등의 발현율이 6배나 더 높고 배우자가 흡연하는 사람은 폐암 발생률이 30%, 심장병 발생률이 40%가 더 높다.

(4) 금연 프로그램의 단계

① 동기부여단계: 대상자가 흡연 습관에 변화를 시도할 때까지 지속적으로 동기부여를 해주는 단계이다.

② 행동화단계: 흡연자가 흡연 습관에 변화를 시도하는 단계로, 이 시기는 다양한 양상으로 나타나기 때문에 개별 대상자에게 가장 적합한 방법을 선택하여 금연의 수행이 가능하도록 해주어야 한다.

③ 유지단계: 가장 지루하고 또 어려운 단계이며 금연을 유지하기 위해서 담배를 피우고 싶다는 유혹에 대항하여 스스로 조절하는 시기이다. 이 조절이 실패하면 동기부여 단계로 다시 돌아가게 된다.

금연 프로그램 운영 시 고려해야 할 내용

- 금연을 시작한 첫날부터 3일 정도가 니코틴의 금단 증상이 가장 심하게 나타난다.
- 단연법과 집단교육을 통해 금연의 성공률을 높인다.
- 스트레스를 받는 일이 있으면 흡연의 유혹을 더 많이 받기 쉽기 때문에 가능한 안정적인 상황에서 시작하는 것이 좋다.

2) 절주 프로그램

(1) 음주와 건강

과도한 음주는 술을 마신 자신에게 여러 가지 피해를 주는 것은 물론 음주자의 가족과 친척, 직장 동료, 나아가서는 전혀 모르는 제3자에게도 해를 주어 보건의료문제, 사회복지문제, 사법문제 등 개인, 가족 및 사회적으로 여러 문제를 일으킨다.

(2) 음주 시 고려할 점

① 자신의 음주 기준을 정한다.

② 자신의 신체를 이해한다.

③ 자신의 가족을 염두에 둔다.

④ 음주를 피할 수 없는 상황이라면 건강을 해치지 않는 방법을 찾는다.

　㉠ 음주 시 다른 약제의 복용을 피하고, 탄산음료의 섭취를 피한다.

　㉡ 음주 전과 음주 중에 음식을 섭취한다.

　㉢ 탄산음료의 섭취를 피한다.

　㉣ 얼음을 섞어서 되도록 천천히 마신다.

(3) 절주 프로그램의 활성화 방안

① 지역사회 보건소를 중심으로 민간단체, 알콜상담센터가 협력하여 지역사회 절주사업 프로그램을 활성화시킨다.

② 교육 및 대중매체 홍보를 통해서 건전한 음주문화와 절주하는 환경을 조성한다.

　㉠ 대중매체를 이용한 공익광고 등을 통하여 알콜문제 예방과 절주하는 사회문화를 조성해야 한다.

ⓛ 교육을 통한 직장인, 대학생, 청소년의 알콜 소비 감소 및 비음주자의 권리 보호, 음주문화를 개선해야 한다.

③ 주류 판매 관련 광고를 규제하고 영상매체 등에서 음주관련 장면의 적절한 규제를 시행한다.

④ 알콜상담센터 설치·운영을 통한 상담 및 재활서비스 체계를 강화하고 알콜 의존자 전용 사회복귀 시설을 설치한다.

(4) 절주 프로그램 유형

① 사업장 절주 프로그램: 사업장에서는 음주로 인한 후유증으로 결근율이 증가하고, 근로자의 작업 집중도를 해치게 되어 작업이 지연된다. 그러므로 근로자의 음주문제는 단순히 개인의 건강문제를 넘어 사업장 전체의 문제로 다루어져야 한다.

ㄱ 음주 동기: 직장 내의 음주문화, 직장 내 행동에 대한 통제가 약화, 직장이나 작업에 대해 불만인 경우, 직무 스트레스의 해소

ㄴ 안전음주를 위한 지침: 책임질 수 있는 음주를 강조하여 술을 마셔야 할 개인적·사회적 이유를 충족시킬 수 있는 범위에서 최소여야 한다.

② 청소년 음주예방 프로그램

ㄱ 청소년의 음주 이유

- 청소년기는 부모 의존에서 벗어나 자아정체감과 자율성을 모색하는 시기로 반항심이나 독립심의 표현, 기념일에 대한 통과의례로 음주를 한다.

- 알콜중독 가족력 및 또래집단의 음주, 대중매체 영향 등이 원인이 되기도 하고 긴장감이나 스트레스를 해소하기 위해서 음주를 하게 된다.

ㄴ 청소년 대상 음주예방 전략

- 학교 중심 교육에서의 전략: 행동이론에 의한 교육(음주위험 행동요인 이해), 발달단계에 따라 차별화된 교육을 실시한다.

- 가정교육을 통한 전략: 부모 자식 간 관계 개선 및 일관된 양육태도, 감시감독, 가정유대감 등을 강화한다.

- 지역사회 전략: 주세 부과, 음주허용 연령 제한, 언론이나 대중매체를 통한 홍보 등을 실시한다.

UNIT 03 보건교육의 이해

1. 보건교육의 개념

1) 보건교육의 정의

① 보건교육이란 인간이 건강을 유지·증진하고 질병을 예방함으로써 적정기능 수준의 건강을 항상 유지하는 데 필요한 지식, 태도, 습성 등을 바람직한 방향으로 변화시켜 놓는 것이다.

② 보건교육은 개인 또는 집단으로 하여금 건강에 유익한 행위를 자발적으로 수행하도록 하는 교육을 말한다(「국민건강증진법」 제2조 제2호).

2) 보건교육의 목표

(1) 보건교육의 궁극적 목적

대상자들이 최적의 건강을 유지·증진시킬 수 있는 자기건강관리능력을 함양하여 삶의 질을 향상시키는 것이다.

(2) WHO에서 규정한 보건교육의 기본목표

① 지역사회 구성원의 건강은 지역사회의 발전에 중요한 자산임을 인식시킨다.
② 개인이나 지역사회 구성원들이 자신의 건강을 스스로 관리할 능력을 갖도록 한다.
③ 자신이 속한 지역사회의 건강문제를 인식하고 스스로 문제를 해결하려는 노력을 통해 지역사회의 건강을 자율적으로 유지·증진하게 하는 힘을 갖게 하는 것이다.

3) 보건교육의 필요성

① 보건교육을 통해 자신이 이용하는 서비스 수준을 판단할 수 있는 능력을 키워야 한다.
② 질병양상의 변화와 의학기술의 한계에 따른 보건교육의 상대적 가치가 부각되고 있다.
③ 의료비 상승으로 인한 조기퇴원으로 가정에서 환자와 가족이 건강관리를 해야 할 필요성이 증가하고 있다.
④ 개인이나 지역사회가 건강 관련 문제를 스스로 해결할 수 있는 능력을 기를 필요가 있다.
⑤ 소비자 의식의 향상으로 삶의 질을 추구하려는 인식이 전반적으로 확산되었다.

4) 보건교육의 대상

(1) 개인별 보건교육

개인으로 하여금 스스로의 행동과 노력으로 자신의 건강을 유지하도록 도와주고 개인이 가지고 있는 특성, 생활방식, 성숙도 등의 개인적 요소를 고려하여 각자에게 적용할 수 있어야 한다.

(2) 의료기관의 보건교육

자신의 건강문제, 치료방법의 선택, 자기관리에 대한 정보를 제공하고 입원에서 퇴원까지 실제적 질병관리능력을 향상시키며 퇴원 후에 발생할 수 있는 합병증 및 재발예방에 관한 교육을 실시한다.

(3) 가정에서의 보건교육

가족은 가족의 건강행동 형태를 결정하게 되고 상호관련적이며 개인의 성장·발달에 영향을 미치는 가장 일차적인 사회적 단위이면서 건강과 질병의 기본적 단위이다.

(4) 학교에서의 보건교육

지적 활동이 활발한 동질적 대상자로 구성되어 있어서 효과적인 집단교육이 가능하며 학생의 개별적 성장과 자아실현을 촉진할 수 있고 자가간호에 대한 충분한 지식과 기술을 교육할 수 있다.

(5) 산업장에서의 보건교육

직장 정기검진을 통한 직업병의 조기발견과 안전교육을 통해 근로자의 건강증진과 삶의 질 향상에 기여하고 건강한 작업환경 유지와 보건교육을 통해 생산성을 제고한다.

(6) 지역사회에서의 보건교육

지역사회 주민의 요구와 흥미를 지닌 문제로 지역 특성에 맞게 지역주민 스스로 참여할수 있도록 유도하고 전반적인 보건교육과 질병예방을 목표로 하는 일차적 예방 중심의 보건교육을 실시한다.

5) 보건교육의 내용 및 범위

(1) 보건교육의 내용(「국민건강증진법 시행령」 제17조)

① 금연·절주 등 건강생활의 실천에 관한 사항
② 만성퇴행성질환 등 질병의 예방에 관한 사항
③ 영양 및 식생활에 관한 사항
④ 구강건강에 관한 사항
⑤ 공중위생에 관한 사항
⑥ 건강증진을 위한 체육활동에 관한 사항
⑦ 그 밖에 건강증진사업에 관한 사항

(2) 보건교육의 활동범위

① 건강문제의 개인별·집단별 분포와 해결방법에 대해 연구·분석한다.
② 건강 인식 고취 및 건강증진에 대한 지역사회 분위기 조성을 위해 다양한 매체를 통해 홍보한다.
③ 홍보에서 제시된 내용에 대한 해결방법을 많은 사람들에게 구체적으로 알린다.
④ 건강에 대한 상담 및 교육과 동기부여를 한다.
⑤ 집단 또는 조직 중심으로 보건교육활동을 전개하여 대상자에게 보다 쉽게 접근하고 보건사업의 내용을 신속하게 확산시키는 효과가 있다.
⑥ 보건 관련 요원의 교육 및 지역사회 자원을 관리한다.
⑦ 보건사업을 평가하여 사업 자체에 대한 평가 및 새로운 보건교육사업의 요구와 타당성을 제공한다.

2. 보건교육 관련 이론

1) 행동주의 학습이론

(1) 행동주의 학습이론 개념

인간의 학습현상을 행동과 그 행동의 발생 원인이 되는 외부환경에 초점을 두고 설명하는 이론으로, 목표한 행동의 변화가 일어나면 학습이 이루어졌다고 본다.

(2) 행동주의 학습이론의 기본원리

① 행동은 보상, 칭찬, 처벌 등과 같은 강화에 의해 증가된다.

② 행동은 이전의 경험에 의해 영향을 받으며, 다음에 올 결과에 의해 더 큰 영향을 받는다.

③ 반복적인 행동으로 강화가 이루어지며 강화를 통해 학습을 증진시킨다.

④ 불규칙적인 강화가 행동을 오래 지속하게 한다.

⑤ 즉각적이고 일관성 있는 강화가 효과적이며 불규칙적인 강화는 행동을 오래 지속하게 한다.

⑥ 각성은 주의집중에 영향을 준다.

⑦ 정확하고 즉각적인 회환은 학습을 향상시킨다.

⑧ 처벌은 행동을 억제한다. 처벌이 제거되면 행동은 증가하는 경향이 있다.

⑨ 명백하게 행동과 연결된 보상이나 벌이 행동을 강화시킨다. 결과에 상응하는 적절한 보상 제공이 학습을 증진시킨다.

⑩ 대상자가 원하는 보상일 때 행동이 증가한다.

⑪ 욕구를 충족시키지 못하는 행위는 소멸된다.

(3) 행동주의 학습원리 적용 시 고려사항

① 학습자에게 기대되는 학습목표를 명백하게 진술하고 이를 근거로 교수가 실시되어야 학습을 이끌어내는 데 효과적이다.

② 새로운 자료를 간격을 두고 순차적으로 제시함으로써 학습자의 올바른 반응을 돕는다.

③ 학습자의 학습이 성공적으로 이루어졌을 때는 긍정적인 강화를 제공하도록 한다.

④ 기대한 성취수준에 도달할 때까지 동일한 학습을 반복하도록 한다.

⑤ 학습자의 행동결과에 피드백을 제공하여 학습성취율을 높이도록 한다.

(4) 행동주의 학습이론의 주요 학자와 관련 이론

① 파블로프(Pavlov)의 고전적 조건화: 조건화는 특정한 조건화에서 학습이 이루어진 것을 의미하며 파블로프의 "개" 실험을 통해 제시되었다.

　㉠ 공복의 개에게 종소리를 들려주면서 쇠고기를 주었더니 나중에는 벨소리만 듣고서도 타액이 분비되는 것을 관찰할 수 있다.

　㉡ 조건화된 개에게 자극을 주지 않으면서 조건자극만 반복해서 다시 학습을 시키면 타액이 분비되던 조건반사는 사라진다.

② 손다이크(Thorndike)의 시행착오이론: 자극에 대한 반응을 반복하다가 학습이 이루어진다는 이론으로 손다이크의 "고양이" 실험을 통해 제시되었다.

　㉠ 상자 속의 굶은 고양이가 볼 수 있는 곳에 생선을 놓고 고리를 당기면 문이 열려 생선을 먹을 수 있도록 고안하였다.

　㉡ 다양한 반응을 수없이 하며 시행착오를 겪던 고양이는 우연히 고리를 잡아당기고 생선을 먹게 된다.

③ 스키너(Skinner)의 조작적 조건화: 배고픈 쥐가 지렛대를 누르면 먹이가 나오도록 하는 실험을 통해 제시되었다.

㉠ 쥐가 지렛대를 누르는 행동을 통해 환경에 스스로 작용하여 어떤 결과를 만들어 낸다고 하여 조작화(operant)라 하였다.

㉡ 이러한 절차로 학습되는 과정을 조작적 조건화 또는 도구적 조건화라고 한다.

(5) 행동주의 학습이론의 핵심

자극-반응-강화의 모형에 근거하고 있으며 강화는 어떤 특수한 반응이 일어날 확률을 증가시키는 모든 사건을 의미한다.

① 긍정적 강화: 상. 반응을 증가시키는 애정, 보살핌, 확인, 결과 등이 해당한다.

② 부정적 강화: 처벌. 반응을 감소시키는 위협이나 벌, 혐오자극 등이 해당한다.

> **용어 정리**
>
> • 학습: 바람직한 행동변화를 가져올 수 있는 조건, 즉 외적인 환경을 적절히 조성하여 학습자의 행동을 변화시키는 것
> • 학습의 평가기준: 대상자에게 목표한 행동의 변화가 일어났는지를 확인하는 것
> • 교수(敎授): 바람직한 행동을 유도해 내도록 자극을 조정하는 것

2) 인지주의 학습이론

(1) 인지주의 학습이론 개념

① 인지주의에서는 인간을 문제해결을 위해 정보를 적극적으로 탐색하고 이미 알고 있는 것을 재배열하며 재구성함으로써 새로운 학습을 성취하는 능동적이고 적극적인 존재로 보았다.

② 학습은 본질적으로 내적인 사고과정의 변화이기에 개인이 환경으로부터 받은 자극이나 정보를 어떻게 지각하고 해석하고 저장하는가에 관심을 두었다.

(2) 인지주의 학습이론의 기본원리

① 주의집중은 학습을 증가시킨다.

② 정보자료를 조직화할 때 학습을 증가시킨다.

③ 정보를 관련지음으로써 학습을 증가시킨다.

④ 개개인의 학습유형은 다양하다.

⑤ 새로이 학습한 내용을 다양한 배경에서 적용하는 것은 그 학습의 일반화를 도와준다.

⑥ 모방은 하나의 학습방법이다.

⑦ 신기함이나 새로움은 정보의 저장에 영향을 준다.

⑧ 우선적인 것은 정보의 저장에 영향을 준다.

(3) 인지주의 학습이론의 주요 학자와 관련 이론

① 행태주의 심리학: 행태주의 심리학에서는 부분을 지각하는 데 전체가 영향을 주며 전체는 단순한 부분의 합이 아님을 강조하며 대상자의 심리적 환경을 사정하여 연관된 교육을 해야 한다고 주장했다.

② 레빈(Lewin)의 장이론: 개인의 심리적 장에서 영향력을 행사하는 세력들을 알아야 개인의 행동을 이해할 수 있으므로, 대상자의 심리적 환경을 사정하여 관련 있는 교육을 실시할 필요가 있다는 이론이다. 여기서의 장(field)은 어떤 순간에 개인의 행동을 결정하는 사실들의 전체로서 개인과 심리적 환경을 포함한다.

③ 피아제(Piaget)의 인지발달이론: 지적인 발달은 시간에 따라 발달하는 점진적인 과정이고, 학습이란 개인이 이해력을 얻고 새로운 통찰력 혹은 더 발달된 인지구조를 얻는 적극적인 과정이다. 따라서 대상자의 발달단계에 따라 인지구조에 적합한 교육이 필요하다.

④ 정보처리이론: 학습이란 단기기억의 정보가 장기기억으로 전이해 가는 것으로, 사람이 환경을 어떻게 지각하며 습득한 관련 지식을 어떻게 조직화하고 활용하는가에 관심을 두었다.

⑤ 쾰러(Köhler)의 통찰학습: 통찰학습의 원리는 상황을 파악하고 순간적으로 문제를 이해하고 해결하는 것이다. 통찰이란 상황을 구성하는 요소 간의 관계 파악을 의미하며 이러한 통찰을 흔히 아하 현상(a-ha phenomenon)이라고 한다. 통찰은 탐색적 과정을 통해서 이루어지는 일이 많으며 단순히 우연만을 중시하는 시행착오와는 다르다.

3) 인본주의 학습이론

(1) 인본주의 학습이론의 개념

인본주의는 심리학에 근본을 두고 있으며 학습은 개인이 주위 환경과의 능동적인 상호작용을 통하여 자아성장과 자아실현을 이루는 과정이다.

(2) 학습의 개념

① 학습은 학습자가 긍정적 자아개념을 갖도록 도와주는 것이다.

② 학습자들에게 자유 선택의 기회를 부여하면 그들은 최선의 것을 선택한다.

③ 학습은 학습자의 조화로운 발달을 도모하며 학습자 중심으로 이루어져야 효과적이다.

④ 학습은 학습자로 하여금 그들의 신념과 태도와 가치를 분명히 의식하여 행동하도록 돕는 것이다.

⑤ 학습은 자기실현을 할 수 있도록 개인의 잠재력을 발달시키는 것이다.

(3) 인본주의 학습이론의 기본원리

① 학습자가 자발적인 사람이기 때문에 교육자의 역할은 학습자의 요청에 반응하는 것이며 교사는 촉진자, 조력자, 격려자가 되어야 한다.

② 학습에서 필수적인 것은 학습자가 경험에서 의미를 이끌어내는 것이다.

(4) 인본주의 학습이론의 주요 학자와 관련 이론

① 매슬로우(Maslow)의 동기위계이론: 동기의 위계이론은 기초적인 동기가 충족되지 않으면 그 다음 단계의 동기가 발생하지 않으며 따라서 충족될 수도 없다는 것으로, 이론은 모두 5단계로 구성되어 있다. 욕구를 충족시키는 동기부여의 촉진은 교사의 역할이며 학습경험은 즐겁고 친근하고 개방적이어야 한다.

② 로저스(Rogers)의 유의미학습이론: 유의미학습이론은 인간의 본성이 성장과 성취를 추구하는 경향이 있으므로 대상자들을 긍정적으로 존중하고 그들의 내적 세계를 감정이입적으로 이해할 때 변화의 과정이 시작된다는 내담자 중심의 학습개념이다.

4) 구성주의 학습이론

(1) 구성주의 학습이론의 개념

구성주의 학습은 자신의 개인적인 경험에 근거해서 독특하고 개인적인 해석을 내리는 능동적이며 개인적인 과정을 의미하는 학습이론이다.

(2) 구성주의 학습이론의 특징

① 구성주의는 지식이 인간의 경험과는 별도로 외부에 존재한다는 객관주의와는 상반되는 이론으로 지식이란 인간이 처한 상황의 맥락 안에서 사전경험에 의해 개개인의 마음에 재구성하는 것이다.

② 구성주의는 문제중심학습(PBL: Problem Based Learning)의 철학적 배경이 되며 "의미 만들기 이론" 또는 "알아가기 이론"이라고도 하고 의학이나 간호학의 학습방법으로 도입되고 있다.

(3) 구성주의 학습이론의 교육목적

① 학습자들이 환경의 맥락에서 자신이 구성한 의미를 사용함으로써 실생활에서 마주하는 실질적인 문제에 지식을 적용할 수 있는 능력을 기르는 것이다.

② 구성주의에서 교사는 학습자가 경험하는 세계에 대하여 보조자, 촉진자, 코치의 역할을 담당하며 주어진 상황을 스스로 해석하는 방법을 함께 개발하는 역할을 수행한다.

(4) 구성주의 학습원리

① 학습자는 학습의 주체이며 능동적으로 학습과정에 참여하여 자신의 경험의 의미를 구성할 때 학습이 일어난다.

② 교사는 실제와 같은 복잡하고 역동적인 상황이나 문제를 제시하고 다양한 관점을 개발할 수 있는 기회와 학습에 대한 안내를 줄 수 있는 학습환경을 조성해야 한다.

③ 학습이 의미를 가지기 위해서는 학습한 지식이 실제로 사용될 수 있는 맥락과 함께 제공되어야 한다. 맥락은 실제 상황과 유사한 것이어야 한다.

④ 학습자는 문제상황에서 관련 정보를 회상하고, 문제해결과정에 집중하며 전문가들이 실세계의 문제해결과정에서 경험하는 사고력을 촉진하고자 문제상황을 제공한다.

⑤ 문제상황은 학습자의 학습동기를 유발하고, 관련 지식을 점검하거나 습득하게 하며, 지식을 문제해결에 적용하도록 유도한다.

⑥ 교사는 학습자의 흥미를 유발하고, 지속적인 피드백과 지지를 통하여 학습자의 의미구성과정을 촉진한다.

1. 보건교육 요구사정

1) 보건교육에서의 요구의 이해

(1) 요구의 개념

① '요구'란 현재 상태와 기대되는 미래 또는 바람직한 상태와의 차이이며 요구는 상대적인 개념으로 개인이나 집단, 시간에 따라 달라질 수 있다.

② 교육대상자는 어떤 것이 필요하거나 무언가를 원하는 상태 또는 상황을 충족하려 할 때의 필요에 의해서 요구하게 된다.

(2) 보건교육 요구의 4가지 유형(Bradshaw)

다음의 4가지 요구 중에서 필요에 따라 한 가지 이상의 요구사정을 수행하여 보건교육 계획에 반영하는 것이 바람직하다.

① 규범적 요구: 보건의료전문가에 의해 정의되는 요구

② 내면적 요구: 언행으로 드러나지는 않으나 학습자가 바라는 대로 정의되는 요구

③ 외향적 요구: 자신의 건강문제를 다른 사람에게 호소하거나 행동으로 나타내는 요구

④ 상대적 요구: 다른 대상자와의 비교를 통해 나타나는 요구

(3) 보건교육계획과정

보건교육 요구사정 - 보건교육 계획(학습주제 선정 → 학습목표 설정 → 학습내용 선정 → 보건교육 방법 선정 → 학습시간 배정 → 교육보조자료 및 매체 선정 → 평가계획)

2) 학습자의 학습능력과 준비성 확인을 위한 4가지 검토사항

(1) 신체적 준비 정도(physical readiness)

학습자의 성, 기능정도, 건강상태, 신체상태, 신체에 직접 영향을 주는 환경 등이 해당된다.

① 학습자의 신체기능 정도가 건강행위를 수행할 수 있는가?

② 학습자의 건강수준이 복잡한 건강행위 시범을 따라할 수 있는가?

(2) 정서적 준비 정도(emotional readiness)

건강행위에 필요한 노력을 최대한 투입하려는학습자의 동기, 지지체계, 불안수준, 심리상태, 발달단계 등이 해당된다.

(3) 경험적 준비 정도(experience readiness)

새로운 학습과 관련된 교육 이전의 경험이나 훈련으로 학습자의 배경, 성공 경험, 과거의 대처기전, 지향점 등이 해당된다.

(4) 지식적 준비 정도(knowledge readiness)

학습자의 현재 지식 기반 정도, 선호하는 학습유형을 의미하는 것으로 인지적 능력, 학습장애, 학습유형 등이 포함된다.

2. 보건교육의 계획

1) 학습목표의 설정

(1) 학습목표의 개념

학습목표란 학습경험을 통하여 바람직하게 변화되어야 할 학습자의 지식, 태도, 행위를 말하며 학습과정의 결과로서 기대되는 행동이다.

> **일반적 목표**
> 심장질환의 위험요인을 알고 건강행위를 함으로써 심장질환을 예방한다.
>
> **구체적 목표**
> 향후 2년간 지역사회의 건강생활양식 실천율 중 흡연율을 58%에서 50%로 낮춘다.

(2) 학습목표 진술 시 고려할 점

① 교육자의 학습목표로 진술하지 않고, 학습자의 행동변화를 학습목표로 설정해야 한다.
② 학습의 과정을 목표로 진술하지 않고, 학습의 결과로 변하게 될 행동을 목표로 진술한다.
③ 하나의 목표 속에 두 가지 학습결과를 포함시키지 않는다.
④ 세부 학습목표를 지나치게 세분화하지 말아야 한다. 통상 1시간 교육에 1~3가지 학습목표가 적당하다.

(3) 학습목표 영역의 분류

블룸(Bloom)은 학습목표를 인지적, 정의적, 심리운동적 영역으로 구분하였고 각 영역의 복합성에 따라 세분하였다.

① 지식영역: 인지적 영역(cognitive domain)
    ㉠ 인지적 영역은 지식의 증가와 이를 활용하는 능력을 나타낸다.
    ㉡ 행동의 복합성에 따라 가장 낮은 수준의 지식 습득부터 가장 높은 수준의 평가로 분류된다.
    ㉢ 인지적 영역의 6가지 수준

수준	내용
지식 (knowledge, 암기)	정보를 회상해 내거나 기억하는 것이다. 예 인슐린을 맞으면 당뇨병이 조절된다고 말한다.
이해 (comprehension)	학습자는 의사소통되고 있는 물질이나 아이디어를 다른 것과 관련시키지 않고도 무엇이 의사소통되고 있는지 알고 있다. 예 인슐린 주사방법과 목적을 설명한다.
적용 (application)	구체적이고 특수한 상황에 일반적인 아이디어나 규칙, 이론, 기술적인 원리 혹은 일반화된 방법의 추상성을 사용한다. 예 적절한 혈당수준을 유지할 수 있도록 매일 인슐린 용량을 조정한다.

분석 (analysis)	의사소통을 조직적·효과적으로 분명히 하기 위해 표현된 아이디어의 위계와 관계가 분명해지도록 의사소통을 부분으로 나누는 것을 의미한다. 예 인슐린, 식사, 활동 그리고 당뇨병의 관계를 논의한다.
종합 (synthesis, 합성)	부분이나 요소를 합하여 분명히 보이도록 완성된 구조로 구성하는 것이다. 예 자신의 당뇨병을 관리하기 위하여 학습내용을 통합하고, 계획을 세운다.
평가 (evaluation)	주어진 목표에 대해 자료와 방법이 범주를 충족시키는 정도에 관해 질적·양적으로 판단한다. 예 목표에 비추어 당뇨병의 조절상태를 비교한다.

② 태도영역: 정의적 영역(affective domain)
  ㉠ 정의적 영역은 느낌이나 정서의 내면화가 깊어짐에 따라 대상자의 성격과 가치체계에 통합되어 가는 과정을 나타낸다.
  ㉡ 정의적 영역은 내면화 정도에 따라 5단계로 분류된다.

단계	내용
감수 (receiving, attending, 수용)	• 학습자는 단순히 어떤 것에 의식적이거나, 선호하는 자극에 주의를 기울인다.
반응(responding)	• 학습자가 말로 표현하여 외부에서 알 수 있도록 반응을 보인다.
가치화(valuing)	• 학습자가 스스로 몰입하며 가치를 갖고 있음을 타인이 확인할 수 있다.
내적 일관성 (organization, 조직화)	• 복합적인 가치를 적절히 분류하고 순서를 매겨 체계화하고 가치들의 관계가 조화롭고 내적으로 일관성을 이루도록 한다. • 생활양식을 체계적으로 실행한다.
채택(characterization by a value system, 성격화)	• 새로운 가치를 생활 속으로 통합하여 효과적으로 행동하도록 한다.

③ 기술 영역: 심리운동적 영역(psychomotor domain)
  ㉠ 심리운동 영역의 학습은 관찰이 가능하기 때문에 학습목표의 확인과 측정이 쉽다.
  ㉡ 복합성의 수준이 증가함에 따라 심리운동 영역의 수준도 증가한다.
  ㉢ 심리운동 영역의 수준이 높아질수록 신체적 기술을 효과적으로 수행할 수 있다.
  ㉣ 심리운동적 영역은 수준에 따라 7단계로 분류한다.

단계	내용
지각(perception)	감각기관을 통해 대상, 질 또는 관계를 알아가게 되는 과정이다.
태세(set)	특정 활동이나 경험을 위한 준비를 말한다.
지시에 따른 반응 (guided response)	교육자의 안내 하에 학습자가 외형적인 행위를 하는 것으로, 활동에 앞서 반응할 준비성과 적절한 반응을 선택해야 한다.
기계화(mechanism)	학습된 반응이 습관화되어 학습자는 행동수행에 자신감이 있으며 상황에 따라 습관적으로 행동한다.

복합 외적 반응 (complex overt response)	복합적이라고 여겨지는 운동활동의 수행을 뜻하며, 고도의 기술이 습득되고 최소한의 시간과 에너지 활동을 수행할 수 있다.
적응(adaptation)	신체적 반응이 새로운 문제 상황에 대처하기 위해 운동활동을 변경하는 것을 말한다.
창조(origination)	심리 영역에서 발달한 이해, 능력, 기술로 새로운 운동활동이나 자료를 다루는 방법을 창안한다.

구분		내용
인지적 영역 학습목표 설정의 예	지식	대상자들은 흡연의 피해를 열거할 수 있다.
	이해	대상자들은 니코틴의 작용을 말할 수 있다.
	적용	대상자들은 심장질환과 니코틴의 작용을 관련지어 말할 수 있다.
	분석	대상자들은 흡연으로 인한 증상과 자신에게서 나타나는 증상을 비교한다.
	종합	대상자들은 금연방법을 참고하여 자신의 금연계획을 작성한다.
	평가	대상자들은 자신들이 계획한 금연계획을 실천 가능성에 따라 평가한다.
정의적 영역 학습목표 설정의 예	감수	대상자는 담배연기로 죽어가는 쥐를 들여다본다.
	반응	대상자는 담배가 자신이나 가족에게 매우 해롭다고 말한다.
	가치화	대상자는 금연계획을 세우고 담배를 줄이며, 금연 스티커를 자신이 볼 수 있는 곳곳에 붙여놓는다.
	조직화	대상자는 흡연의 유혹을 피하기 위해 기상과 함께 조깅을 하고, 아침식사 후 커피 대신 과일을 먹는 등의 생활양식을 체계적으로 실행한다.
	싱격화	대상자는 지역사회 금언운동에서 자원봉사자로 활동한다.
심리운동 영역 학습목표 설정의 예	지각	노인들은 운동시범자가 보이는 근력운동을 관찰한다.
	태세	노인들은 운동을 하기 위해 필요한 고무밴드를 하나씩 집어든다.
	지시에 따른 반응	노인들은 운동시범자의 지시에 따라 고무밴드를 이용한 운동을 따라 한다.
	기계화	노인들은 음악을 들으며 스스로 운동을 한다.
	복합 외적 반응	노인들은 집에서 텔레비전을 보면서 고무밴드를 이용한 운동을 능숙하게 실행한다.
	적응	노인들은 고무밴드가 없는 노인회관에서 고무밴드 대신 긴 타월을 이용하여 운동을 한다.

[블룸(Bloom)의 학습목표영역의 예]

2) 학습내용의 선정과 조직

(1) 학습내용 선정 시 고려사항

① 학습목표를 달성하기 위한 것이므로 관련성이 있어야 한다.

② 다양한 상황에 활용될 수 있어야 한다.

③ 너무 광범위하거나 피상적이어서는 안 되며, 일부 제한된 내용만을 깊게 다루어서도 안 된다.

④ 건강증진에 반드시 필요하고 중요한 내용이면서 새롭고 참신한 내용이어야 한다.

⑤ 자기 건강관리를 위해 현재와 미래에 기여할 수 있는 내용이어야 한다.

(2) 학습내용의 조직원리

① 계속성의 원리: 학습내용의 구성요소가 계속 반복됨으로써 학습자에게 연속적으로 연습의 기회를 제공하여야 하며, 정의적 영역–심리운동적 영역–인지적 영역의 순서로 더 긴 시간의 교육을 요구한다.

② 계열성의 원리: 학습내용의 위계적·순차적 반복을 통해 학습의 선행내용을 기초로 후속내용을 전개함으로써 수준을 달리한 동일 교육내용을 반복적으로 학습하는 심화학습이 이루어져야 한다.

③ 통합성의 원리: 교육내용을 구성하는 요소들이 서로 연결되고 통합됨으로써 효과적인 학습이 이루어져야 하며 통합성을 고려하지 않으면 교육내용이나 경험들 간의 불균형과 부조화, 내용의 중복이나 누락 등을 가져올 수 있다.

④ 균형성의 원리: 여러 가지 학습경험들 사이에 균형이 유지되어야 한다.

⑤ 다양성의 원리: 학생들의 요구를 반영할 수 있는 다양하고 융통성 있는 학습경험이 되도록 조직해야 한다.

⑥ 보편성의 원리: 민주시민으로서 가져야 할 건전한 가치관, 이해, 태도, 기능을 기를 수 있는 학습경험을 조직해야 한다.

3) 보건교육계획서 작성

(1) 교육계획서 작성 시 유의사항

① 학습목표에 타당하고 실천가능하게 작성한다.

② 다른 교육과 연계될 수 있도록 포괄적으로 작성한다.

③ 구체적인 목표를 제시하여 학습효과를 높일 수 있어야 한다.

(2) 작성과정

① 보건교육의 요구사정

② 일반적 목적과 구체적 학습목표 설정

③ 교육방법 및 매체 선정

④ 학습자의 학습목표를 측정하는 평가기준 결정

(3) 교육계획에 포함되어야 할 주요사항

① 교육대상, 장소, 시간

② 교육주제, 교육자, 단원목표

③ 교육단계(도입, 전개, 정리) 및 소요시간

④ 교육방법과 교육매체, 교육평가, 참고문헌

(4) 학습목표의 진술

① 학습자 중심으로 구체적이고 명료하게 진술해야 한다.

② 학습자가 수업에서 성취해야 하고 실현가능한 것에 대한 진술이어야 한다.

3. 보건교육방법

보건교육방법에는 강의, 시범, 토의, 역할극, 상담 등이 있으며 교육방법을 선택할 때에는 대상자가 달성해야 할 학습목표, 대상자의 성숙 정도, 대상집단의 크기, 교육이 이루어질 학습환경을 고려하여 적절한 방법을 선택하여야 한다.

1) 교육방법

(1) 개별교육

① 면접(interview)

ㄱ 면접은 두 사람 사이에서 공공목적 도달을 위해 언어를 도구로 하여 기술적으로 진행되는 전문직업적인 대면관계에 활용되는 교육방법이다.

ㄴ 대상자를 존중하는 태도와 효과적인 의사소통 능력, 관찰력과 이해 능력, 인간과 사회에 대한 통찰력, 충분한 전문지식, 가용자원에 대한 폭넓은 이해, 좋은 청취자적 자질이 필요하며 반드시 비밀이 보장되어야 한다.

ㄷ 면접 방법에는 관찰, 청취, 질문, 이야기, 해석 등이 있으며 일정한 순서로 진행되는 것보다 서로 혼합하여 진행된다.

② 상담(counselling)

ㄱ 대상자와의 직접적인 대화를 통해 태도와 행위가 바람직한 방향으로 변화되도록 촉진하는 것으로, 대상자의 자기이해, 의사결정, 문제해결이 이루어지도록 상담자가 전문적으로 도와주는 과정이다.

ㄴ 개별상담 시 신뢰관계를 형성하고 대상자에 대한 긍정적인 태도를 가지며, 현재의 문제에 공감대를 형성하도록 노력해야 한다.

ㄷ 대상자가 자유롭게 의사표시를 할 수 있도록 부드럽고 조용한 상담 분위기를 조성하고대상자 스스로 말할 수 있을 때까지 말이나 대답을 강요하지 않으며 대상자의 부정적 감정도 수용한다.

ㄹ 대상자에게 지시나 명령, 훈계나 설득, 충고나 권고는 피하고 대상자의 비밀을 엄수한다.

③ 프로그램 학습(PL)과 컴퓨터 보조학습(CAL)

- 프로그램 학습(Programmed lecture): 책이나 소책자를 매체로 이용하는 학습법
- 컴퓨터 보조학습(Computer aided lecture): 컴퓨터를 매체로 이용하는 학습법

   ㉠ 대상자가 스스로 학습할 수 있게 고안된 것으로, 전문가와 상호작용이 가능하도록 교수자료를 활용하여 대상자 스스로 학습하는 방법이다.
   ㉡ 시간적 제약이 없을 때 잘 배우는 사람과 각 단계를 여러 번 반복해야 안심하는 사람들에게 유용한 방법이다.

(2) 집단교육

2명 이상의 대상자에게 이루어지는 교육을 말하며 인지적 영역, 정의적 영역, 심리운동 영역에 따라 다양한 방법을 적용할 수 있다.

가. 강의(강연회, lecture)
   ① 교육자가 학습자에게 학습내용을 직접 언어로 전달하는 가장 전통적이고 보편적인 교육방법으로 지식을 주입하는 데 적절하다.
   ② 주로 대상자가 교육주제에 대한 기본 지식이 없을 때 많이 이용되는 교수 주도의 교육방법이다.
   ③ 짧은 시간에 많은 양의 지식을 전달할 수 있고 긴장감이 다른 교육방법보다 적다.

나. 토의(discussion): 공동학습의 한 형태로 대상자들이 서로 의견을 교환하고 함께 생각하여 문제를 해결할 수 있도록 도와주는 방법으로 정의적 영역인 태도학습에 효과적인 방법이다.
   ① 배심토의(패널 토의, panel discussion)
      ㉠ 집단의 구성원이 많아서 모두 토론에 참가하기 곤란한 경우 사전에 충분한 지식을 가진 사람 중 선정된 각기 상반되는 의견을 가진 전문가 4~7명이 사회자의 안내에 따라 청중앞에서 토의를 진행하는 방법이다.
      ㉡ 정해진 시간 동안 전문가들이 발표한 후 청중과 질의응답으로 전체 토의가 진행된다.
   ② 심포지엄(symposium)
      ㉠ 동일한 주제에 대해 전문적인 지식을 가진 전문가 2~5명을 초청하여 각자 10~15분씩 의견을 발표하게 한 후 발표 내용을 중심으로 사회자가 청중을 공개 토론 형식으로 참여시키는 방법이다.
      ㉡ 사회자는 이 분야의 최고 전문가이어야 하고 사회자는 연사 전원의 강연이 끝나면 내용을 짧게 요약해서 질문, 답변 또는 토론이 적당히 진행되게 한다.
   ③ 분단토의(buzz session, 와글와글 학습법, 6.6 토의)
      ㉠ 전체를 몇 개 분단으로 나누어서 토의를 하게 하고 다시 전체 회의에서 종합하는 방법을 말한다.
      ㉡ 각 분단은 6~8명이 알맞으며 상호 의견을 교환한 후에는 전체 의견을 종합하여 전체적으로 보고하도록 한다.
   ④ 집단토론(group discussion)

㉠ 참가자들이 특정 주제에 대하여 자유롭게 상호의견을 교환하고 결론을 내리는 방법을 말한다.

㉡ 효과적인 토론을 위해서는 참가자 모두 토론의 목적을 이해하고 참여하여야 하므로 참가자 수가 많을수록 토론의 참여 기회가 적어지므로 참가자는 10명 내외가 적당하다.

㉢ 잘못된 결론이 내려진 경우에 사회자는 결론 수정이 가능하다.

장점	단점
• 대상자들의 능동적인 참여를 통해 상호 협동적, 민주적 회의 능력을 기를 수 있다. • 각자의 의견을 표현하므로 자신의 의사를 올바르게 전달하는 능력이 배양된다.	• 많은 대상자가 참여할 수 없고 초점에서 벗어나는 경우가 많아서 시간이 오래 걸릴 수 있다. • 지배적인 참여자와 소극적인 참여자가 있을 수 있다.

⑤ 브레인스토밍(brainstorming)

㉠ '묘안 착상법' 또는 '팝콘회의'라고도 하며 번개처럼 떠오르는 기발한 생각이라는 뜻을 내포하고 있다.

㉡ 구성원이 가능한 많은 아이디어에 기록하여 목록화하고 가장 최상의 아이디어를 선택하는 방법이다.

㉢ 12~15명의 참여자가 한 그룹이 되어 10~15분의 단기토의를 진행해야 한다.

㉣ 모든 구성원이 자유로운 분위기에서 우수하고 다양한 의견이 나올 수 있도록 유도할 수 있는 사회자를 정하는 것이 중요하다.

㉤ 비판금지와 대량발언이 특징이기 때문에 창조적으로 문제를 해결하는 방법이다.

장점	단점
• 어떤 문제든지 토론의 주제로 삼을 수 있다. • 별도의 장비가 준비되지 않아도 회의가 진행될 수 있다.	• 토론이 제대로 유도되지 않으면 시간을 낭비할 수 있다. • 대상자들이 즉흥적이고 계속적으로 아이디어를 제시해야 하는 부담감이 있다.

⑥ 포럼(forum)

㉠ 포럼은 토론자의 의견 발표 후 질문이 이어진다는 점에서 심포지엄과 비슷하다고 할 수 있으나 토론자 간 혹은 청중과 토론자 간에 적극적이고 활발한 토론이 이루어져 합의가 형성된다는 점에서 다소 차이가 있다.

㉡ 포럼은 1~3인 정도의 전문가가 간략한 발표를 한 후에 발표내용을 중심으로 청중과의 질의응답을 통해 토론을 진행한다.

㉢ 청중이 직접 토의에 참가하여 공식적으로 연설자에게 질의를 하거나 받을 수 있다는 점이 특징이다.

⑦ 세미나(seminar)

㉠ 세미나는 토론 구성원이 해당 주제에 관한 전문가나 연구자로 이루어졌을 때 주제 발표자가 먼저 발표를 하고, 토론 참가자들이 이에 대해 토론하는 방법이다.

ⓛ 세미나는 사전에 철저한 연구와 토론 준비를 전제로 하기 때문에 토론 참가자들이 해당 주제에 대한 지식이나 정보를 체계적으로 깊이 있게 토론할 수 있다.

다. 시범(demonstration)

① 이론과 함께 시각적으로 볼 수 있는 모든 실물을 사용하거나 실제 장면을 만들어내어 교육자가 직접 수행하면서 지도하는 교육방법으로, 심리운동 영역인 기술교육에 적합한 방법이다.

예 비만 학생에게 새로운 운동법을 알려주기 위한 건강교육 시 효과적

② 교육자가 전 과정을 천천히 실시해 보임으로써 대상자들이 기술을 습득할 수 있도록 한다. 보건사업에서 가장 많이 쓰이는 방법으로, 교육의 가장 오래된 형태이며 현실적으로 실천 가능한 효과적인 방법이다.

라. 역할극(role play): 학습자들이 직접 실제 상황 중의 한 인물로 등장하여 연극을 하면서 건강문제나 어떤 상황을 분석하고 해결 방안을 모색하면서 학습목표에 도달하는 방법이다.

마. 프로젝트 방법

① 실제 상황 속에서 목적을 달성하기 위하여 수행하는 활동을 의미한다.

② 학습목표를 교육 대상자에게 제시하고, 목표달성을 위해 대상자 스스로 계획하고 자료를 수집하고 수행하게 하여 지식, 태도, 기술을 포괄적으로 습득하게 한다.

장점	단점
대상자 자신이 계획하고 실시하므로 학습에 대한 동기유발이 용이하고 자주성과 책임감이 개발된다.	의존적이고 수동적인 학습에 익숙한 사람은 시간과 노력만 낭비하는 결과를 초래하고 목표를 제대로 달성하는 것이 쉽지 않다.

바. 견학(field visit): 현지답사라고도 하며, 보건시설 등의 현장을 방문, 관찰하여 대상자의 학습을 유도하는 방법이다.

장점	단점
• 실물이나 실제 상황을 눈으로 관찰할 수 있다. • 관찰한 내용을 실제 상황에 적용할 수 있는 능력을 기를 수 있다.	• 시간과 경비가 많이 든다. • 견학 장소의 선택에 어려움이 있을 수 있다. • 사전계획이 미비하면 투자한 비용만큼 효과를 얻기가 힘들다.

사. 모의실험(simulation)

① 모의실험은 학습자에게 실제와 유사한 상황이나 중요한 요소만을 선별하여 제공해주는 것이다.

② 활동을 재현함으로써 쉽게 기억하게 되고 실제 상황에서 적용할 수 있는 능력을 기를 수 있다.

③ 모의실험 후 디브리핑(debriefing)을 통해 학습자와 함께 상황에 대해 분석하고 토론하는 것이 필요하다.

아. 캠페인(campaign)

① 캠페인은 건강관리에 필요한 지식과 기술을 향상시키기 위해 매우 집중적이고 반복적인 과정을 통해 사람들이 올바른 교육내용을 습득하도록 널리 알리는 교육방법이다.

② 수행하는 기간은 수일에서 1개월까지 다양하며 이때 교육매체로는 팸플릿, 포스터, TV, 라디오, 거리 인쇄물 배포 등이 활용된다.

자. 시뮬레이션(Simulation)

① 복잡한 문제를 해석하기 위하여 모델에 의한 실험 또는 사회현상 등을 해결하기 위하여 실제와 비슷한 상태를 수식 등으로 만들어 모의적인 연산을 되풀이하여 그 특성을 파악하는 일로 실제 또는 가상의 동적 시스템 모형을 컴퓨터를 사용하여 연구하는 것을 말하며 모의실험 또는 모사라고도 한다.

② 보건교사가 초등학생을 대상으로 지진, 홍수, 해일 등 다양한 자연 재난상황에서의 대처법을 훈련하고자 할 때 사용하는 방법이다.

구분	장점	단점
면담	• 형식없이 자연스럽게 면담을 진행함 • 어떠한 시간과 장소에도 교육 가능함 • 교육을 위한 준비 및 부담이 없음	• 소수의 학습자나 보호자로 학습자 수가 제한됨 • 시간이 많이 소요됨
토의	• 학습자의 능동적 참여 기회 제공 • 의사전달능력 배양 • 반성적인 사고 능력 함양	• 소수에게만 적용 가능하여 경제성이 없음 • 초점에서 벗어나기 쉬움
강의	• 빠른 시간 내에 효율적으로 전달 • 다양한 정보의 전달이 가능 • 낮은 수준의 학습에 적용	• 학습자의 수동적 자세 • 흥미가 떨어짐 • 과다한 정보 제공이 되기 쉬움
시범	• 흥미 유발 • 이론과 실제의 적용 • 학습목표 도달이 용이	• 많은 시간이 소요됨 • 소수에게만 적용됨 • 교육 준비에 많은 시간 소요
프로그램학습, 컴퓨터 보조학습	• 학습자 능력에 따른 반복학습 가능 • 학습의 적정량 배분 가능	• 동기유발에 따라 교육효과 차이 발생 • 재정적 투자가 필요함
역할극	• 기술습득이 용이 • 흥미와 동기 유발 • 교육대상자 수가 많아도 적용 가능	• 준비시간이 많이 요구됨 • 극중 인물 선택이 용이하지 않은 경우가 많음

[보건교육방법의 장점 및 단점]

2) 교육방법의 선정

(1) 교육방법 선정에 영향을 주는 요소

① 학습목적, 교육과제 및 내용

② 대상자가 달성해야 할 학습목표의 난이도

③ 대상집단의 크기

④ 교육이 이루어질 장소와 시설

⑤ 교육자의 능력, 학습지도 기술　　⑥ 학습에 배정된 시간과 교육시기

⑦ 자료 및 장비의 이용가능성 등

⑧ 대상자의 학습심리, 교육 정도, 수용도, 동기유발 정도

(2) 교육방법 선정 시 고려할 사항

① 예산 및 비용과 구체적인 행위목표의 설정 및 이해

② 교육대상자의 수나 인구사회학적 특성

③ 보건교육방법의 적용 및 이용가능성

④ 보건교육 과제 및 내용을 분명히 판단

⑤ 교육장소의 적절한 물리적 환경 조성 등

(3) 교육방법 선정 시 일반적 원칙

① 이론과 실제가 부합되어야 하며 합리적 교육방법이 계획되어야 한다.

② 대상자가 스스로 보건문제를 해결할 수 있는 교육매체를 활용한다.

③ 최신 지식과 기술을 활용하되 전문용어는 가능한 피하고 적당한 예를 들어 설명한다.

3) 교육매체

교육매체는 효과적인 교수활동을 위하여 교육자와 학습자 간에 사용되는 모든 교육자료를 의미한다.

(1) 교육매체의 유형

① 실물(real-thing)이나 실제 상황(real-situation): 학습내용에 해당하는 실물을 이용하거나 실제 상황에서 건강교육을 하는 것으로, 자가 주사방법 교육 시 실제 주사기를 사용하거나 피임방법 교육 시 실제 피임기구들을 가지고 설명하는 것이 그 예가 된다.

② 모형(model)이나 유사물(simulation device): 실물과 가장 가까운 물건을 묘사할 수 있으며 실물처럼 움직이거나 기능할 수 있는 모형을 유사물이라 한다. 기본간호학 실습실의 인형들이 유사물에 속한다.

③ 융판(pannel board): 융이나 펠트(felt)를 씌워서 만든 판과 그림과 글자, 사포만 있으면 어디서나 활용할 수 있는 매체이다.

④ 그림(picture), 사진(photograph)

ⓐ 어떤 현실을 효과적으로 압축하고 간결한 모양으로 바꾸어 표현한 것이다.

ⓑ 신문이나 책에서 자료를 쉽게 구할 수 있고, 적은 비용으로 제작이 가능하므로 다양한 형태로 학습에 활용할 수 있다.

⑤ 팸플릿(pamphlet): 팸플릿은 알리고자 하는 정보를 짤막하고 명확하게 요약해 그림과 함께 인쇄하여 중요한 내용을 이해하는 데 도움을 준다.

⑥ 투시환등기(OHP: Over Head Projector)

ⓐ 암막장치 없이 투시물을 확대하여 선명한 상을 스크린에 비추는 기계로,

ⓑ 학습자와 교육자가 마주앉은 상태에서 사용할 수 있고, 조작이 간편하다.

⑦ 실물환등기(opaque projector)

㉠ OHP가 투명한 자료만 투시하는 것과 달리 불투명한 자료를 스크린에 투사해 인쇄물, 도표, 그림을 확대하여 보여준다.

㉡ 실물을 직접 영사하여 보여주므로 자료를 특별히 제작할 필요가 없으나 실내조명을 끄고 암막을 사용해야 선명하게 볼 수 있다.

⑧ 컴퓨터(computer)

㉠ 즉각적인 반응, 수많은 정보의 저장과 응용, 특성이 다양한 학습자에게 각기 다른 처방을 줄 수 있는 가능성 등으로 수업 장면에서 다각적으로 활용된다.

㉡ 교육현장에서 컴퓨터를 활용하는 방법은 컴퓨터 시뮬레이션, 컴퓨터 보조수업, 멀티미디어와 인터넷, e-learning 등이 있다.

구분	장점	단점
실물	• 실생활에 즉시 활용할 수 있음 • 흥미 유발	• 구입 어려움 • 소수에 적합하고 보관 어려움
모형	• 반복 학습으로 학습 효과 높음 • 크기를 조절하여 실제 상황에서 볼 수 없던 부분까지 전달 가능	• 모형 비용이 비쌈 • 학습자의 수가 제한될 수 있음
칠판	• 자유로운 설명이 가능 • 대상자의 관심 유발	• 시간이 많이 소요됨 • 이차원적임
융판	• 경제적이고 흥미 유발 • 재사용, 보관의 간편성	• 소수집단을 대상 • 제작기술이 필요함
투사물 환등기 (OHP)	• 다양한 기법을 활용 • 재사용이 가능함 • 암막장치 필요 없음	• 자료준비에 장시간 소요 • 세부적 설명 부적절함 • 지루한 학습이 될 수 있음
실물화상기	• 시청각 자료와 교재 활용 • 다양한 시청각 기기와의 연결 사용	• 고비용
영화	• 대상자의 높은 집중력 • 긍정적인 태도 형성	• 고비용, 보관의 불편 • 기술적 능력이 필요
대중매체	• 다수의 사람에게 많은 정보를 동시에 신속하게 전달 • 주의집중이 용이하고 동기부여가 강하게 유발됨 • 반복적인 축적으로 행동변화가 용이 • 사회적 여론을 조성하는 힘이 강함	• 일방적인 정보의 전달로 학습자의 의견이 무시 될 수 있음 • 정보에 대한 선택성이 높음

[보건교육매체의 장점과 단점]

(2) 교육매체 선택 시 유의사항

① 학습목표와 내용에 따라 가장 적절한 것을 선택해야 한다.

② 조작방법을 충분히 익히고 사용 전에 미리 검토한다.

③ 매체의 장·단점 및 학습자의 특성을 고려하여 선택한다.

④ 경제성과 실제 상황에의 적용 가능성을 따져보아야 한다.

⑤ 대상자들의 흥미와 동기를 유발하여 추상적인 내용에 구체적인 의미를 더할 수 있는 것을 선택한다.

4. 보건교육의 수행

1) 학습내용의 구성 단계

(1) 도입단계

① 학습의욕을 환기시켜 학습을 효과적으로 이끌어가도록 학습자의 학습동기와 흥미를 유발하는 준비단계이다.

② 주의집중을 시키는 것이 중요하며 보건교육의 주제 내용, 목적, 보건교육의 중요성 등을 제시한다.

③ 학습목표를 제시하고 모르는 것을 받아들일 수 있게 심리적 안정감을 준다.

④ 사전경험이나 학습과 관련짓기, 이전에 배운 것과 앞으로 배울 내용의 관계를 지적해준다.

(2) 전개단계

① 전개단계는 계획에 따라 학습을 전개시켜 나가는 학습의 중심 부분으로 학습활동의 대부분은 이 단계에서 이루어진다.

② 핵심적인 학습내용의 제시와 다양한 학습방법 및 매체 사용으로 학습자들의 참여를 유도한다.

(3) 종결단계

① 마지막 요약 또는 결론 부분으로 전개단계에서 수행한 활동을 종합하여 설정된 목표를 성취해 나아가는 단계이다.

② 학습한 전체 내용을 종합적으로 요약하거나 중요한 부분을 학습자에게 질문하고 토의함으로써 정리하고 결론을 내린다.

2) 대상자별 수행전략

(1) 영유아기 및 학령기

① 보건교육 시 돌보는 사람의 건강정보를 얻고자 준비하고, 아기의 발달수준과 건강상태를 파악해야 한다.

② 아동의 기질적인 차이와 발달과정, 안전, 좋은 식습관의 형성, 예방접종 등에 관한 교육을 수행한다.

(2) 청소년기

① 청소년기에는 개념 이해에 필요한 기본적 지식은 충분하나 기존의 가치에 대한 의문이 생길 수 있다.

② 다양한 생활양식에 관한 정보와 그 결과를 알려주고, 현재 하고 있는 건강행위를 강화시켜 주며, 자가간호행위에 관한 의사결정에 적극적으로 참여함으로써 그 효과가 증가된다.

③ 또래집단에서 사용하는 은어를 유머스럽게 사용한다.

(3) 성인기

① 성인기는 이미 많은 경험과 정보를 가지고 학습에 참여하기 때문에 그들이 가지고 있는 사고와 기술을 재표현하는 시기이다.

② 학습한 것을 현실적으로 즉각 적용하기 원하며 교과 중심의 학습보다는 문제해결 중심의 학습으로 이행된다.

(4) 노년기

① 노인 학습자는 노화로 인한 신체적 변화와 인지, 감각운동 수준이 저하되기 때문에 이 시기에는 게임, 역할극, 시범, 재시범 등의 교육방법이 효과적이다.

② 건강생활 실천방법을 개별화하여 구체적으로 안내하여 보건교육 효과를 높일 수 있다.

5. 보건교육의 평가

1) 교육평가의 목적과 과정

(1) 교육평가의 목적

① 학습자가 그동안 배운 것을 수행할 수 있는지를 확인하기 위함이다.

② 학습에 대한 동기를 부여하고 학습자가 더 열심히 학습하도록 격려하기 위함이다.

③ 교육과정의 강점과 약점을 파악하여 개선하기 위함이다.

④ 교육자는 평가를 통해 학습자를 올바르게 이해하기 위함이다.

⑤ 평기과정이나 결과가 학습을 촉진할 수 있으며, 교육방법이나 매체를 개선할 수 있다.

(2) 교육평가의 과정

과정	내용
평가대상 및 기준설정	무엇을 평가할 것인지에 대한 평가대상과 목표달성 여부를 어떤 기준으로 평가할지 기준을 정하는 단계이다.
관련 자료 수집	평가를 하기 위해 필요한 자료를 수집한다.
결과 해석	수집된 자료를 분석한 결과를 설정된 목표와 비교하여 그 도달 여부를 확인하고 원인을 분석하여 명확히 하는 과정이다.
재계획의 반영	평가결과 분석을 통해 얻어진 영향요인과 원인을 해결하기 위한 방법을 모색하여 그 결과를 향후 보건교육 계획 시 반영하는 것이다.

2) 평가의 유형

(1) 평가기준에 따른 분류

절대평가	기준에 따른 평가로, 보건교육 계획 시 목표를 설정해두고 교육 후에 목표도달 여부를 확인하는 방법이다.
상대평가	다른 학습자에 비해 어느 정도 잘하고 있는지를 평가하는 것으로, 학습자 개인의 상대적인 위치와 우열을 파악할 수 있다.

(2) 평가시점에 따른 분류

진단평가	• 사전평가라고도 하며 대상자들의 교육에 대한 이해 정도를 파악하고, 교육계획을 수립할 때 무엇을 교육할지를 알아보기 위해 실시한다. • 진단평가를 통해 대상자의 지식수준, 태도, 흥미, 동기, 준비도 등을 파악할 수 있고, 어떤 내용의 교육이 필요한지를 알 수 있다.
형성평가	• 교육이 진행되는 동안 주기적으로 학습의 진행 정도를 파악하여 교육방법이나 내용을 향상시키기 위해 실시한다. • 형성평가의 목적이 중간목표 도달 여부를 점검함으로써 학습에 영향을 주는 요인을 발견하여 교육목표에 도달하도록 하는 것이므로, 이를 위한 목표설정은 최저의 성취수준으로 해야 한다.
총괄평가	• 일정한 교육이 끝난 후에 목표도달 여부를 알아보는 평가이다. • 평가에서 대상자의 참여는 매우 중요하며 자신의 능력과 교육방법과 교육과정을 대상자가 평가함으로써 교사와 대상자 간에 동등한 관계로 존중받았다는 느낌을 갖게 되며 스스로 평가할 수 있는 자신감을 갖게 된다.

(3) 평가성과에 초점을 둔 분류

과정평가	• Process evaluation • 보건교육 프로그램이 어떻게 시행되었는가를 평가하는 것이다. • 지도자의 훈련수준과 관련된 프로그램의 외적 특징 등 과정의 적절성, 난이성, 과정의 수, 각 과정의 진행 시간, 참석자의 수, 대상자의 참여율 등이 포함될 수 있다. • 시행된 프로그램이 다른 환경에서도 적용할 수 있는 실현가능성(feasibility)과 일반화, 프로그램의 확산에 관한 판단의 실마리를 제공한다.
영향평가	• Impact evaluation • 프로그램을 투입한 결과로 단기적으로 나타난 바람직한 변화를 평가한다.
성과평가	• Outcome evaluation • 보건교육을 통해 나타난 바람직한 변화가 시간의 흐름에 따라 긍정적으로 나타난 효과를 평가한다. • 성과평가는 평가된 프로그램의 필요성을 설명하는 중요한 수단이 되기 때문에, 연구자들은 프로그램의 성과평가를 수행하도록 노력하여야 한다.

♥ ₰ ⓐ We Are Nurse 지역사회간호학

단원별 문제

01 다음 중 지역사회 간호사가 보건교육을 실시하려고 할 때 보건교육 계획 시 가장 먼저 해야 할 것은?

① 목적의 설정
② 기준 및 시험의 설정
③ 우선순위의 결정
④ 교육요구의 사정
⑤ 지역의 경제수준 사정

> **해설** 지역사회 내에서 간호사가 보건교육을 실시할 때에 가장 먼저 해야 할 일은 지역사회 주민들의 교육요구 사정을 하는 것이다.

02 인본주의 학습이론에 근거한 전략으로 옳지 않은 것은?

① 학습이란 자기실현을 할 수 있도록 개인의 잠재력을 발달시키는 것이다.
② 학습에서 필수적인 것은 학습자가 경험에서 의미를 이끌어내는 것이다.
③ 대상자의 욕구에 근거한 학습목표를 설정함으로써 학습을 강화시킨다.
④ 교육은 사람들이 배우는 그 자체에 가치를 두어야 한다.
⑤ 교사의 역할은 학습내용과 방법을 선정해주는 것이다.

> **해설** 인본주의 학습에서 교사의 역할은 학습자의 요청에 반응하는 것이다. 그러므로 학습내용과 방법은 학습자 스스로 선택하도록 하고 교사는 학습자의 욕구에 근거한 학습목표를 설정하여 학습을 강화시킨다.

03 우리나라 건강증진사업의 필요성에 관한 설명으로 옳지 않은 것은?

① 개인의 생활습관이 건강과 질병에 미치는 영향이 증가하고 있다.
② 1차 예방수준이 건강상태를 결정하는데 중요하게 되었다.
③ 건강수명의 증가로 건강증진활동이 더욱 필요하게 되었다.
④ 평균수명연장으로 노령인구 비중이 증가하였다.
⑤ 유병인구의 증가는 의료비와 사회적 부담을 증가시켰다.

> **해설** 건강수명수준은 선진국 최하위수준이며, 건강수명 증가를 위해 건강증진활동이 필요하게 되었다.

04 다음과 같은 상황에서 보건간호사가 보건교육 요구를 파악하여 교육을 실시하고자 할 때 보건간 호사가 파악한 보건교육 요구는 Bradshow의 교육요구 유형 중 어디에 속하는가?

> 가족 발달단계 중 영유아 단계에 있는 가족이며 이 가족의 가장인 아버지는 폐결핵으로 실직한 상태이다.

① 외향적 요구　　　　　　　　　② 내면적 요구
③ 규범적 요구　　　　　　　　　④ 상대적 요구
⑤ 절대적 요구

> 해설　규범적 요구는 보건의료전문가가 파악한 요구이며 영유아 단계에서 어머니는 양육으로 힘든 상태이고 가 장이 폐결핵으로 실직한 상태이므로 이럴 때는 의료전문가의 판단에 따라 보건교육을 실시하여야 한다.

05 제1차 건강증진 국제회의의 내용에 해당하지 않는 것은?

① 건강한 공공정책 수립　　　　　② 개인 건강기술의 개발
③ 건강지향적 환경조성　　　　　④ 최고의 간호수준 제공
⑤ 지역사회활동 강화

> 해설　[제1차 건강증진을 위한 국제회의 오타와 헌장의 활동영역]
> • 건강한 공공정책 수립
> • 개인 건강기술의 개발
> • 건강지향적 환경조성
> • 지역사회활동 강화
> • 보건의료사업 방향 재설정(보건서비스 개혁)

06 다음 중 국민건강증진사업의 내용으로 거리가 먼 것은 무엇인가?

① 보건교육　　　　　　　　　　② 질병예방
③ 질병치료　　　　　　　　　　④ 건강생활의 실천
⑤ 영양개선

> 해설　「국민건강증진법」 제2조에서 "국민건강증진사업은 보건교육, 질병예방, 영양개선, 신체활동장려, 건강 관리 및 건강생활의 실천 등을 통하여 국민의 건강을 증진시키는 사업을 말한다."라고 정의하고 있다.

07 **다음에서 설명하는 것은 무엇인가?**

- 개인의 건강을 결정하는 요인 중 생활양식이 50% 이상을 차지한다.
- "캐나다 보건에 관한 새로운 조망"
- 개인의 올바른 생활양식의 중요성을 강조

① 라론드 보고서　　　　　　　　② 오타와헌장
③ 교토 의정서　　　　　　　　　④ Healthy people
⑤ HP2020

해설 라돈드는 캐나다의 보건복지부 장관으로 1974년에 캐나다 보건에 관한 새로운 조망이라는 보고서를 발표하였다.

08 **보건교육의 계획과 원칙에 대한 설명으로 옳지 않은 것은?**

① 시범사업으로부터 시작하여 점차 확대한다.
② 보건교육을 계획할 때는 주민들을 참여시켜야 한다.
③ 보건교육은 전체 보건사업계획과 함께 수립하여야 한다.
④ 적절한 예산이 책정되어야 하고, 사업의 우선순위에 따라 사용되어야 한다.
⑤ 효과적인 보건사업을 위해 평가는 마무리 단계에서만 한다.

해설 ⑤ 효과적인 보건사업을 위해 평가는 사업의 시작과 진행 중에도 수시로 행해진다.

09 **다음 중 쾰러(Kohier)의 통찰이론 및 레빈(Lewin)의 장이론과 관련이 있는 학습이론은 무엇인가?**

① 사회주의 학습이론　　　　　　② 인본주의 학습이론
③ 인지주의 학습이론　　　　　　④ 행동주의 학습이론
⑤ 구성주의 학습이론

해설

구분	종류
행동주의	1. 고전적 조건형성이론(파플로프, 왓슨) 2. 자극 – 반응 결합설(손다이크) 3. 조작적 조건형성이론(스키너)
인지주의	1. 쾰러(Kohier)의 통찰이론 2. 레빈(Lewin)의 장이론 3. 정보처리이론 4. Bandura의 사회학습인지이론
인본주의	1. 매슬로우 욕구이론

10 보건소 전문가와 보건소 담당간호사 약 10~20명 정도가 둘러앉아 지역사회 고혈압관리 방법에 관하여 자유로운 입장에서 상호의견을 교환하고 토의를 하였다면, 이와 관련된 토의 기법은?

① 세미나   ② 패널토의
③ 집단토론   ④ 심포지엄
⑤ 델파이기법

> **해설** 집단토론회는 집단 내의 참가자들이 약 10~20명 정도가 둘러앉아 어떤 특정한 주제에 대해 목표를 정하고 자유로운 입장에서 상호의견을 교환하고 결론을 내리는 회화방식이다. 여기서 사회자겸 교육자는 일부참여자가 토론을 독점하지 못하도록 조절하고 목표에서 토론 주제가 벗어나지 않도록 돕는다.

11 다음 중 보건교육 방법에 대한 설명으로 옳지 않은 것은?

① 패널토의는 어떤 주제에 대해 대립되는 의견을 가진 전문가들이 각자 의견을 발표한 뒤 사회자의 진행에 따라 토론을 실시하면서 참여한 청중과의 질의, 응답을 하는 토론 방법이다.
② 심포지엄은 전문가 2~5명을 선정하여 10~15분 발표하게 한 후 사회자의 진행에 따라 청중들과의 질의, 응답을 통해서 공개토론을 하면서 목적에 접근하는 교육방법이다.
③ 그룹토의는 교사 중심으로 학습자들의 전체 참여를 이끌어 내고 짧은 시간 내에 많은 양의 지식이나 정보를 많은 사람에게 전달하는 교육방법이다.
④ 분단토의는 참가자가 많은 경우에 전체를 몇 개의 소집단으로 나누어서 토의시키고 다시 전체 회의에서 종합하는 방법이다.
⑤ 역할극은 교육대상자들이 직접 실제상황 중의 한 인물로 등장하여 연극을 하면서 건강문제나 어떤 상황을 분석하고 해결방안을 모색하면서 이를 통해 학습목적에 흥미있게 도달할 수 있는 교육방법이다.

> **해설** ③ 강의식 보건교육 방법에 대한 설명이다.
>
> **그룹토의(집단토론, group discussion)**
> - 참가자들이 특정 주제에 대하여 자유롭게 상호의견을 교환하고 결론을 내리는 방법을 말한다.
> - 효과적인 토론을 위해서는 참가자 모두 토론의 목적을 이해하고 참여하여야 하므로 참가자 수가 많을수록 토론의 참여 기회가 적어지므로 참가자는 10명 내외가 적당하다.
> - 잘못된 결론이 내려진 경우에 사회자에 의해 결론 수정이 가능하다.

12 보건교육은 도입, 전개, 종결단계로 진행이 된다. 이 중 전개단계에 해당하는 활동내용으로 적절한 것은?

① 학습내용의 문제를 제시하고 그 개요를 설명한다.
② 전 시간 학습내용에 대해 요점과 줄거리 등을 반복해서 설명하고 이해가 불충분한 점이나 오해하고 있는 점을 고친다.
③ 학습자들이 학습한 내용을 주변의 생활문제에 적용해서 일반화할 수 있도록 한다.
④ 학습자료를 제시하고 다양한 수업기법을 활용하여 목표달성을 위한 교수학습활동을 한다.
⑤ 학습과제와 관련이 있는 예화나 경험담을 들려주어 학습의욕을 환기시킨다.

해설 ①⑤ 도입에 해당한다.
②③ 종결에 해당한다.

13 다음 중 건강신념모형(Health Belief Model)의 구성요소가 아닌 것은?

① 질병에 걸릴 가능성에 대한 감수성
② 질병결과에 대한 인지된 심각성
③ 질병에 대한 객관적 위협
④ 건강행위로부터 얻는 이익
⑤ 건강행위로부터 나타나는 손해

해설 ① 질병에 걸릴 가능성에 대한 감수성은 지각된 민감성이다.
② 질병결과에 대한 인지된 심각성은 지각된 심각성이다.
③ 질병에 대한 객관적 위협이 아닌 질병에 대한 지각된 위협성이다.
④ 건강행위로부터 얻는 이익은 지각된 유익성이다.
⑤ 건강행위로부터 나타나는 손해는 지각된 장애성이다.

CHAPTER 02

일차보건의료 제공

지역사회간호학

We Are Nurse

위아너스
간호사
국가시험
이론편

 UNIT 01 일차보건의료

1. 일차보건의료의 의의

1) 일차보건의료의 개념

일차보건의료(PHC: Primary Health Care)는 단순한 일차진료(primary medical care)만을 의미하는 것이 아니라 개인, 가족, 지역사회를 위한 건강증진, 예방, 치료 및 재활 등의 서비스가 통합된 기능이며 제도적으로 지역사회 주민들이 보건의료체계에 처음 접하는 단계이자 예방과 치료가 통합된 포괄적 보건의료를 의미한다.

2) 1978년 WHO 알마아타 회의

① '2000년까지 세계 모든 인류가 건강을'을 목표로 설정하고 국민의 기본 건강수준을 확보하기 위한 책임은 국가가 갖는다.
② 국민 의료비 증가로 인한 경제적 부담과 치료적 의료에 대한 회의를 바탕으로 일차보건의료의 중요성을 제안했다.

구분	질병예방	건강증진
목표	임상적 증상의 예방	총체적 건강을 위한 생활환경 개선
개념	부정적·소극적 건강개념으로 건강의 악화를 막으려는 노력	긍정적·적극적 건강개념으로 건강을 지금보다 더 증진시키려는 노력
대상	위험요인 집단	전체 인구집단

[질병예방과 건강증진의 차이]

3) 1978년 WHO의 알마아타 선언-일차보건의료 내용

① 만연한 보건의료 문제에 대한 교육과 그 문제의 예방과 관리
② 식량공급과 영양증진
③ 안전한 식수 제공과 기본환경위생 관리

④ 가족계획을 포함한 모자보건

⑤ 주요 감염병에 대한 면역수준 증강(예방접종)

⑥ 그 지역 지방병 예방과 관리

⑦ 흔한 질병과 상해에 대한 적절한 치료(통상질환에 대한 기초적 진료)

⑧ 필수의약품의 공급

⑨ 정신보건의 증진

4) 우리나라의 일차보건의료

① 1969년 선교사 시블리(John R. Sibley) 박사가 거제도에서 지역사회개발보건원을 만들어 지역사회보건사업을 시작하였고, 이를 시발점으로 1975년 「한국보건개발원법」이 제정되었다.

② 1976~1980년 설립된 한국보건개발연구원을 중심으로 5년간 시범사업을 실시하여 보건소와 보건지소에 공중보건의를 배치하고, 면 이하 단위에 보건진료원을 배치하였다.

③ 1980년 12월 31일 「농어촌 보건의료를 위한 특별조치법」을 공포하고 1981년부터 벽지와 오지에 보건진료원과 공중보건의를 배치하였다.

5) 일차보건의료의 핵심적 특성(WHO)

세계보건기구(WHO)가 제시한 일차보건의료의 필수요소 4A는 접근성(Accessible), 수용가능성(Acceptable), 주민참여(Available), 지불부담능력(Affordable)이며 그 외의 핵심적 특성을 찾아보면 다음과 같다.

(1) 접근성(accessible)

지역적·지리적·경제적·사회적으로 지역주민이 이용하는 데 차별이 있어서는 안 되며 개인이나 가족 단위의 모든 주민이 시간적으로나 장소적으로 보건의료서비스를 쉽게 이용할 수 있어야 한다.

(2) 수용가능성(Acceptable)

주민이 수용할 수 있는 건강문제 해결을 위한 접근으로 지역사회가 쉽게 받아들일 수 있는 방법으로 사업을 제공하여야 한다.

(3) 주민참여(Available)

일차보건의료는 지역사회개발정책의 일환으로, 이를 위해서는 지역 내의 보건의료 발전을 위한 지역주민의 참여가 무엇보다도 중요하다.

> 예 지역 주민을 중심으로 건강위원회를 구성하고 주기적인 회의 개최를 통해 주민의 요구를 반영하여 건강생활지원센터에서 보건사업을 계획하고자 한다.
> 예 보건진료소장이 지역주민을 마을회관에 소집해서 주민의 의견을 반영하여 보건사업을 계획하고자 한다.

(4) 지불부담능력(Affordable)

보건의료사업은 국가나 지역사회가 재정적으로 부담할 수 있는 방법으로 지역사회의 지불능력에 맞는 보건의료수가로 제공되어야 한다.

(5) 포괄성

모든 사람에게 필요한 기본적인 건강관리서비스를 제공해야 한다는 것이다.

(6) 유용성

일차보건의료 서비스는 지역주민들에게 필요하고 유용한 서비스여야 한다.

(7) 지속성

필요한 보건의료서비스를 지속적으로 제공하여 기본적인 건강상태를 유지할 수 있게 해야 한다.

(8) 상호협조성

일차보건의료 관련 부서가 서로 협조하여 의뢰체계를 구축하여야 한다.

(9) 균등성

누구나 필요로 할 때면 어떤 여건에서든 필요한 만큼의 서비스를 똑같이 받을 수 있어야 한다.

2. 지역보건의료계획

1) 지역보건의료계획의 의의

(1) 지역보건의료계획의 정의

한정된 보건자원을 합리적으로 활용하기 위한 방안을 모색하는 종합적이며 체계적인 계획으로 지방자치단체 및 보건소가 지역주민의 건강수준 향상과 건강환경 조성을 위하여 보건사업의 목표를 설정하는 것이다.

(2) 지역보건의료계획의 목표

① 주민들을 지역보건의료계획에 참여시켜 지방자치제 목표에 맞는 보건행정을 펼쳐야 한다.
② 하의상달(bottom-up) 방식을 채택하여 기초자치단체 주민의 요구에 근거한 질병예방과 치료에서 더 나아가 건강증진과 복지와의 통합이 목표이다.
③ 평가과정을 통해 계획의 활용성과 효과성을 극대화해야 한다.

2) 지역보건의료계획의 작성지침

(1) 국가와 지방자치단체의 책무(「지역보건법」 제3조)

① 국가 및 지방자치단체는 지역보건의료에 관한 조사·연구, 정보의 수집·관리·활용·보호, 인력의 양성·확보 및 고용 안정과 자질 향상 등을 위하여 노력하여야 한다.
② 국가 및 지방자치단체는 지역보건의료 업무의 효율적 추진을 위하여 기술적·재정적 지원을 하여야 한다.
③ 국가 및 지방자치단체는 지역주민의 건강 상태에 격차가 발생하지 아니하도록 필요한 방안을 마련하여야 한다.

(2) 지역보건의료계획의 수립 등(「지역보건법」 제7조)

① 시장·군수·구청장은 지역주민, 보건의료 관련기관·단체 및 전문가의 의견을 들어 해당 시·군·구의 지역보건의료계획을 수립한 후 당해 시·군·구 의회에 보고하고 시·도지사에게 제출하여야 한다.

② 관할 시·군·구의 지역보건의료계획을 받은 시·도지사는 관할 시장·군수·구청장, 지역주민, 보건의료 관련기관·단체 및 전문가의 의견을 들어 시·도의 지역보건의료계획을 수립한 후 해당 시·도의회의 보고하고 보건복지부장관에게 제출하여야 한다.

③ 시·도지사 또는 시장·군수·구청장은 지역보건의료계획을 수립함에 있어서 필요하다고 인정하는 경우에는 보건의료 관련기관·단체 등에 대하여 자료제공 및 협력을 요청할 수 있으며, 그 요청을 받은 당해 기관·단체 등은 정당한 사유가 없으면 그 요청에 협조하여야 한다.

④ 보건복지부장관 또는 시·도지사는 지역보건의료계획의 내용에 관하여 필요하다고 인정하는 경우에는 시·도지사 또는 시장·군수·구청장에 대하여 보건복지부령이 정하는 바에 의하여 그 조정을 권고할 수 있다.

(3) 지역보건의료계획의 내용

① 지역보건의료계획의 공통사항(「지역보건법」 제7조 제1항)
  ㉠ 보건의료수요 측정
  ㉡ 지역보건의료서비스에 관한 장·단기 공급대책
  ㉢ 인력·조직·재정 등 보건의료자원의 조달 및 관리
  ㉣ 지역보건의료서비스의 제공을 위한 전달체계 구성 방안
  ㉤ 지역보건의료에 관련된 통계의 수집 및 정리

② 시·군·구 지역보건의료계획(「지역보건법 시행령」 제4조 제2항)
  ㉠ 지역보건의료계획의 달성 목표
  ㉡ 지역현황과 전망
  ㉢ 지역보건의료기관과 보건의료 관련기관·단체 간의 기능 분담 및 발전 방향
  ㉣ 법 제11조에 따른 보건소의 기능 및 업무의 추진계획과 추진현황
  ㉤ 지역보건의료기관의 인력·시설 등 자원 확충 및 정비 계획
  ㉥ 취약계층의 건강관리 및 지역주민의 건강 상태 격차 해소를 위한 추진계획
  ㉦ 지역보건의료와 사회복지사업 사이의 연계성 확보 계획

③ 시·도 지역보건의료계획(「지역보건법 시행령」 제4조 제1항): 시·도의 지역보건의료계획의 내용에는 시·군·구에 규정된 내용 외에 다음의 사항이 포함되어야 한다.
  ㉠ 의료기관의 병상(病床)의 수요·공급
  ㉡ 정신질환 등의 치료를 위한 전문치료시설의 수요·공급
  ㉢ 시·군·구 지역보건의료기관의 설치·운영 지원
  ㉣ 시·군·구 지역보건의료기관 인력의 교육훈련
  ㉤ 지역보건의료기관과 보건의료 관련기관·단체 간의 협력·연계

④ 지역보건의료계획의 공지: 시·도지사 또는 시장·군수·구청장은 법 제4조 제2항의 규정에 의하여 지역보건의료계획을 수립하는 경우에는 그 주요내용을 2주 이상 공고하여 지역주민의 의견을 수렴하여야 한다.

⑤ 지역보건의료계획의 수립 및 제출 시기
  ㉠ 시·도지사 또는 시장·군수·구청장은 지역보건의료계획을 4년마다 수립하여야 한다. 다만, 그 연차별 시행계획은 매년 수립하여야 한다(「지역보건법」 제7조 제1항 및 제2항).
  ㉡ 시·도지사는 지역보건의료계획을 계획 시행연도 2월 말일까지 보건복지부장관에게 제출하여야 한다(「지역보건법 시행령」 제6조 제2항).

(4) 지역보건의료계획의 사업추진체계

① 지역보건의료계획을 작성 및 수립하는 실질적인 기관은 시·군·구의 일선 보건소이다.

② 시·도는 시·도 지역보건의료계획을 작성·수립하며, 일선 시·군·구 사업에 대한 기술지원 및 감독 업무를 수행한다.

③ 보건복지부는 지역보건의료계획 작성지침을 정하고, 이를 총괄하며, 시·도 및 시·군·구 사업에 대한 기술지원 및 감독 업무를 수행하고, 평가한다.

🔬 UNIT 02 보건소와 보건진료소

1. 보건소

1) 보건소의 기능

보건소의 기능은 보건기획과 평가기능, 행정규제와 지원기능, 지역보건사업의 전개기능의 3가지로 나눌 수 있다.

(1) 보건기획과 평가기능

매년 지역사회 건강실태조사를 실시한다. 해당 지역의 보건의료실태를 파악하고 문제를 진단하여 이를 해결하기 위해 시·군·구의 보건소마다 지역보건의료계획을 4년마다 수립하고 시행·평가한다.

(2) 행정규제와 지원기능

보건소는 병·의원, 약국 등 관련 업소와 단체의 지도 및 감독과 지원기능을 맡는다.

(3) 지역보건사업의 전개기능

보건소는 지역보건의료와 일차보건의료의 중심기관으로서 건강증진, 질병예방, 치료, 재활서비스 등 포괄적인 보건의료서비스를 제공하고 있다.

보건소의 설치 목적

① 보건소는 건강증진, 질병예방, 치료, 재활서비스 등 포괄적인 보건의료서비스를 지역보건의료
와 일차보건의료의 중심기관으로 제공하는 것이다.
② 1946년 10월 서울 및 각 도의 대도시에 모범보건소가 설립된 것이 보건소의 시작이다.
③ 1977년 의료보호제도가 실시되면서 보건소는 일차 보건의료기관으로 지정되어 의료보호 대
상자들에게 의료사업을 제공하기 시작하였다.

2) 보건소의 발전과정

1946년	보건소 시초인 모범 보건소(서울시립보건소) 설립
1953년	15개의 보건소와 471개의 보건지소 설치
1956년	「보건소법」 제정-시립·도립 보건소 직제 완성
1958년	「보건소법 시행령」 공포
1962년	「보건소법」 전면 개정-시립·군 보건소로 이관, 보건소 업무 13가지 규정
1976년	「보건소법 시행령」 공포-인구 비례로 보건소 설치기준 마련(시·군·구)
1977년	일차보건의료기관으로 지정의료보호(의료급여) 대상자에게 의료사업 제공
1980년	「농어촌 등 보건의료를 위한 특별조치법」 제정으로 보건진료소 설치근거 마련
1988년	의료취약지역 군 보건소의 병원화 사업추진(15개 보건의료원 설립)
1991년	「보건소법」 개정-보건지소 설치근거 마련 및 보건소 업무 보완
1995년	전국 40개 통합시 보건소 보건사업과 설치, 「보건소법」이 「지역보건법」으로 전환
1999년	전국 18개 보건소 건강증진 프로그램 운영
2005년	도시 보건지소 시범사업 실시
2007년	방문건강관리인력 2,000여 명을 확대배치하여 맞춤형 방문건강관리사업 시행
2010년	보건소 통합정보시스템 구축사업 실시
2011년	전국 253개 보건소에서 표준화된 통합정보시스템의 활용

[보건소의 발전과정]

3) 보건소의 조직

(1) 「지역보건법」에 의한 설치기준

① 보건소(「지역보건법」 제10조, 「지역보건법 시행령」제8조)
  ㉠ 지역주민의 건강을 증진하고 질병을 예방·관리하기 위하여 시·군·구에 1개소의
    보건소(보건의료원을 포함)를 설치한다. 다만, 시·군·구의 인구가 30만 명을 초과

하는 등 지역주민의 보건의료를 위하여 특별히 필요하다고 인정되는 경우에는 대통령령으로 정하는 기준에 따라 해당 지방자치단체의 조례로 보건소를 추가로 설치할 수 있다. [개정 2021.8.17] [시행일 2022.8.18]

ⓛ 동일한 시·군·구에 2개 이상의 보건소가 설치되어 있는 경우 해당 지방자치단체의 조례로 정하는 바에 따라 업무를 총괄하는 보건소를 지정하여 운영할 수 있다.

지역보건법 제8조 (보건소의 추가 설치)

1. 보건소를 추가로 설치할 수 있는 경우는 다음과 같다.
   ① 해당 시·군·구의 인구가 30만명을 초과하는 경우
   ② 해당 시·군·구의 「보건의료기본법」에 따른 보건의료기관 현황 등 보건의료 여건과 아동·여성·노인·장애인 등 보건의료 취약계층의 보건의료 수요 등을 고려하여 보건소를 추가로 설치할 필요가 있다고 인정되는 경우
2. 보건소를 추가로 설치하려는 경우에는 해당 지방자치단체의 장은 보건복지부장관과 미리 협의해야 한다.

---

② 보건의료원(「지역보건법」 제12조): 보건소 중 「의료법」에 의한 병원의 요건을 갖춘 보건소는 보건의료원이라는 명칭을 사용할 수 있다. 보건의료원은 보건소에 진료기능을 강화한 형태이다.

③ 보건지소의 설치(「지역보건법」 제13조, 「지역보건법 시행령」 제10조)

  ㉠ 「지역보건법」 제13조에 따른 보건지소는 읍·면(보건소가 설치된 읍·면은 제외)마다 1개씩 설치할 수 있다. 다만, 지역주민의 보건의료를 위하여 특별히 필요하다고 인정되는 경우에는 필요한 지역에 보건지소를 설치·운영하거나 여러 개의 보건지소를 통합하여 설치·운영할 수 있다(「지역보건법 시행령」 제10조).

  ㉡ 지방자치단체는 보건소의 업무수행을 위하여 필요하다고 인정하는 때에는 대통령령이 정하는 기준에 따라 해당 지방자치단체의 조례로 보건지소를 설치할 수 있다(「지역보건법」 제13조).

(2) 보건소의 조직체계

보건소는 보건행정과 보건의료사업의 기능을 보건복지부로부터 지도·감독받고, 인력 및 예산 지원은 행정안전부로부터 받는 이원화된 지도·감독체제로 이루어져 있다.

(3) 보건소의 인력

① 보건소장(「지역보건법 시행령」 제13조)

  ㉠ 보건소에 보건소장 1명을 두되, 보건소장은 의사 면허가 있는 사람 중에서 시장·군수·구청장이 임용한다. 다만, 의사 면허가 있는 사람 중에서 임용하기 어려운 경우에는 보건·식품위생·의료기술·의무·약무·간호·보건진료(이하 "보건등"이라 한다) 직렬의 공무원을 보건소장으로 임용할 수 있다.

  ㉡ 시장·군수·구청장은 보건등 직렬의 공무원을 보건소장으로 임용하려는 경우에

해당 보건소에서 실제로 보건등과 관련된 업무를 하는 보건등 직렬의 공무원으로서 보건소장으로 임용되기 이전 최근 5년 이상 보건등의 업무와 관련하여 근무한 경험이 있는 사람 중에서 임용하여야 한다.

 ⓒ 보건소장은 시장·군수·구청장의 지휘·감독을 받아 보건소의 업무를 관장하고, 소속 공무원을 지휘·감독하며, 관할 보건지소, 건강생활지원센터 및 보건진료소의 직원 및 업무에 대하여 지도·감독한다.

② 보건지소장(「지역보건법 시행령」 제14조 및 제17조)

 ㉠ 보건지소에 보건지소장 1명을 두되, 지방의무직공무원 또는 임기제공무원을 보건지소장으로 임용한다.

 ⓒ 보건지소장은 보건소장의 지휘·감독을 받아 보건지소의 업무를 관장하고 소속 직원을 지휘·감독하며, 보건진료소의 직원 및 업무에 대하여 지도·감독한다.

 ⓒ 자격조건: 지역보건의료기관의 기능을 수행하는 데 필요한 면허·자격 또는 전문지식이 있는 사람으로 하되, 해당 분야의 업무에서 2년 이상 종사한 사람을 우선적으로 임용하여야 한다.

③ 전문인력의 배치 기준(「지역보건법 시행령」 제16조)

 ㉠ 보건소 및 보건지소에는 의무·치무·약무·보건·간호·의료기술·식품위생·영양·보건통계·전산 등 보건의료에 관한 업무를 전담할 전문인력 등을 둔다.

 ⓒ 전문인력 등의 면허 또는 자격의 종별에 따른 최소 배치기준은 보건복지부령으로 정한다.

(4) 보건소의 기능 및 업무(「지역보건법」 제11조)

① 건강 친화적인 지역사회 여건의 조성

② 지역보건의료정책의 기획, 조사·연구 및 평가

③ 보건의료인 및 「보건의료기본법」 제3조제4호에 따른 보건의료기관 등에 대한 지도·관리·육성과 국민보건 향상을 위한 지도·관리

④ 보건의료 관련기관·단체, 학교, 직장 등과의 협력체계 구축

⑤ 지역주민의 건강증진 및 질병예방·관리를 위한 다음의 지역보건의료서비스의 제공

 ㉠ 국민건강증진·구강건강·영양관리사업 및 보건교육

 ⓒ 감염병의 예방 및 관리

 ⓒ 모성과 영유아의 건강유지·증진

 ㉣ 여성·노인·장애인 등 보건의료 취약계층의 건강유지·증진

 ㉤ 정신건강증진 및 생명존중에 관한 사항

 ㉥ 지역주민에 대한 진료, 건강검진 및 만성질환 등의 질병관리에 관한 사항

 ㉦ 가정 및 사회복지시설 등을 방문하여 행하는 보건의료 및 건강관리사업

 ㉧ 난임의 예방 및 관리

  ※ 보건복지부장관이 지정하여 고시하는 의료취약지의 보건소는 제1항제5호아목 중 대통령령으로 정하는 업무를 수행할 수 있다.

  ※ 보건소 기능 및 업무 등에 관하여 필요한 세부 사항은 대통령령으로 정한다.

업무의 위탁 및 대행(「지역보건법 시행령」 제23조 제1항)

시·도지사 또는 시장·군수·구청장은 다음 업무를 보건의료 관련기관·단체에 위탁할 수 있다.

1. 지역사회 건강실태조사에 관한 업무
2. 지역보건의료계획의 시행에 관한 업무
3. 감염병의 예방 및 관리에 관한 업무
4. 지역주민에 대한 진료, 건강검진 및 만성질환 등 질병관리에 관한 사항 중 전문지식 및 기술이 필요한 진료, 실험 또는 검사 업무
5. 가정 및 사회복지시설 등을 방문하여 행하는 보건의료사업에 관한 업무

4) 우리나라 보건소의 문제점

(1) 조직적 문제

① 행정단위별 보건소의 설치: 보건소는 지역사회 내 여러 가지 사회적·경제적·지리적 요인과 의료자원의 분포 등 제반 여건을 반영하고, 지역보건사업을 수행하는 데 가장 적합하도록 유형화 되어야 하는데, 현재 행정구역 단위와 비슷한 유형으로 되어 있어 효과적인 보건사업수행에 어려움이 있다.

② 보건소 조직의 이원화: 보건소 조직은 행정안전부의 직접적인 지도와 감독을 받고 있고, 보건인력이 수행해야 할 업무는 보건복지부의 지도와 감독을 받으므로 조직과 인력의 운용이 상위체계인 중앙정부에서 지방행정 단위에 이르기까지 이원화되어 있어 보건사업수행에 장해가 된다.

(2) 기능적 문제

① 국민건강요구 변화에 따른 대응력 미흡: 질병양상이 감염병에서 만성퇴행성 질병으로 바뀌었으며, 급격한 생활환경의 변화와 사회구조가 복잡하고 다양해짐에 따라 최근 정신질환자가 증가함에도 불구하고 보건소사업은 이러한 국민건강요구 변화에 대응하지 못하고 있는 실정이다.

② 환경위생업무의 제외: 공중위생과 식품위생은 보건소의 업무이지만, 환경위생은 환경부 및 지방자치단체의 업무이기 때문에 예방 중심의 환경위생 관리가 어려운 실정이다.

③ 포괄적 보건의료의 미흡: 우리나라 보건소의 대부분은 진료서비스 기능이 취약하며, 예방서비스도 실적 위주의 규제업무에 치중해 포괄적인 업무를 적절하게 수행하지 못하고 있다.

(3) 업무적 문제

① 주민들의 보건소 이용 저조: 보건소 진료수준이 병·의원보다 못하다는 인식이 있어, 보건의료사업 제공기관으로서 신뢰도가 낮아 보건소 이용률이 저조하다.

② 전문인력 확보 미흡: 보건소의 전문인력이 부족하고, 전문인력의 역할과 책임의 한계가 불분명하며, 그 범위가 매우 제한되어 있다.

2. 보건진료소

1) 보건진료소의 역사적 배경

1978년 구소련 알마아타에서 개최된 국제회의에서 "Health for all by the year 2000(2000년까지 모든 주민에게 건강을)"이라는 인류건강 실현목표를 선언하면서 일차보건의료를 제안하였고, 우리나라에도 1980년 12월 31일 「농어촌 등 보건의료를 위한 특별조치법」을 제정하고 1981년부터 전국 농어촌 의료취약지역에 보건진료소를 설치하여 보건진료원을 배치하였다.

2) 보건진료소의 설치·운영(「농어촌 등 보건의료를 위한 특별조치법」 제15조, 「농어촌 등 보건의료를 위한 특별조치법 시행규칙」 제17조)

① 설치·운영주최자: 시장(도농복합형태의 시의 시장을 말하며, 읍·면 지역에서 보건진료소를 설치·운영하는 경우만 해당한다) 또는 군수는 보건의료 취약지역의 주민에게 보건의료를 제공하기 위하여 보건진료소를 설치·운영한다(「농어촌 등 보건의료를 위한 특별조치법」 제15조 제1항).

② 보건진료소 설치: 법 제15조에 따른 보건진료소는 의료 취약지역을 인구 500명 이상(도서지역은 300명 이상) 5천명 미만을 기준으로 구분한 하나 또는 여러 개의 리·동을 관할구역으로 하여 주민이 편리하게 이용할 수 있는 장소에 설치한다. 다만, 군수는 인구 500명 미만(도서지역은 300명 미만)인 의료취약지역 중 보건진료소가 필요하다고 인정되는 지역이 있는 경우에는 보건복지부장관의 승인을 받아 그 지역에 보건진료소를 설치할 수 있다(「농어촌 등 보건의료를 위한 특별조치법 시행규칙」 제17조 제1항). 군수는 보건진료소를 설치한 때에는 지체 없이 관할 시·도지사를 거쳐 보건복지부장관에게 보고하여야 한다(「농어촌 등 보건의료를 위한 특별조치법 시행규칙」 제17조 제3항).

③ 보건진료소에 보건진료소장 1명과 필요한 직원을 두되, 보건진료소장은 보건진료 전담공무원으로 보한다.(「농어촌 등 보건의료를 위한 특별조치법」 제15조 제2항).

3) 보건진료소 운영협의회(「농어촌 등 보건의료를 위한 특별조치법」 제21조)

① 주민참여: 보건진료소 운영을 원활히 하기 위하여 보건진료소가 설치되어 있는 지역마다 주민으로 구성되는 보건진료소운영협의회를 둔다.

② 보건진료소운영협의회는 다음의 업무를 수행한다.
　　㉠ 보건진료소 운영 지원
　　㉡ 보건진료소 운영에 관한 건의

③ 보건진료소 운영협의회의 조직과 운영에 필요한 사항은 해당 지방자치단체의 조례로 정한다.

4) 지도·감독(「농어촌 등 보건의료를 위한 특별조치법」 제23조)

　① 특별자치시장·특별자치도지사·시장·군수 또는 구청장은 보건진료소의 업무를 지도·감독한다.

　② 특별자치시장·특별자치도지사·시장·군수 또는 구청장은 해당 보건소장 또는 보건지소장에게 보건진료 전담공무원의 의료행위를 지도·감독하게 할 수 있다.

5) 보건진료 전담공무원

(1) 보건진료 전담공무원의 자격(「농어촌 등 보건의료를 위한 특별조치법」 제16조)

보건진료 전담공무원은 간호사·조산사 면허를 가진 사람으로서 보건복지부장관이 실시하는 24주 이상의 직무교육을 받은 사람이어야 한다.

(2) 보건진료 전담공무원의 신분 및 임용(「농어촌 등 보건의료를 위한 특별조치법」 제17조)

① 보건진료 전담공무원은 지방공무원으로 하며, 특별자치시장·특별자치도지사·시장·군수 또는 구청장이 근무지역을 지정하여 임용한다.
② 특별자치시장·특별자치도지사·시장·군수 또는 구청장은 보건진료 전담공무원이 다음에 해당하는 경우에는 그 보건진료 전담공무원을 징계할 수 있다.
　㉠ 정당한 이유 없이 지정받은 근무지역 밖에서 의료행위를 한 경우
　㉡ 보건진료 전담공무원의 의료행위 범위를 넘은 경우
　㉢ 관할구역 이탈금지 명령을 위반하여 허가 없이 연속하여 7일 이상 관할구역을 이탈한 경우

(3) 보건진료 전담공무원의 직무교육과정(「농어촌 등 보건의료를 위한 특별조치법 시행규칙」 제22조)

보건진료 전담공무원 직무교육의 기간은 이론교육 10주, 임상실습 10주, 현지실습 6주로 한다(「보건진료 전담공무원 직무교육 운영에 관한 고시」 제4조).
① 이론교육과정: 지역사회보건관리, 모자건강, 가정간호관리, 보건사업 운영관리 및 기술지도, 그 밖에 통상질환관리 및 소양에 관한 사항 등 보건복지부장관이 이론교육에 필요하다고 인정하여 고시하는 사항
② 임상실습과정: 환자의 치료에 필요한 기본적인 임상실습
③ 현지실습과정: 지역사회 적응방법, 기존보건기관과의 연계방법, 그 밖에 지역주민에 대한 보건의료 서비스 제공 방법 등 보건복지부장관이 현지실습에 필요하다고 인정하여 고시하는 사항

(4) 보건진료 전담공무원의 업무(「농어촌 등 보건의료를 위한 특별조치법」 제19조, 「농어촌 등 보건의료를 위한 특별조치법 시행령」 제14조)

보건진료 전담공무원은 근무지역으로 지정받은 의료 취약지역에서 대통령령으로 정하는 경미한 의료행위를 할 수 있다(「농어촌 등 보건의료를 위한 특별조치법」 제19조).
① 법 제19조에 따른 보건진료 전담공무원의 의료행위의 범위는 다음과 같다.
　㉠ 질병·부상상태를 판별하기 위한 진찰·검사
　㉡ 환자의 이송
　㉢ 외상 등 흔히 볼 수 있는 환자의 치료 및 응급 조치가 필요한 환자에 대한 응급처치
　㉣ 질병·부상의 악화 방지를 위한 처치
　㉤ 만성병 환자의 요양지도 및 관리
　㉥ 정상분만 시의 분만 도움
　㉦ 예방접종
　㉧ ㉠부터 ㉦까지의 의료행위에 따르는 의약품의 투여

② 보건진료 전담공무원은 ①의 의료행위 외에 다음의 업무를 수행한다.

 ㉠ 환경위생 및 영양개선에 관한 업무

 ㉡ 질병예방에 관한 업무

 ㉢ 모자보건에 관한 업무

 ㉣ 주민의 건강에 관한 업무를 담당하는 사람(마을건강원)에 대한 교육 및 지도에 관한 업무

 ㉤ 그 밖에 주민의 건강증진에 관한 업무

③ 보건진료 전담공무원은 ①에 따른 의료행위를 할 때에는 보건복지부장관이 정하는 환자 진료지침에 따라야 한다.

3. 건강생활지원센터(「지역보건법」 제14조)

① 지방자치단체는 보건소의 업무 중에서 특별히 지역주민의 만성질환 예방 및 건강한 생활습관 형성을 지원하는 건강생활지원센터를 대통령령으로 정하는 기준에 따라 해당 지방자치단체의 조례로 설치할 수 있다.

② 건강생활지원센터는 읍·면·동(보건소가 설치된 읍·면·동은 제외한다)마다 1개씩 설치할 수 있다.

UNIT 03   모자보건

1. 모자보건의 개념

1) 모자보건의 정의

모자보건은 생애주기별 건강에서 가장 기초가 되며 한 나라의 국민건강과 삶의 질을 추구하는 근간이 된다.

(1) 모자보건의 기관별 정의

① 모든 임산부와 수유부의 건강을 잘 유지하고 육아기술을 획득하게 하며, 아기를 안전하게 출산하고, 자녀를 건강하게 키우도록 책임지고 관리하는 것이다(WHO 모자보건위원회).

② 모성(母性) 및 영유아(嬰幼兒)의 생명과 건강을 보호하고 건전한 자녀의 출산과 양육을 도모함으로써 국민보건 향상에 이바지함을 목적으로 한다(「모자보건법」 제1조).

(2) 모자보건 관련 용어의 정의(「모자보건법」 제2조)

① "임산부"란 임신 중이거나 분만 후 6개월 미만인 여성을 말한다.

② "모성"이란 임산부와 가임기(可姙期) 여성을 말한다.

③ "영유아"란 출생 후 6년 미만인 사람을 말한다.

④ "신생아"란 출생 후 28일 이내의 영유아를 말한다.

⑤ "모자보건사업"이란 모성과 영유아에게 전문적인 보건의료서비스 및 그와 관련된 정보를 제공하고, 모성의 생식건강(生殖健康) 관리와 임신·출산·양육 지원을 통하여 이들이 신체적·정신적·사회적으로 건강을 유지하게 하는 사업을 말한다.

(3) 모자보건사업의 대상

모자보건은 크게 모성보건과 영·유아보건으로 나누어진다.

구분	모성보건	영·유아보건
협의	임신, 분만, 산욕기, 수유기의 여성	생후부터 미취학 아동까지
광의	초경에서 폐경까지의 모든 여성	출생에서 사춘기에 이르는 남녀

2) 모자보건사업의 목적과 필요성

(1) 모자보건사업의 목적

① 지역사회 건강수준을 증진시키기 위해 모성건강을 유지해야 한다.

② 임신과 분만에 수반되는 모든 합병증의 발생위험을 줄인다.

③ 다음 번 임신에 대한 준비를 하도록 한다.

④ 신생아 사망률을 감소시키고 불임증 예방과 치료를 위함이다.

(2) 모자보건사업의 필요성

① 모자보건 대상 인구는 전체 인구의 50~55%로 광범위하다.

② 적은 비용으로 건강증진에 기여하며 영·유아기 건강은 중요하기 때문에 다른 어떠한 보건사업보다 큰 비중을 차지한다.

③ 모성과 아동의 건강은 다음 세대의 인구자질에 영향을 준다.

④ 예방사업으로 얻는 효과가 크다.

⑤ 임산부와 영·유아는 질병에 쉽게 이환되고 이환 시에 후유증도 크다.

2. 모자보건사업의 지표

모자보건지표는 모자보건사업을 질적·양적으로 평가할 수 있는 자료를 의미하며 대표적인 평가지표에는 영아 사망률, 주산기 사망률, 모성 사망비가 있다.

1) 모자보건의 사망률 분류

(1) 영아 사망률(IMR: Infant Mortality Rate)

① 국가나 지역사회의 보건수준을 나타내는 대표적인 지표이다.

② 영아사망은 상대적으로 경제·사회·환경적 특성에 민감하게 반응한다.

③ 생후 12개월 미만의 한정된 집단을 대상으로 하기 때문에 국가 간 변동범위가 크고 정확성과 편의성이 높다.

④ 영아 사망률은 어떤 연도 중 정상출생수 1,000명에 대한 1년 미만의 영아 사망수이다.

$$영아 사망률 = \frac{출생 후 1년 미만의 영아 사망수}{1년간 출생수} \times 1,000$$

(2) 주산기 사망률(PMR: Perinatal Mortality Rate)

① 주산기 사망은 임신 만 28주 이후(임신 후기)의 사산과 생후 1주 미만의 신생아(출생 직후) 사망을 합한 것이다.

② 주산기 사망률은 모자보건의 주요한 지표로 삼고 있다.

③ 태아의 건강상태가 불량하여 사산이 된 경우에는 분만으로 고려되지 않기 때문에 출산력과 태아의 건강상태 평가에 부족함이 나타날 수 있으며 이를 보완하기 위해 사용되는 지표가 주산기 사망률이다.

④ 출산 직후의 신생아는 모체의 임신과 분만 시의 영향을 강하게 받으므로 조기신생아 사망과 임신 후기의 사산은 그 원인이 동일하다고 볼 수 있다.

⑤ 주산기 사망률은 출생 1,000명당 임신 만 28주 이후의 사산비와 조기신생아사망률(출생 1주 이내)의 합으로 나타낸다.

$$주산기\ 사망률 = \frac{같은\ 해\ 임신\ 28주\ 이후\ 사산수 + 생후\ 1주\ 이내의\ 신생아\ 사망수}{1년간\ 출생수} \times 1,000$$

(3) 모성 사망비(maternal death)

① 모성 사망이란 우연 또는 우발적인 원인이 아닌, 임신 또는 그 관리에 관련되거나 그것에 의해 악화된 어떤 원인때문에 임신 중 또는 분만 후 42일 이내에 발생한 사망을 말한다(WHO).

② 모성 사망비는 모성 사망 수준을 측정하기 위해 가장 많이 사용되고 있는 지표이다.

③ 분자와 분모가 동일 인구집단이 아니기 때문에 모성 사망비라고 한다.

④ 임신한 여성을 대상으로 한 자료보다는 신고의무가 있는 출생자료를 구하는 것이 훨씬 수월하기 때문에 임신을 대신하여 측정이 용이한 출생을 분모로 하는 것이다.

$$모성\ 사망비 = \frac{모성\ 사망수(같은\ 연도의\ 임신,\ 분만,\ 산욕\ 합병증으로\ 사망한\ 모성수)}{1년간\ 출생아수} \times 1,000$$

(4) 신생아 사망률

① 신생아 사망은 주로 임신중독, 출생 시 손상, 난산, 조산아, 무산소증 및 저산소증, 조기파수 등에 의해 발생한다.

② 생후 1주 미만의 조기신생아 사망은 선천적 요인에 의한 경우가 많다.

③ 생물학적·사회적 영향은 영유아기 중에서도 출생 직후가 가장 크고 생후 생존기간이 적을수록 환경에 대한 적응력이 약하다고 볼 수 있다.

④ 사망기간에 따른 신생아 사망의 종류

  ㉠ 초생아 사망: 생후 7일 이내에 사망하는 경우

  ㉡ 신생아 사망: 생후 4주(생후 28일) 이내에 사망하는 경우

$$\cdot \text{ 초생아 사망률} = \frac{\text{출생 후 7일 이내의 신생아 사망수}}{\text{1년간 출생수}} \times 1,000$$

$$\cdot \text{ 신생아 사망률} = \frac{\text{출생 후 28일 이내의 신생아 사망수}}{\text{1년간 출생수}} \times 1,000$$

(5) 모성 사망률

① 여성이 임신과 분만, 산욕 합병증으로 사망할 위험을 측정한 점은 모성 사망비와 유사하다.

② 그러나 분모가 가임기 여성으로 그해의 모성 사망을 모두 포함하였기 때문에 모성 사망률이라고 한다.

③ 모성 사망비와는 다르게 출산 및 출생과 관계없이 가임기 모든 여성의 모성 사망을 측정할 수 있는 지표이다.

$$\text{모성 사망률} = \frac{\text{모성 사망수(같은 연도의 임신, 분만, 산욕 합병증으로 사망한 모성수)}}{\text{15~49세 가임기 여성수}} \times 1,000$$

(6) 유아 사망률

① 유아는 만 1세부터 초등학교 취학연령인 만 6세가 되기 직전까지의 아동이다.

② 유아 사망 통계에서는 연령구분의 편의상 1~4세 사이 사망한 유아수를 대입하여 계산한다.

$$\text{유아 사망률} = \frac{\text{1~4세 사망자수}}{\text{그 해 중앙시점의 1~4세 인구수}} \times 1,000$$

(7) 사산율

사산율은 출생아수(정상출생수 + 사산수)에 대한 사산아수의 비율이다.

$$\text{사산율} = \frac{\text{임신 28주 이후의 사산아수}}{\text{특정연도 출산아수(출생+사산아)}} \times 1,000$$

(8) α-Index

① 영아 사망과 신생아 사망의 관련 지표로서 α-Index가 1에 근접할수록 영아기간 중의 사망이 신생아 고유질환에 의한 사망뿐이라는 의미를 갖기 때문에 그 지역의 건강수준이 높은 것을 의미한다.

② α-Index 값이 클수록 신생아기 이후의 영아 사망률이 높기 때문에 영아 사망에 대한 예방대책이 필요하다.

③ α-Index 값은 영아의 건강수준과 국민건강, 생활수준 및 문화수준을 파악할 수 있는 척도이다.

$$\alpha\text{-Index} = \frac{\text{같은 연도의 영아 사망수}}{\text{어떤 연도의 신생아 사망수}}$$

비와 비율

(1) 비(ratio)

  한 측정값을 다른 측정값으로 나누어 A:B 또는 A/B의 형태로 나타내는 지수

(2) 비율(rate)

  ① 비율은 구성비의 분모에 시간 개념이 포함된 특수한 형태의 지수

  ② 한 측정값(분모)의 단위 변화에 따른 다른 측정값(분자)의 변화량을 나타내며 원칙적으로 분자가 분모에 포함

2) 모자보건의 출생률 분류

(1) 일반출산율

① 임신이 가능한 연령(15~49세)의 여자인구 1,000명당 출생률을 말한다.

② 우리나라는 가임연령의 범위를 15~49세로 하고 있다.

  ※ 가임연령 범위를 15~44세로 보는 국가도 있음

$$\text{일반출산율} = \frac{\text{어떤 연도의 총출생아수}}{15\text{~}49\text{세의 가임연령 인구}} \times 1,000$$

(2) 연령별 출산율

어떤 연도의 같은 연령의 여자가 출산한 정상출생수로 출산력 수준을 파악하는 가장 대표적인 지표이다.

$$\text{연령별 출산율} = \frac{\text{어떤 연도의 같은 연령층 여자가 낳은 정상출생수}}{\text{어떤 연도의 특정 연령층 여자의 평균인구}} \times 1,000$$

용어의 정의

(1) 출생: 재태기간과 상관없이 태아가 모체 밖으로 완전히 나온 후 탯줄 절단 후에 살아 있는 경우를 말한다.

(2) 사산: 재태기간과 상관없이 태아가 모체 밖으로 나오기 전에 사망한 것을 의미한다.

(3) 출산: 출생과 사산을 합친 의미이다.

3. 모성보건사업

모성보건의 대상은 일반적으로 초경기에서 폐경기까지(15~49세)의 임신, 분만, 산욕기, 수유기의 여성을 뜻하며, 결혼 전 관리에서 시작하여 임산부의 산전, 분만, 산후관리, 고위험 임산부를 철저히 관리함으로써 건강한 자녀 출산 및 분만 후 합병증에 의한 모성 사망률을 감소시키는 사업이다.

1) 혼전관리

(1) 혼전관리의 목적

① 가임기 여성의 건강증진사업의 한 부분으로 올바른 성문화를 정립하기 위해 성교육 및 성상담사업을 실시하고 있다

② 결혼 전에 혼인과 가정생활을 보호하기 위하여 건강을 확인하도록 권장하고 있다.

③ 유전성 질환이나 혼인 당사자와 그 가족에게 건강상 현저한 장애를 줄 수 있는 감염성 질환에 대한 진단을 받도록 하고 있다.

④ 가임기 여성의 생식건강증진을 지원하기 위하여 여성생식 보건증진 프로그램을 개발·보급하고 있고, 임신, 출산, 육아 등의 종합정보를 제공하고 있다.

(2) 혼전관리 검사항목

① 혈액검사, 소변검사, 성병검사, 흉부 X-선검사, 내분비검사, 신체검사 등

② 유전상담 및 관련 의료정보 제공, 영양상태 지도, 성상담 및 교육, 부모의 책임과 역할에 대한 교육 및 상담, 예방접종(간염, 풍진 등) 등

(3) 혼전상담

① 임신 전에 질환이 있는 경우 임신부의 건강은 물론 태아 건강에 영향을 줄 수 있으므로 결혼 당사자들 간에 건강상태에 대한 정보를 교환해야 한다.

② 혼전 건강상담을 위한 검사는 혈액검사, 소변검사, 성병검사, 흉부X-선검사, 내분비검사, 신체검사 등이다.

③ 유전상담 및 관련 의료정보 제공, 영양상태 지도, 성상담 및 교육, 부모의 책임과 역할에 대한 교육 및 상담, 예방접종(간염, 풍진 등) 등을 실시한다.

④ 미혼모의 경우 임신에 대비한 부모의 건강, 자녀양육에 대한 도의적인 책임과 경비, 출산과 육아에 알맞은 환경조성, 임신 지속 여부의 결정, 지역사회 자원의뢰 등에 대한 상담 및 지도가 요구된다.

2) 산전관리

(1) 산전관리의 개념

① 산전관리는 임부와 태아의 건강상태를 주기적으로 진단하고 건강관리를 하는 것이다.

② 산전관리를 통해 사산율, 주산기 사망률, 저체중아 또는 미숙아 출산율, 선천성 기형아 출산율을 감소시킬 수 있다.

③ 모성 측의 빈혈, 고혈압, 자간전증 및 자간증, 감염 등에 의한 모성사망률과 유병률을 감소시킬 수 있다.

④ 산전관리는 모성보건사업의 가장 중요한 요소로 간주되고 있다.

(2) 산전관리의 목적

① 임산부가 최상의 건강상태로 건강한 아이를 출산하게 한다.
② 임신합병증 예방 및 조기발견으로 건강한 임신 및 분만을 도모한다.
③ 모자 간에 신체적·정신적으로 만족스런 관계를 맺도록 한다.

(3) 우리나라 산전관리 현황

① 우리나라 산전수진율은 99.9%(보건복지부)이다.
② 2008년 12월부터 임산부에게 산전진찰에 드는 진료비를 체크카드 또는 신용카드 형태의 e-바우처로 제공하고 있다.

(4) 산전관리의 내용

① 임산부의 등록·관리
ⓐ 임산부의 건강관리를 위해 보건소에 등록한 임산부에게 모자보건수첩을 발급하고 분만 전까지 산전관리를 실시한다.
ⓑ 출산 후 7일 이내 선천성 대사이상 검사 실시의 필요성과 무료 검사정보를 제공하고 있고 2007년 7월부터 임부산전관리 건강보험급여가 실시되고 있다.
ⓒ 모자보건수첩의 사용을 생활화하도록 유도해야 한다.
ⓓ 모자보건수첩은 임신기, 출산기, 영유아기에 필수적인 건강관리 교육·정보를 제공한다.
ⓔ 출산 전후로 보건의료서비스를 지속적으로 받도록 지원하는 데 효과적으로 활용되는 도구이다.
② 임산부의 정기건강검진과 임신 중 정기산전관리
ⓐ 임신 7개월까지 4주에 한 번
ⓑ 임신 8~9개월에는 2주에 한 번
ⓒ 임신 10개월에는 매주 한 번
③ 고위험 모성보건 대상
ⓐ 20세 미만과 35세 이상의 임산부
ⓑ 저소득층 임산부
ⓒ 유전적 소인이 있는 임산부
ⓓ 다산 임산부(특히 5회 이상의 경산부)
ⓔ 산과적 합병증이 있는 임산부
ⓕ 심한 빈혈증, 영양실조, 비만증이 있는 임산부
ⓖ 고혈압 등 순환기계 및 신진대사에 이상이 있는 임산부
ⓗ 정서적 문제를 갖고 있는 가족의 임산부
ⓘ 직장을 가진 임산부
ⓙ 미혼 임산부
④ 임산부 건강관리 교육
ⓐ 정기적인 검진과 균형 있고 충분한 영양을 섭취하도록 한다.

ⓛ 병원 진료를 통해 정확한 임신 여부를 확인하도록 한다.
ⓒ 각종 질환에 대한 검사와 치료를 받도록 한다.
ⓔ 과도한 운동과 약물복용을 금지하도록 한다.

3) 분만관리

(1) 분만의 정의

분만이란 자궁 내의 태아와 그 부속물이 산도를 지나 모체 밖으로 배출되는 현상을 말한다.

(2) 병원 분만을 권장해야 할 대상자

① 초산부
② 30세 이상의 고령 임산부
③ 4회 이상의 분만 경험을 가진 경산부
④ 내과적 합병증(심장병, 당뇨병, 고혈압, 결핵 등)을 가진 임산부
⑤ 산과적 합병증(후기 임신중독증, 돌연한 출혈, 분만 후 출혈 경력을 가진 경우)의 경험이 있는 임산부
⑥ 사산이나 신생아 사망을 경험한 임산부
⑦ 임신 중에 임신 합병증이나 임신 후유증 발병이 가능한 임산부

(3) 산후관리

① 산욕기는 산모의 회복에 필요한 분만 후 6~8주 정도의 기간을 의미한다.
② 임신과 분만으로 인한 신체의 이상 상태가 정상으로 돌아가는 회복기이다.
③ 산욕기에는 다량의 출혈, 세균의 침입으로 인한 산욕열 등 치사율이 높은 병에 걸리기 쉬워 각별한 주의가 요구된다.
④ 분만으로 인한 신체적 피로는 약 1주일 정도 가는데 그 이후에도 그동안 소모된 체력과 피로회복을 위해 영양과 일상생활에 주의해야 한다.

4) 수유관리

출산 후에는 내분비작용의 변화로 유즙이 분비된다. 처음 분비되는 초유는 반드시 먹이도록 권장한다.

(1) 모유수유의 장점

모성	유아
• 산후 출혈 위험의 감소 • 출산 전 몸무게의 회복 속도가 빠름 • 성공했을 때 모성역할 달성 증가 • 편안함 • 비용절감 • 이완 촉진	• 첫 6개월간 최적의 고려된 음식 • 감염에 대한 면역 단백 제공 • 알레르기를 일으키지 않음 • 영양적으로 적절하고 완전함 • 과식할 가능성이 적음 • 촉각의 자극이 안정감을 길러줌 • 모성과 유아 간 사회적 관계를 길러줌

(2) 모유수유 금기사항

① 산모가 폐결핵, 급성감염성질환, 심장병, 신장병, 성병 등을 앓고 있을 때

② 정신건강이 원만하지 못할 때

③ 심한 산욕기 폐혈증이나 뇌전증(간질)에 의한 발작이 있는 경우

④ 신생아가 미숙아여서 보육기에 있을 경우

⑤ 신생아가 토순이나 구개파열 등이 있어서 유두를 물 수 없는 경우

⑥ 유방에 염증이 있을 때

⑦ 심리적 요인으로 수유를 원하지 않을 때

5) 모성사망

(1) 임신, 분만, 산욕에 관계되는 질병 또는 임신 합병증 때문에 일어나는 모성사망에 국한된다.

(2) 임신 중 각종 감염병, 중독사, 익사 등 사고에 의한 사망은 포함되지 않는다.

(3) 직접 모성사망의 원인은 고혈압성 질환(임신중독증, 자간증), 출혈성 질환, 자궁외임신(유산), 감염증(패혈증, 산욕열) 등이다.

(4) 간접적 원인은 주로 심장 질환, 악성종양, 신장 질환 등의 악화에 의한 사망이다.

(5) 모성의 중요질병

① 임신중독증(toxemia of pregnancy)

ㄱ 원인: 과로, 영양부족, 빈혈 등

ㄴ 주요 증상: 특히 임신 8개월 이후 고혈압, 부종, 단백뇨 등(3대 증상)

ㄷ 예방

– 단백질 및 비타민 공급을 충분히 한다.

– 식염, 당질, 지방질의 과량섭취를 금한다.

– 적당한 휴식과 겨울철 보온, 정기적인 건강진단을 받아야 한다.

② 출혈(hemorrhage)

ㄱ 임신 전반기의 출혈원인: 조기유산, 자궁외 임신, 포상기태 등(임신 5개월 전)

ㄴ 임신 후반기의 출혈원인: 전치태반, 태반의 조기박리 등(임신 6개월 후)

③ 자궁외 임신(ectopic pregnancy)

ㄱ 자궁 내 점막조직 이외의 부위에 성립되는 임신으로 95%가 난관에서 발생하며 난소나 복강 내 임신이 되는 경우도 있다.

ㄴ 원인: 임균성 및 결핵성 난관염과 인공유산 후의 염증 또는 산욕열을 앓았다든지 습관적 유산이나 장기간 재임신이 안 되었던 사람에게서 많이 발생

ㄷ 증상: 난관 및 자궁파열 등에 의한 출혈, 심한 복통

④ 산욕열(puerperal fever)

ㄱ 원인: 출산 후 6~8주 이내의 산욕기 중 세균감염

ㄴ 증상: 오한과 고열증상, 자궁내막에 염증, 산도에 국소적인 염증 나타남, 위생적인 분만, 항생제 사용으로 출산 후의 감염은 많이 줄어든 편임

4. 영유아 건강관리

1) 영유아 예방접종

(1) 예방접종의 개념

① 우리나라의 영·유아 예방접종사업은 1960년대부터 시행해온 사업이다.

② 2000년대 이후 정부의 모자보건사업 총예산의 약 60%를 차지하는 가장 중요한 사업이다.

③ 영유아기의 건강관리에서 가장 기본적인 사항은 예방접종이다.

(2) 예방접종의 법적 근거

① 필수예방접종(「감염병의 예방 및 관리에 관한 법률」 제24조)

　㉠ 특별자치도지사 또는 시장·군수·구청장은 다음의 질병에 대하여 관할 보건소를 통하여 필수예방접종을 실시하여야 한다. [개정 2020.8.11] [시행일 2020.9.12]

1. 디프테리아	2. 폴리오	3. 백일해
4. 홍역	5. 파상풍	6. 결핵
7. B형간염	8. 유행성이하선염	9. 풍진
10. 수두	11. 일본뇌염	12. 폐렴구균
13. 인플루엔자	14. A형간염	15. 사람유두종바이러스 감염증
16. b형헤모필루스인플루엔자		
17. 그 밖에 질병관리청장이 감염병의 예방을 위하여 필요하다고 인정하여 지정하는 감염병		

　㉡ 특별자치도지사 또는 시장·군수·구청장은 ㉠에 따른 필수예방접종업무를 대통령령으로 정하는 바에 따라 관할구역 안에 있는 「의료법」에 따른 의료기관에 위탁할 수 있다.

　㉢ 특별자치도지사 또는 시장·군수·구청장은 필수예방접종 대상 아동 부모에게 보건복지부령으로 정하는 바에 따라 필수예방접종을 사전에 알려야 한다. 이 경우 「개인정보 보호법」 제24조에 따른 고유식별정보를 처리할 수 있다.

② 임시예방접종(「감염병의 예방 및 관리에 관한 법률」 제25조)

　㉠ 특별자치도지사 또는 시장·군수·구청장은 다음에 해당하면 관할 보건소를 통하여 임시예방접종을 하여야 한다. [개정 2020.8.11] [시행일 2020.9.12]

　　– 질병관리청장이 감염병 예방을 위하여 특별자치도지사 또는 시장·군수·구청장에게 예방접종을 실시할 것을 요청한 경우

　　– 특별자치도지사 또는 시장·군수·구청장이 감염병 예방을 위하여 예방접종이 필요하다고 인정하는 경우

　㉡ ㉠에 따른 임시예방접종업무의 위탁에 관하여는 ①의 ㉠을 준용한다.

2) 표준예방접종 일정표

구분	대상 감염병	백신종류 및 방법	0개월	1개월	2개월	4개월	6개월	12개월	15개월	18개월	24개월	36개월	만4세	만6세	만11세	만12세
국가예방접종	결핵	BCG(피내용)①	1회													
	B형간염	HepB②	1차	2차			3차									
	디프테리아 파상풍 백일해	DTaP③			1차	2차	3차		추4차				추5차			
		Tdap/Td④													추6차	
	폴리오	IPV⑤			1차	2차	3차						추4차			
	b형헤모필루스 인플루엔자	Hib⑥			1차	2차	3차	추4차								
	폐렴구균	PCV⑦ (단백결합)			1차	2차	3차	추4차								
		PPSV⑧ (다당질)											고위험군에 한하여 접종			
	홍역 유행성이하선염 풍진	MMR⑨						1차					2차			
	수두	VAR						1회								
	A형간염	HepA⑩						1~2차								
	일본뇌염	IJEV⑪ (불활성화 백신)						1~2차				3차		추4차		추5차
		LJEV⑫ (약독화 생백신)						1차				2차				
	사람유두종바이러스 감염증	HPV⑬													1~2차	
	인플루엔자	IIV⑭ (불활성화 백신)								매년 접종						
기타예방접종	로타바이러스 감염증	RV1 (로타릭스)			1차	2차										
		RV5 (로타텍)			1차	2차	3차									

3) 예방접종 금기대상

① 열이 있는 경우

② 최근 질환을 앓았던 일이 있거나 현재 앓고 있는 경우

③ 현재 설사를 하고 있는 경우

④ 습진 능 피부병이 있는 경우

⑤ 약 또는 달걀을 먹고 피부에 두드러기가 생기거나 설사한 적이 있는 경우

⑥ 예방접종 후 과민반응이 있었던 경우

4) 보건소 영유아실 관리

① 최초 방문 시 등록 및 건강기록부 작성

② 건강진단 시 모자보건수첩 지참

③ 미숙아와 선천성 이상아 등록관리

④ 선천성 대사이상 검사

5) 장애아 관리

① 지역사회 내 장애아에 대한 실태를 파악하고, 의료 및 사회시설에 대한 사용지도를 시행한다.

② 장애정도가 진행 또는 악화되지 않도록 하여 원만하게 성장하도록 돕는다.

③ 장애아의 잠재능력을 최대한 개발하여 건강한 생활인이 되도록 한다.

④ 장애아가 있는 가족은 가족 간에 많은 접촉기회를 갖도록 여건을 조성하고 지지한다.

⑤ 장애아의 주변 환경 및 생활을 개선하도록 돕는다.

⑥ 장애아의 출산빈도를 최대한 줄일 수 있는 예방사업에 적극 참여하도록 한다.

UNIT 04 노인보건

1. 노인인구실태

1) 노인인구의 구성 및 변화추세

① 우리나라는 노인인구가 2000년에 이미 7%를 넘어 고령화사회에 진입하였다.

② 2018년에는 15%를 넘어 고령사회, 2026년에는 20%를 넘어 초고령사회가 될 것으로 예측되고 있다.

③ 15세 미만 유년인구에 비해 65세 이상 노년인구가 차지하는 상대적인 비율이 증가하여 노령화지수는 급격히 증가하는 추세이다.

④ 전체 인구의 성비는 꾸준히 낮아지고 있으며, 특히 65세 이상 노인인구는 연령이 증가할수록 성비가 낮아지는 추세로 여성노인의 문제가 지니는 중요성이 크다는 것을 알 수 있다.

⑤ 우리나라 인구구조는 현재 종형을 이루고 있으나, 저출산·고령화의 영향으로 2060년에는 역삼각형의 항아리형으로 변화될 것으로 예측된다.

⑥ 농촌과 도시를 비교하였을 때, 노인인구 구성비의 증가는 생산연령 인구의 이농현상으로 농촌이 도시보다 높게 나타나고 있다.

⑦ 노인인구 구성비율에 따른 분류

   ㉠ 고령화사회: 총인구 대비 65세 이상 인구 비율이 7% 이상

   ㉡ 고령사회: 총인구 대비 65세 이상 인구 비율이 14% 이상

    ㉢ 초고령사회: 총인구 대비 65세 이상 인구 비율이 20% 이상

2) 노인보건사업의 등장배경

(1) 노인인구의 증가

① 노인인구의 증가에 따라 부양 및 보호 부담이 개인적·사회적으로 증가하고 있다.

② 노인의 증가로 노인의료비 지출은 국민의료비 총액을 증가시키는 중요한 요인이 되고 있다.

(2) 노인부양 형태의 변화

① 노인부양 책임의식의 변화로 부모를 부양하는 가족의 비율이 낮아지고 있으며 이에 따라 노인부양에 대한 국가적 책임이 증가하고 있다.

② 출산율 저하로 자녀와 떨어져 사는 독거노인이나 1인 가구가 증가하고 있다.

3) 노인의 특성

(1) 노인의 신체적 특성 및 질환

① 비전형적인 증상으로 질병 진단이 어렵고 여러 질병을 동시에 가지고 있다.

② 만성퇴행성 질환으로 경과가 길고 재발이 빈번하며, 합병증이 발생하기 쉽다.

③ 질환으로 인한 일상생활 수행능력의 저하 및 약에 대한 반응성이 떨어진다.

④ 고관절 골절이나 골다공증, 신체적 활동과 운동능력 저하로 낙상위험이 있다.

⑤ 소화기계, 호흡기계, 심혈관계의 기능 저하와 피부노화 및 건조, 상처회복 지연 등이 보인다.

⑥ 통증의 역치의 증가 및 수면시간 감소와 기억력 감퇴, 체온 저하 등을 보인다.

(2) 노인의 성격 및 심리적 변화

① 은퇴로 인한 사회적 고립감과 우울 경향이 증가한다.

② 경직성, 조심성, 내향성 및 수동성이 증가한다.

③ 친근한 사물에 대한 애착심이 커진다.

(3) 사회적 변화

① 여가활동 및 교육의 기회가 줄어든다.

② 배우자가 사망한 독거노인 비율이 증가하고 있다.

③ 퇴직으로 인한 고정적 수입원의 감소로 경제적 변화를 겪는다.

④ 노인학대가 증가하고 있다.

4) 노인인구의 건강지표

(1) 기능상태

기능상태는 연령이 증가할수록 현저히 감소되므로 노인의 사회적 적응능력도 따라서 감소하는 것을 의미하고 노인인구 건강지표의 가장 중요한 기준이 되고 있다.

① 일상생활 수행능력(ADL: Activities of Daily Living): 목욕, 옷 갈아입기, 식사하기, 외출하기, 화장실 이용 등

② 수단적 일상생활(IADL: Instrumental Activities of Daily Living): 가벼운 집안 일 하기, 일상용품 구매, 전화걸기, 버스나 전철타기 등

(2) 사망수준 및 사망원인

남녀 노인 공통적으로 악성신생물, 심장질환, 뇌혈관질환으로 사망이 많고, 남자 노인이 모든 연령층에서 여자 노인보다 사망률이 높다.

2. 노인복지사업

1) 노인복지시설

구분	종류	기능
노인주거 복지시설	양로시설	노인을 입소시켜 급식과 그 밖에 일상생활에 필요한 편의를 제공
	노인공동생활가정	노인들에게 가정과 같은 주거여건과 급식, 그 밖에 일상생활에 필요한 편의를 제공
	노인복지주택	노인에게 주거시설을 분양 또는 임대하여 주거의 편의·생활지도·상담 및 안전관리 등 일상생활에 필요한 편의를 제공
노인의료 복지시설	노인요양시설	치매·중풍 등 노인성 질환으로 심신에 상당한 장애가 발생하여 도움을 필요로 하는 노인을 입소시켜 급식·요양과 그 밖에 일상생활에 필요한 편의를 제공
	노인요양 공동생활가정	치매·중풍 등 노인성 질환 등으로 심신에 상당한 장애가 발생하여 도움을 필요로 하는 노인에게 가정과 같은 주거여건과 급식·요양, 그 밖에 일상생활에 필요한 편의를 제공
노인여가 복지시설	노인복지관	노인의 교양·취미생활 및 사회참여활동 등에 대한 각종 정보와 서비스를 제공하고, 건강증진 및 질병예방과 소득보장·재가복지, 그 밖에 노인의 복지증진에 필요한 서비스를 제공
	경로당	지역노인들이 자율적으로 친목도모·취미활동·공동작업장 운영 및 각종 정보교환과 기타 여가활동을 할 수 있도록 하는 장소를 제공
	노인교실	노인들에 대하여 사회활동 참여욕구를 충족시키기 위하여 건전한 취미생활·노인건강 유지, 소득보장 기타 일상생활과 관련한 학습프로그램을 제공
재가노인 복지시설	방문요양서비스	가정에서 일상생활을 영위하고 있는 노인으로서 신체적·정신적 장애로 어려움을 겪고 있는 노인이게 필요한 각종 편의를 제공하여 지역사회 안에서 건전하고 안정된 노후를 영위하도록 하는 서비스 ※ 방문간호가 아닌 "방문요양"임을 기억할 것!!
	주·야간 보호서비스	부득이한 사유로 가족의 보호를 받을 수 없는 심신이 허약한 노인과 장애노인을 주간 또는 야간 동안 보호시설에 입소시켜 필요한 각종 편의를 제공하여 이들의 생활안정과 심신기능의 유지·향상을 도모하고, 그 가족의 신체적·정신적 부담을 덜어주기 위한 서비스
	단기보호서비스	부득이한 사유로 가족의 보호를 받을 수 없어 일시적으로 보호가 필요한 심신이 허약한 노인과 장애노인을 보호시설에 단기간 입소시켜 보호함으로써 노인 및 노인가정의 복지증진을 도모하기 위한 서비스
	방문 목욕서비스	목욕장비를 갖추고 재가노인을 방문하여 목욕을 제공하는 서비스
노인보호 전문기관	중앙및지방 노인보호전문기관	학대받는 노인의 발견, 보호, 치료 등을 신속히 처리하고 노인학대를 예방
노인 일자리 지원기관	노인일자리 지원	인구고령화로 인해 활동이 가능한 노인들을 대상으로 일자리를 창출하여 공급

[노인복지시설의 종류별 기능]

2) 노인장기요양보험

(1) 노인장기요양보험의 이해

① 노인장기요양보험은 고령이나 노인성 질병 등의 사유로 일상생활을 혼자서 수행하기 어려운 노인 등에게 신체활동 또는 가사활동 지원 등의 장기요양급여를 사회적 연대 원리에 따라 제공하는 사회보험을 말한다.

② 2007년 4월 27일 「노인장기요양보험법」이 제정되어, 2008년 7월 1일부터 노인장기 요양보험제도가 시행되었다.

(2) 노인장기요양보험의 목적(「노인장기요양보험법」 제1조)

「노인장기요양보험법」은 장기요양급여에 관한 사항을 규정하여 노후의 건강증진 및 생 활안정을 도모하고 그 가족의 부담을 덜어줌으로써 국민의 삶의 질을 향상하도록 함을 목적으로 한다.

(3) 노인장기요양보험의 필요성

① 인구 고령화로 인한 치매, 중풍 등 보호가 필요한 노인의 수가 급격히 증가하고 있다.

② 장기입원으로 인한 노인의료비가 증가하고 있다.

③ 저출산, 이혼, 핵가족화, 여성의 사회활동 확대 등으로 가족간호에 어려움이 있다.

④ 노인 수발 비용이 과중되어 가계경제에 부담을 주고 있다.

(4) 노인장기요양보험과 국민건강보험의 비교

구분	노인장기요양보험	국민건강보험
수급자	65세 이상 노인 또는 65세 미만 노인성 질환자	전 국민
목적	고령이나 노인성 질병 등으로 인하여 일상생활을 혼자서 수행하기 어려운 노인 등에게 신체활동 또는 가사지원 등의 요양서비스 제공	질병·부상에 따른 예방·진단·치료·재활 및 출산·사망 및 건강증진 서비스 제공
이용절차	국민건강보험공단에 요양인정신청서 제출 → 요양등급판정을 받아야 함(5등급 분류)	건강보험증 지참하여 의료기관 방문
수가	• 시설급여는 20%, 재가급여는 15% 본인이 부담 • 기타의료급여수급권자 등은 각각 1/2로 경감(시설: 10%, 재가: 7.5%) • 국민기초생활수급권자는 무료	본인일부부담금 20%
관리·운영	국민건강보험공단	

(5) 장기요양 대상자(「노인장기요양보험법」 제2조 제1호)

① 65세 이상의 노인 또는 65세 미만의 자로서 치매, 뇌혈관성 질환 등 대통령령으로 정하는 노인성 질병을 가진 자가 대상자이다.

② 등급판정위원회는 6개월 이상의 기간 동안 일상생활(ADL: Activities of Daily Living)을 혼자서 수행하기 어렵다고 인정되는 경우 장기요양서비스를 받을 자를 결정하고 정도에 따라 등급을 판정한다.

③ 장기요양보험가입자는 국민건강보험가입자와 동일하다(「국민건강보험법」 제5조 및 제109조).

④ 장기요양보험사업은 보건복지부장관이 관장하고 국민건강보험공단은 관리·운영을 담당한다.

주요 노인성 질병의 종류

알츠하이머병, 지주막하출혈, 뇌내출혈, 뇌경색증, 뇌졸중, 뇌전동맥의 폐쇄 및 협착, 대뇌동맥의 폐쇄 및 협착, 파킨슨병, 중풍후유증, 진전

(6) 장기요양 등급판정기준(「노인장기요양보험법 시행령」 제7조 제1항)

① 장기요양 1등급: 심신의 기능상태 장애로 일상생활에서 전적으로 다른 사람의 도움이 필요한 자로서 장기요양인정 점수가 95점 이상인 자

② 장기요양 2등급: 심신의 기능상태 장애로 일상생활에서 상당 부분 다른 사람의 도움이 필요한 자로서 장기요양인정 점수가 75점 이상 95점 미만인 자

③ 장기요양 3등급: 심신의 기능상태 장애로 일상생활에서 부분적으로 다른 사람의 도움이 필요한 자로서 장기요양인정 점수가 60점 이상 75점 미만인 자

④ 장기요양 4등급: 심신의 기능상태 장애로 일상생활에서 일정부분 다른 사람의 도움이 필요한 자로서 장기요양인정 점수가 51점 이상 60점 미만인 자

⑤ 장기요양 5등급: 치매(제2조에 따른 노인성 질병에 해당하는 치매로 한정한다)환자로서 장기요양인정 점수가 45점 이상 51점 미만인 자

⑥ 장기요양 인지지원등급: 치매(제2조에 따른 노인성 질병에 해당하는 치매로 한정한다)환자로서 장기요양인정 점수가 45점 미만인 자

3) 장기요양급여의 종류

(1) 재가급여

① 방문요양: 장기요양요원인 요양보호사 등이 수급자의 가정 등을 방문하여 신체활동 및 가사활동 등을 지원하는 장기요양급여

② 방문목욕: 장기요양요원이 목욕설비를 갖춘 장비를 이용하여 수급자의 가정 등을 방문하여 목욕을 제공하는 장기요양급여

③ 방문간호: 장기요양요원인 방문간호사 등이 의사, 한의사 또는 치과의사의 방문간호지시서에 따라 수급자의 가정 등을 방문하여 간호, 진료의 보조, 요양에 관한 상담 또는 구강위생 등을 제공하는 장기요양급여

④ 주·야간보호: 수급자를 하루 중 일정한 시간 동안 장기요양기관에 보호하여 신체활동 지원 및 심신기능의 유지·향상을 위한 교육·훈련 등을 제공하는 장기요양급여

⑤ 단기보호: 수급자를 보건복지부령으로 정하는 범위 안에서 일정 기간 동안 장기요양기관에 보호하여 신체활동 지원 및 심신기능의 유지·향상을 위한 교육·훈련 등을 제공하는 장기요양급여

⑥ 기타 재가급여: 수급자의 일상생활·신체활동 지원에 필요한 용구를 제공하거나 가정을 방문하여 재활에 관한 지원 등을 제공하는 장기요양급여로서 대통령령으로 정하는 것

> **단기보호 기간**
>
> 1) 월 15일 이내에서 가족이 여행, 병원치료 등으로 부재중인 경우 가능
> 2) 1회 15일 이내에서 연간 2회까지 연장 가능

(2) 시설급여

장기요양기관이 운영하는 「노인복지법」에 따른 노인의료복지시설 등에 장기간 동안 입소하여 신체활동 지원 및 심신기능의 유지·향상을 위한 교육·훈련 등을 제공하는 장기요양급여, 시설 입소 시 반드시 필요한 것은 장기요양인정서이다.

(3) 특별현금급여

① 가족요양비(「노인장기요양보험법」 제24조): 도서·벽지 등 장기요양기관이 현저히 부족한 지역, 천재지변, 수급자의 신체·정신 또는 성격상의 사유로 인하여 가족으로부터 방문요양에 상당한 장기요양급여를 받은 때 지급되는 현금급여를 말한다.

② 특례요양비(「노인장기요양보험법」 제25조): 수급자가 장기요양기관이 아닌 노인요양시설 등의 기관 또는 시설에서 재가급여 또는 시설급여에 상당한 장기요양급여를 받은 경우 수급자에게 지급되는 현금급여를 말한다.

③ 요양병원간병비(「노인장기요양보험법」 제26조): 수급자가 요양병원에 입원한 때 지급되는 현금급여를 말한다.

(4) 시설의 이용수가

① 시설급여는 20%, 재가급여는 15% 본인이 부담

② 기타 의료급여수급권자 등은 각각 1/2로 경감(시설: 10%, 재가: 7.5%)

③ 국민기초생활수급권자는 무료

4) 노인장기요양보험 이용 절차 – 건강보험공단 노인장기요양보험

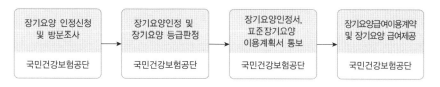

[장기요양인정 신청절차]

(1) 장기요양 인정신청

① 65세 이상 노인 또는 65세 미만 노인성 질환 대상자가 국민건강보험공단에 의사소견서를 첨부하여 장기요양 인정을 신청한다.

② 신청자는 본인, 가족이나 친족, 사회복지 전담공무원, 시장·군수·구청장이 지정하는 자가 신청할 수 있다(사회복지 전담공무원의 경우에는 가족 등의 동의 필요).

(2) 방문조사

국민건강보험공단 소속 직원인 사회복지사 또는 간호사가 직접 방문하여 장기요양인정
조사 52개 항목에 대해 신청인의 심신상태를 조사한다.

(3) 등급판정

① 국민건강보험공단은 장기요양인정조사표에 따라 작성된 조사결과를 바탕으로 판정
프로그램을 통해 장기요양등급 1차 판정을 실시한다.

② 국민건강보험공단은 조사결과서, 의사소견서 등을 등급판정위원회에 제출한다.

③ 등급판정위원회는 대통령으로 정하는 등급판정기준에 따라 1차 판정 결과를 심의
하여 장기요양 인정여부 및 장기요양등급을 최종 판정한다.

④ 판정은 신청서를 제출한 날로부터 30일 이내에 완료한다. 다만 정밀조사가 필요한
경우 등 부득이한 경우에는 연장이 가능하다.

> **노인장기요양의 갱신**
>
> 인정판정을 통해 등급을 받고 1년이 지난 후 장기요양인정의 갱신 결과 직전 등급과 같은 등급으
> 로 판정되는 경우에는 등급적용이 다음과 같이 연장된다.
>
> ① 장기요양 1등급의 경우: 3년
> ② 장기요양 2등급~5등급의 경우: 2년

(4) 판정결과 통보

장기요양인정 유효기간은 최소 1년 이상으로 하며 수급자나 보호자가 국민건강보험공
단을 직접 내방하여 장기요양등급, 장기요양급여의 종류 및 내용이 담긴 장기요양인정
서와 적절한 서비스 내용, 횟수, 비용 등을 담은 표준장기요양이용계획서를 수령하고
서비스 이용에 대해 교육 받는다.

(5) 계약 및 급여제공

수급자는 장기요양기관에 반드시 장기요양인정서를 제시하여야 한다.

> **「노인복지법」**
>
> **제1조 (목적)**
>
> 이 법은 노인의 질환을 사전예방 또는 조기발견하고 질환상태에 따른 적절한 치료·요양으로 심신의
> 건강을 유지하고, 노후의 생활안정을 위하여 필요한 조치를 강구함으로써 노인의 보건복지증진에 기
> 여함을 목적으로 한다.

제34조 (노인의료복지시설)

1. 노인요양시설: 치매·중풍 등 노인성질환 등으로 심신에 상당한 장애가 발생하여 도움을 필요로 하는 노인을 입소시켜 급식·요양과 그 밖에 일상생활에 필요한 편의를 제공하는 시설
2. 노인요양공동생활가정: 치매·중풍 등 노인성질환 등으로 심신에 상당한 장애가 발생하여 도움을 필요로 하는 노인에게 가정과 같은 주거여건과 급식·요양, 그 밖에 일상생활에 필요한 편의를 제공하는 시설
   ※ 노인의료복지시설의 입소대상·입소비용 및 입소절차와 설치·운영자의 준수사항 등에 관하여 필요한 사항은 보건복지부령으로 정한다.

「노인장기요양보험법」

제1조 (목적)

이 법은 고령이나 노인성 질병 등의 사유로 일상생활을 혼자서 수행하기 어려운 노인등에게 제공하는 신체활동 또는 가사활동 지원 등의 장기요양급여에 관한 사항을 규정하여 노후의 건강증진 및 생활안정을 도모하고 그 가족의 부담을 덜어줌으로써 국민의 삶의 질을 향상하도록 함을 목적으로 한다.

🧪 UNIT 05　가족간호

1. 가족의 이해

1) 가족의 정의

가족이란 전통적으로 혼인관계로 맺어진 남녀 부부와 이들 사이에서 출생한 자녀 또는 양자로 이루어진 혈연집단을 말한다.

2) 가족의 특징

(1) 가족은 일차적 집단(primary group)이다.

① 감정적인 유대가 깊은 사람들의 연합, 즉 가족과 친구와 같은 집단을 일차적 집단으로 보았다.
② 일차적 집단은 구성원 간에 직접적으로 대면하는 관계로 매우 친밀하고 지속적인 관계가 오래도록 유지되며 개개인이 공통된 전체 속에 융합되어 우리의식을 형성하게 되므로 집단에의 소속감과 일치감을 강하게 나타낸다.

(2) 가족은 공동사회집단이다.

공동사회집단은 이익사회와 대립되는 개념이며 공동사회에서 구성원은 서로 애정과 상호이해로 결합되어 외부의 간섭이나 장애에도 분열되지 않는 강력한 결합관계를 지닌다.

(3) 가족은 폐쇄적 집단(closed group)이다.

집단구성원이 되기 위한 자격을 획득하거나 포기하는 것이 용이하지 않은 집단으로, 개인의 의사에 따라 집단구성원의 자격을 획득하거나 포기할 수 있는 개방적 집단(open group)과는 다르다.

(4) 가족은 형식적 집단(formal group)이다.

형식적 집단이란 객관적 조직과 특정한 관습적 절차 체계를 지니며, 이것에 의해 구성원의 행동이 통제되는 집단을 뜻한다.

(5) 가족은 혈연집단이다.

가족은 부부라는 두 비혈연적인 존재가 성관계와 출산을 통해서 혈연집단을 형성하는 특성을 갖고 있다. 부부관계가 소멸되어도 부모와 자식 간의 혈연관계는 본질적으로 영원히 존재하게 된다. 가족 외에는 혈연을 기반으로 하는 집단은 존재하지 않는다.

3) 가족의 기능

가족기능이란 가족이 수행하는 역할, 행위로서의 가족행동을 의미하며, 그 행동의 결과가 사회의 유지·존속이나 가족구성원의 욕구 충족에 어떤 영향을 주는지의 문제와 관련된다.

(1) 가족구조의 변화

① 소가족화, 가족규모의 축소, 가족세대의 단순화 및 핵가족의 증대를 보이고 있다. 핵가족의 증가를 보이며 농촌의 노인 독신 가구와 도시의 미혼가구 증가 및 이혼율 증가에 따라 1인 가구, 노인 단독 가구, 한부모 가구의 비율이 증가하고 있다.

② 비혈연가족, 다문화 가족 등 비정형 가족형태의 출현이 나타나고 있으며, 가족구조는 인구변동과 급격한 사회변화로 가족형태의 다양화, 가족규모의 축소와 세대 구성의 단순화를 보이고 있다.

③ 남성 연상혼의 비중이 압도적이었던 과거에 비해 1990년대 이후 남녀가 동갑이거나 여성이 연상인 결혼의 비중이 전체 결혼의 약 27%를 차지할 만큼 증가하고 있다.

(2) 가족의 기능

구분	대내적 기능	대외적 기능
성·애정 기능	• 성적 욕구의 충족	• 성적 욕구의 통제
생식 기능	• 자녀의 출산	• 종족 보존(사회구성원을 제공)
경제적 기능	• 생산과 소비 • 경제적 협동과 자립	• 노동력의 제공 및 경제질서의 유지
사회화 기능	• 자녀의 사회화를 위해 가족의 생활방식과 부모의 자녀 양육을 통해 생활에 필요한 규칙, 권리, 의무 및 책임감을 교육	• 문화의 전달 및 사회적 역할과 지위 창출
보호·휴식 기능	• 신체적·정신적 보호, 지지 및 건강관리	• 사회의 안정화

(3) 가족기능의 변화

구분	과거(산업화 이전)	현재(산업화 이후)
경제적 기능	• 집과 직장이 분리되지 않았음 • 가족은 단일경제 단위로 기능(자급자족의 단위): 가정과 경제활동이 혼합 • 자녀를 노동력으로 취급 • 생산자로서 가족은 강한 친족관계(확대가족)에 의해 지지됨	• 가족의 경제적 기능이 많이 약화됨 • 집과 직장이 분리 • 생산은 외부에 의존하며 주로 소비자의 기능 • Family providers가 주된 경제적 수입원-직업의 다양화 • 가치와 규칙의 변화
교육 기능	• 교육 'schooling'은 일차적으로 가정에서 행해졌음: 아버지는 아들에게 직업기술을 가르쳤고, 어머니는 딸에게 가사와 자녀 양육법을 가르침	• 교육은 역할대행기관에서 행해짐: 교육기관은 제도화·형식화되어 있으며, 영향력이 큼 • 경제활동은 전문적인 훈련이 필요함 • 직업기술과 지식은 외부기관에서 습득하게 됨
자녀의 사회화 기능	• 부모는 자녀를 마음대로 할 권한이 있었으며, 자녀에 대한 전적인 책임이 있었음	• 사회화 기능은 가족의 주요 기능으로 남아 있으나, 현재는 가정 이외의 외부기관(어린이집·유치원 등)과 그 기능을 분담하게 됨 • 자녀에 대한 부모의 권위와 통제력이 감소됨
건강관리 기능	• 가족구성원(특히 장애인·노인·환자)의 보호, 감독, 간호는 가정에서 가족구성원에 의해 이루어졌음 • 예방·치료행위의 많은 부분이 가족 내에서 결정, 수행됨	• 이 기능은 감소하였으며 사회가 그 책임을 나누어 가짐 • 예방·치료 등 건강행위가 외부 전문인이나 전문기관에 의해 조정, 수행됨
오락 기능	• 가족과 친족 중심의 가정 내 오락이 대부분이며 마을 내 활동이 빈번함	• 상업화된 오락이 도처에 편재: 가족 또는 이웃 내 외부활동은 감소되며 외부기관의 오락활동에 참여함
재생산 기능	• 결혼과 가족은 생존에 필수적이었음	• 결혼하고, 자녀를 갖는 일이 반드시 필요하지 않게 됨, 그러나 재생산은 가족의 기능으로 인정되고 있음
애정적·정서적 지지 기능	• 일차집단 간의 애정관계는 강하지 않았음: 확대가족이 애정적으로 더 중요하고 정서적 지지도 강했음	• 애정적 기능은 확대가족 간보다 핵가족 간에 그 중요성이 증가함 • 과거에는 경제적 기반하에서 결혼이 존재하였으나 현재는 애정의 기반하에서 존재

(4) 경제생활의 변화

① 남성 가구주가 차지하는 주 소득원으로서 비중은 점차 줄어드는 추세이다.
② 가구소득 중 근로소득이 차지하는 비중은 감소하고 소득 내용은 다양화되는 추세이다.
③ 지출 구성 중 교양·오락, 교통·통신, 기타 잡비의 비중이 증가하였고, 자녀수의 감소로 자녀 1인에 대한 교육비가 급격하게 증가하는 모습을 보이고 있다.

(5) 가족해체

가족의 불안정을 나타내는 현상 중 가장 심각한 것이 가족의 존재가 소멸되는 '가족해체'이다. 가족해체의 증가는 자녀 유기, 노인 부양, 청소년 비행·범죄, 가족·학교 폭력 등 관련 사회문제의 발생을 증가시켜 사회안정과 통합에 위협요인이 되고 있다.

4) 가족의 형태

(1) 핵가족

부부와 그들의 결혼하지 않은 자녀로 이루어진 가족구조로 현대 산업사회의 보편적인 형태

(2) 확대가족

결혼한 자녀가 부모와 동거하는 형태로 전통적인 농업사회의 가족구조이며 핵가족의 형태에서 조부모와 사촌, 고모, 삼촌 등이 포함되는 것으로 종적·횡적으로 연결되어 형성된다.
① 직계가족: 핵가족이 종적으로 연결되어 형성되며 보통 장남 가족이 부모와 동거하는 형태
② 방계가족: 핵가족이 횡적으로 확대된 것으로 결혼한 둘 이상의 아들 가족이 부모와 동거하는 형태

(3) 현대사회의 다양한 가족형태

① 독신 가족: 독신의 성인이 혼자 사는 형태
② 공동체 가족: 기숙사 등과 같이 집단이 한 장소에 모여 사는 형태
③ 동성애 가족, 미혼 남녀의 동거 가족
④ 딩크족(DINK: Double Income No Kids): 경제적 이유로 결혼 후 자녀를 낳지 않는 형태

5) 가족의 특성

① 가족은 집단으로 작용하며, 개인의 욕구를 충족시킨다.
② 가족은 시간과 장소에 따라 변한다.
③ 가족은 고유의 생활방식을 가지며 개발·발전시켜 나간다.
④ 개인의 생활주기 또는 단계에 따라 성장해 나간다.

6) 가족생활주기별 건강 관련 발달과업: 듀발(E. Duvall)

단계	기간	발달과업	위험요인	건강문제
신혼기	결혼에서 첫 자녀 출생 전까지	• 결혼에 적응 • 밀접한 부부관계의 수립, 가족계획, 성적 양립성, 독립성과 의존성의 조화 • 친척에 대한 이해와 관계 수립 • 자녀 출생에 대비 • 생활수준 향상	• 가족계획과 관련된 지식 부족 • 10대의 결혼 • 부부의 역할과 성적 역할에 대한 지식 부족과 부적응	• 조산아 • 성공적이지 못한 결혼

양육기 (출산기)	첫 자녀의 출생 ~30개월	• 부모의 역할과 기능 • 각 가족구성원의 갈등이 되는 역할의 조정 • 산아 제한, 임신, 자녀 양육 문제에 대한 배우자 간의 동의	• 산전간호의 결여 • 부적절한 영양, 나쁜 식습관 • 저체중 또는 과체중 • 흡연, 음주, 약물남용 • 고혈압이나 임신 중의 감염병력 • 풍진·매독·임질, 유전적 요인 • 낮은 사회경제적 위치 • 가정의 안전 부족	• 저체중아 • 기형아 • 출산 시의 상해 및 사고 • 갑작스러운 영아사망 • 16세 이전이나 35세 이후의 첫 임신
학령전기 가족	첫 자녀가 30개월~6세	• 자녀들의 사회화 교육 및 영양관리 • 안정된결혼(부부) 관계의 유지 • 자녀들의 경쟁 및 불균형된 자녀와의 관계 대처	• 가정의 안전 부족 • 자극이 없는 가정생활 • 아이를 돌보기 어려운 맞벌이 부부 • 가난한 환경 • 자녀의 학대와 무관심 • 여러 사람과 좁은 곳에서 생활함	• 기형아 • 행동장애 • 언어와 시력문제 • 감염병 • 치과적 문제 • 사고 • 중독
학령기 가족	첫 자녀가 6~13세	• 자녀들의 사회화 • 가정의 전통과 관습의 전승 • 학업성취의 증진 • 만족스러운 부부관계의 유지 • 가족 내 규칙과 규범의 확립	• 가족의 가치 저하 • 부모 역할을 하지 못하고, 아이를 희생양으로 삼음 • 반복되는 감염, 입원, 사고 • 미성숙하여 의존하려는 책임감없는 부모 • 무지하여 돌보지 않는 건강문제 • 체벌과 복종에 관한 강한 신념 • 가정 내의 독성물질 • 부적절한 영양(과식/결핍)	• 학습의 어려움
청소년기 가족	첫 자녀가 13~19세	• 안정된결혼관계 유지 • 10대의 자유와 책임의 균형을 맞춤 • 자녀들의 성문제 대처 • 직업(수입)의 안정화 • 자녀들의 독립성 증가에 따른 자유와 책임의 조화 • 세대 간의 충돌 대처 • 자녀의 출가에 대처	• 만성질환을 유발하는 생활방식 • 문제해결능력의 부족 • 경쟁적이고 공격적인 가족 • 또래 관계에 영향을 주는 가치 • 사회경제적 요인 • 엄격한 가족가치 • 위협을 주는 태도 남용 • 부정하는 태도 • 부모와 자녀의 충돌 • 가족의 기대에 부응해야 한다는 부담	• 폭력적상해, 사망 • 알콜과 약물의 남용 • 원하지않는 임신 • 성병 • 자살
진수기 가족	첫 자녀 결혼부터 막내결혼까지 자녀들이 집을 떠나는 단계	• (부부)관계의 재조정 • 늙어가는 부모들의 지지 • 자녀들의 출가에 따른 부모의 역할 적응 • 새로운 흥미의 개발과 참여	• 고혈압 • 흡연 • 고지방 식이 • 당뇨 • 과체중·비만 • 신체활동의 부족 • 스트레스 대처 양상 • 유전적인 문제	• 심장질환, 주로 관상동 맥질환과 뇌졸중 • 고혈압 • 암

중년기 가족	자녀들이집을 떠난 후은 퇴할 때까지	• 경제적 풍요 • 출가한 자녀 가족과의 유대관계 유지 • 부부관계의 재확립	• 음주와 흡연　• 사회적 위치 • 거주　　　　• 우울 • 치주염 등 구강건강 • 성·인종 등의 유전적 요인 • 지역·나이·실직 • 유해한 식습관(저섬유질, 초절임, 숯불구이) • 특정물질에의 노출(햇빛, 방사선 오염)	• 정신병 • 치과문제 • 당뇨 등 만성질환
노년기 가족	은퇴 후~사망	• 만족스러운 생활유지 • 건강문제에 대한 대처 • 사회적 지위 및 경제적 소득 감소의 대처 • 배우자 상실, 권위의 이양, 의존과 독립의 전환	• 나이 들어감　• 우울 • 약물의 상호작용　• 대사 이상 • 갑상선 기능장애 • 쿠싱증후군 • 은퇴 • 수입의 감소 • 운동 부족 • 과거의 환경과 생활방식 • 죽음에 대한 준비 부족 • 영양 부족 • 배우자의 사망 • 만성질환 • 고칼슘혈증	• 정신혼란 • 치매 • 시력감퇴 • 청력감퇴 • 고혈압 • 급성 질병 • 감염병 • 인플루엔자 • 폐렴 • 화상 • 낙상 • 우울 • 죽음에 대한 불안

2. 가족이론

1) 체계이론(System Theory. Ludwig Von Bertalanffy, 1950)

(1) 가정

① 가족은 그 부분의 합보다 크다.

② 가족체계에는 많은 위계가 있다.

　가족은 국가와 지역사회의 하위체계이며, 가족의 하위체계는 배우자 하위체계, 부모-자식 하위체계, 형제-자매 하위체계, 기타 하위체계 등으로 구분된다.

③ 가족체계는 지역사회와 구별된다.

④ 가족체계는 시간이 경과함에 따라 더 높은 적응력과 분화에 의한 성장, 변화에 대한 포용력을 높이기 위해 복잡성이 증가된다.

⑤ 서로 다른 가족체계에도 구조적인 동질성이 있다.

⑥ 가족체계에서는 한 부분이 변화하면 전체 체계에 영향을 미치게 된다.

⑦ 가족체계는 조직화된 전체이기에 가족체계 안에서 개인은 상호의존적이다.

⑧ 가족체계는 안정된 양상을 유지하기 위해 항상성을 유지하고자 노력한다.

(2) 관심 영역

　체계이론은 확장기의 가족, 축소기의 가족, 위기에 처한 가족, 특별한 문제가 있는 가족 등을 연구하는 데 이용되며 특히 스트레스에 반응하는 가족의 변화, 개인의 변화는 가족 전체에 영향을 미친다고 본다.

(3) 한계점: 체계이론은 많은 개념들이 애매하고 추상적이어서 조작화하기 어렵다.

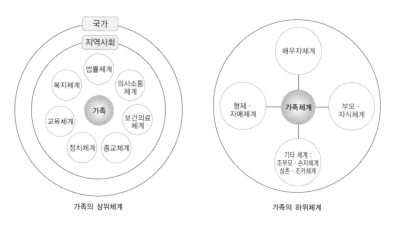

[가족의 체계]

2) 구조-기능이론(structure-functional theory)

(1) 가정

① 가족은 기능적 요구를 가진 사회체계이다.

② 상호작용의 과정보다 구조 자체와 상호작용의 결과에 중점을 둔다.

③ 개인이 취해야 할 규범이나 가치는 가족 내에서 사회화를 통하여 일차적으로 습득해야 한다.

④ 가족건강은 가족의 기능인 애정, 생식, 경제적, 사회화, 보호기능을 제대로 수행하도록 조직되었는지에 연관되어 있다.

⑤ 가족은 사회체계와 상호작용하는 체계로 보며 사회, 사회환경과 관련된 개인보다는 구조나 집단으로 가족을 분석하며 사회화와 학습과정을 강조한다.

⑥ 가족-사회의 연계를 통한 사회체계 안정에 주안점을 두고 있다.

⑦ 거시적 관점으로 가족이 사회통합에 어떻게 기여하는가에 초점을 둔다.

(2) 관심 영역

구조-기능이론은 전체 가족구조뿐 아니라 가족의 하부구조로서 역할구조, 권력구조, 가치구조, 의사소통구조 등에 중점을 두며 이러한 하부구조들의 연관성이 가족 전체 기능에 어떻게 영향을 주는지를 평가한다.

(3) 한계점

① 가족 간의 상호작용 과정보다는 구조 자체와 상호작용 결과에만 관심을 두고 있다.

② 가족 구성원은 가족구조를 이루는 배열일 뿐이며 가족구성원은 구조 속에서만 기능한다고 보았다.

3) 상징적 상호작용이론(Symbolic interaction theory)

(1) 가정

① 인간은 인간이 사물에 대해 가지고 있는 의미에 근거하여 행동하며 이러한 의미는 인간이 동료들과 관계를 형성하고 있는 사회적 상호작용으로부터 나온다.

② 상호작용의 결과보다는 과정에 중점을 두며 청소년 약물중독, 알콜중독, 가족 근친상간과 같은 현상의 본질을 이해하며, 가족을 건강하게 하는 인간행위 탐구에 유용한 이론이다.

(2) 관심 영역

① 가족구성원들 간의 상호작용에 대한 개인의 중요성을 강조하면서 가족 내의 내적인 과정인 가족의 역할, 갈등, 위치, 의사소통, 스트레스에 대한 반응, 의사결정, 사회화에 초점을 둔다.

② 엄마가 재혼한 가족의 경우 새아버지와 친밀해지는 방안을 기술한 연구, 새 부모의 역할 이해, 분만 후 일 년 동안 모성의 역할 획득 과정, 부모기의 변화와 영아의 행위에 관한 연구 등이 있다.

(3) 한계점

상징적 상호작용이론은 개념들과 가정 간의 일관성이 결여되어 있어 새로운 이론의 형성을 어렵게 하고, 광범위한 질적 연구가 시행되었으나 이론에 필요한 검증이나 비교 연구는 미흡한 실정이다.

3. 가족간호의 이해

1) 가족간호의 중요성

① 만성퇴행성 질환의 증가로 장기간에 걸친 가정간호가 필요해졌다.

② 가족의 생활양식이 가족구성원의 건강과 관련된 습관, 가치, 태도에 영향을 주어 집단적 질병 발생의 원인이 되었다.

③ 우리나라의 경우 가족의 건강문제 결정권에 가족이 관여하고 결정하고 있다.

④ 국민건강증진이 국가정책으로 채택되면서 가족단위의 접근이 개인의 건강행위에 효율적인 영향력을 발휘한다는 인식이 높아졌다.

⑤ 개인을 포함한 가족이 자기 건강관리를 할 수 있는 능력을 함양하여 가족의 적정기능 수준을 최대화하고 삶의 질을 향상시킬 수 있다.

2) 가족간호의 대상

가족간호에서 가족에 대한 관점은 다음의 4가지로 분류된다.

① 가족을 개인을 둘러싼 환경으로 보는 개념

② 가족을 둘이나 셋, 혹은 그 이상의 구성원이 상호작용하는 집단으로 보는 개념

③ 가족을 한정된 경계가 있는 하나의 단위로 보는 개념

④ 가족을 환경과 상호작용하는 하나의 단위로 보는 개념

3) 가족간호의 접근 방법

(1) 개인환경으로서의 가족간호

가족을 환자나 가족구성원에 대한 배경으로 보는 관점으로, 이러한 가족간호에서의 간호목표는 개인에게 초점을 맞추며 가족은 환자의 자원이 되거나 스트레스 요인이 되기도 한다.

(2) 대인관계체계로서의 가족간호

대인관계 가족간호는 주어진 시간에 서로 상호작용하는 가족의 수에 근거하여 둘이나 그 이상의 개인체계를 가족간호의 대상으로 하는 개념이다.

(3) 전체체계로서의 가족간호

가족체계 간호는 가족을 환경체계 및 하위체계와 상호작용하는 구조적·기능적 요소를 갖춘 체계로 보는 것으로, 가족간호의 대상을 전체체계로서의 가족으로 본다.

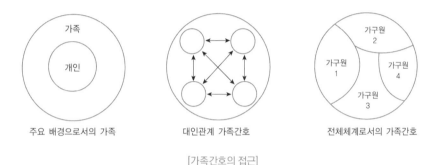

[가족간호의 접근]

4. 가족간호의 사정

1) 가족사정

(1) 자료수집

① 직접수집방법: 가정방문, 전화, 직접관찰과 면담을 통해 정보를 수집한다. 객관적인 발견(가정과 자원에 대한 관찰)과 주관적인 평가(개인과 가족구성원의 반응)를 통해 이루어진다.

② 간접수집방법: 가족과 가까운 사람들에게서 정보를 얻는 방법으로, 이웃, 친척, 친구 등 지역의 인적 자원을 통해 자료를 수집한다.

③ 기존 자료 활용방법: 가족이 이용하는 보건의료기관, 학교, 직장, 동 주민센터, 구청, 사회사업기관의 자료 등

(2) 가족사정의 기본 원칙

① 가족 전체와 더불어 문제가 있는 가족구성원을 대상으로 자료를 수집한다.

② 가족을 대함에 있어 일반적인 고정관념을 배제하고 가족의 다양성과 변화성에 대한 인식을 가지고 접근한다.

③ 가족의 문제점뿐만 아니라 강점도 사정한다.

④ 가족이 함께 사정에서부터 전 간호과정에 참여함으로써 간호사와 대상자가 함께 진단을 내리고 중재방법을 결정하도록 한다.

⑤ 가족구성원 한 사람에 의존하지 않고 가족 전체, 친척, 이웃, 통장, 반장, 의료기관 등 지역자원 및 기존 자료를 바탕으로 자료를 수집한다.

⑥ 단면적 정보에 의존하지 말고 복합적인 정보를 수집하여 정확한 해석을 통한 판단을 한다.

⑦ 대부분의 가족사정 자료들은 질적 자료가 요구되므로, 가족사정도구 점검표를 사용하는 경우라도 심층면접을 할 수 있도록 영역별로 충분한 시간을 할애하여야 한다.

⑧ 한 번의 면접에서 너무 무리하게 많은 자료를 얻으려고 해서는 안 된다. 충분한 시간을 갖고 지속적인 면담을 통해 자료를 보강하는 것이 중요하다.

⑨ 1회 면담시간은 될 수 있으면 30분을 넘지 않도록 한다.

⑩ 수집된 자료 가운데 의미 있는 자료를 선택하여 범주화한다.

2) 가족건강사정도구

(1) 가계도(family genogram)

① 가계도란 가족구조도로 도식화하여 3세대 이상에 걸친 가족구성원에 관한 정보와 그들 간의 관계를 도표로 기록하는 방법이다.

② 가계도 작성 순서

　㉠ 가족구조의 도식화

　　－ 한 세대에서 다음 세대까지 생물학적·법적으로 어떤 관련이 있는지 묘사한다.

　　－ 가장 먼저 부부를 그리고 아이들을 표시한 후 부부의 양가 부모와 형제자매를 그린다.

　㉡ 가족에 관한 정보를 기록한다.

　　－ 가족의 이력, 가족의 역할, 가족생활의 중요한 가족사건 등에 관한 정보를 덧붙인다.

　　－ 일반적으로 이혼·결혼·죽음·질병력과 같은 중요한 사건과 나이 등을 삽입한다.

③ 가계도의 장점

　㉠ 도식화 된 그림을 통해 가족 전체의 구성과 구조를 한눈에 파악할 수 있다.

　㉡ 가족구성원이 스스로에 대해 새로운 관점으로 볼 수 있게 해주어서 가족이 치료에 합류할 수 있다.

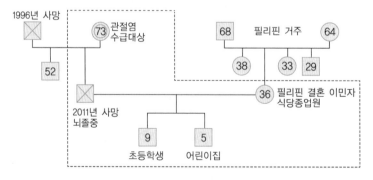

[가계도의 예]

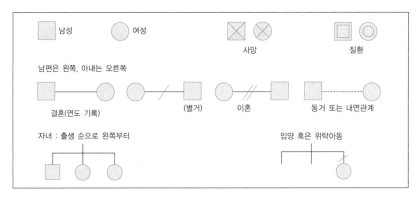

[가계도에서 사용되는 상징기호]

(2) 가족밀착도(family attachmentgram)

① 가족을 이해함에 있어 가족의 구조뿐만 아니라 구조를 구성하고 있는 관계의 본질을 파악한다.

② 가족구성원 간의 밀착 관계와 상호 관계를 그림으로 도식화한 것이다.

③ 가족밀착도의 작성 방법

ㄱ 가족구성원을 둥글게 배치하여 남자는 □, 여자는 ○로 표시한다.

ㄴ 기호 안에는 간단하게 구성원의 가족 내 위치와 나이를 기록하고, 가족 2명을 조로 하여 관계를 선으로 나타낸다.

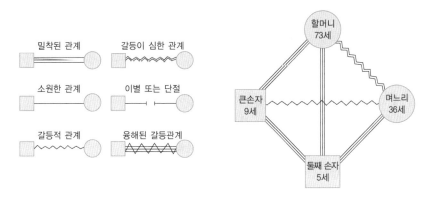

[가족밀착도에서 사용되는 상징기호와 가족밀착도의 예]

(3) 외부체계도(eco-map)

① 가족과 외부와의 다양한 상호작용을 한눈에 파악할 수 있도록 한 것이다.

② 가족체계를 둘러싼 외부체계와 가족구성원과의 상호작용을 통해 가족에게 유용한 체계나 스트레스, 갈등이 발생하는 외부체계를 파악할 수 있다.

③ 외부체계도 작성 방법

⊙ 중심원 안에 가계도, 가족밀착도와 같은 방법으로 가족구조를 그린다.

ⓛ 중심원 밖으로 가족체계를 둘러싼 외부체계(친척, 이웃, 직장, 의료기관, 교육기관 등)를 하나씩 작은 원으로 배치하고 원 안에 외부체계의 특성을 간단하게 기술한다.

ⓒ 중심원과 외부원 각각의 상호 관계를 상징기호를 이용하여 표시한다.

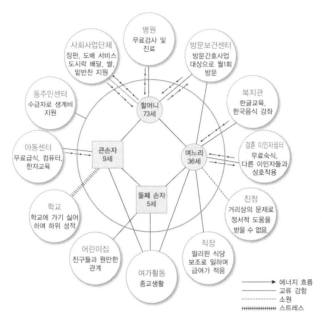

[외부체계도의 예]

(4) 가족연대기(family-life chronology)

① 가족의 역사 중에서 중요한 사건을 순서대로 열거하여 그러한 사건들이 가족구성원에게 어떤 영향을 미쳤는가를 파악하는 것이다.

② 특히 건강문제가 발생했을 때 사건과의 관련성 파악에 매우 유용하다.

(5) 가족생활사건도구(FILE: Family Inventory of Life Event)

① 가족들이 경험하는 일상사건의 수를 표준화한 도구이다.

② 총 71문항으로 총점은 각 항목에서 부여된 점수를 합산하여 산출하며, 점수가 높아질수록 가족 스트레스가 더욱 크게 누적되고 있음을 의미한다.

(6) 사회지지도(sociosupportgram)

① 가족 중 가장 취약한 구성원을 중심으로 부모형제관계, 친척관계, 친구와 직장동료 등 이웃관계, 그 외 지역사회와의 관계를 그려봄으로써 취약가족구성원의 가족 하위체계뿐 아니라 가족 외부체계와의 상호작용을 파악할 수 있다.

② 사회지지도 작성방법

⊙ 가족면담을 통해 취약한 가족구성원을 선정한다.

ⓛ 5개의 원을 안에서 밖으로 겹쳐 그려 나간다.

ⓒ 가장 안쪽 원에 선정된 가족구성원을 그리고, 두 번째 원에는 동거가족, 세 번째 원에는 따로 거주하는 직계가족과 친척들을 기록한다.

ⓔ 네 번째 원에는 이웃, 친구 또는 직장동료, 가장 바깥 원에는 선정된 가족구성원과 관련된 지역사회 자원(보건의료기관, 종교기관, 교육기관, 사회기관 등)을 기록한다.

ⓜ 안쪽 구성원을 중심으로 선을 이용하여 지지 정도를 표시하며 소원한 경우는 선을 그리지 않고, 보통은 1개, 관계가 친밀한 경우에는 2개의 선으로 지지선을 그려 넣는다.

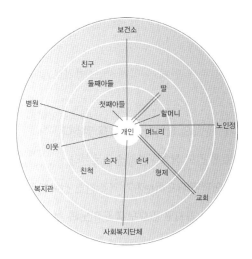

[사회지지도의 예]

(7) 가족기능 평가도구(family APGAR)

① 가족이 문제에 대처하여 해결하는 데에서 가족의 자가관리능력과 함께 가족기능수준을 사정하는 것으로 항목당 최고 2점을 배정하여 총 7~10점을 받는 경우 가족기능이 좋은 것으로 보았다.

② 가족기능 영역 5가지 평가항목(G. Smilkstein)

㉠ 가족의 적응능력(Adaptation): 가족위기 때 문제해결을 위한 내·외적 가족자원 활용 능력의 정도

㉡ 가족 간의 동료의식 정도(Partnership): 가족구성원끼리 동반자관계에서 의사결정을 하고 서로 지지하는 정도

㉢ 가족 간의 성숙도(Growth): 가족구성원 간의 상호지지와 지도를 통한 신체적·정서적 충만감을 달성하는 정도

㉣ 가족 간의 애정 정도(Affection): 가족구성원 간의 돌봄과 애정적 관계

㉤ 문제해결(Resolve): 가족구성원들이 다른 구성원의 신체적·정서적 지지를 위해 서로 시간을 내어주는 정도

3) 가족간호계획

(1) 목표설정

① 명확한 목표설정은 수행계획의 지침이 될 뿐 아니라 사업의 평가기준을 제시해야 함
② 가족이 해결해야 할 문제와 관련이 있어야 하고, 실현가능 해야 하며 관찰가능성과 측정가능성이 있어야 함
③ 가족구성원 전체가 의사결정의 주체가 되어 참여하도록 하는 것이 중요함

(2) 수행계획

구체적인 간호방법 및 업무분담과 시간계획 및 예산 등

(3) 평가계획

수행된 활동에 대하여 누가, 언제, 어떻게 어느 범위로 할 것인가를 계획

4) 가족간호수행

(1) 문제 하나하나보다 가족전체의 취약점에 초점을 맞춘다.

(2) 문제들과의 연계, 자료들 간의 상호관련성을 검토한다.

(3) 간호사가 가족참여를 어떻게 유도하는가가 가족간호 전략의 중요한 핵심이 된다.

(4) 가족문제는 도미노 현상을 가지고 있으므로 도미노의 첫 단계를 파악하는 것이 중재의 시작이 된다.

(5) 가족의 강점을 확인해서 활용하여 수행한다.

🔔 UNIT 06   학교보건

1. 학교보건의 개념

1) 학교보건의 정의

학교보건은 학생 및 교직원과 그 가족, 더 나아가서 지역사회를 대상으로 학생, 가족, 교직원, 보건의료전문가가 참여하여 보건서비스와 환경관리, 보건교육을 제공함으로써 자기건강관리능력을 향상시켜 안녕상태에 이르도록 하는 포괄적인 건강사업이라고 할 수 있다.

2) 학교보건의 필요성

① 학교인구집단의 인구비율이 높다. 학생과 교직원을 합쳐 우리나라 전체 인구의 약 25%를 차지한다.
② 학습효과가 높은 시기이므로 좋은 건강습관이 형성될 수 있고 가족과 지역사회의 간접 교육 효과도 얻을 수 있다.

③ 감염에 대한 저항력이 약한 학령기의 집단생활은 감염병 발생의 근원이 된다.

④ 학령기는 성장·발달시기이므로 질병을 조기 발견하여 장애를 예방하고 적은 경비로 큰 성과를 거둘 수 있다.

⑤ 학교는 지역사회의 중심이고 특히 교직원은 지역사회의 지도자 위치에 있기에 지역사회에 미치는 영향이 크다.

⑥ 집단교육 실시가 용이하고, 보건교육 효과가 일생동안 지속된다.

2. 학교보건인력

1) 학교보건인력의 개념

① 학교인구는 학생과 교직원으로서 학교보건의 중요한 구성원이다.

② 학교보건의 대상은 학교인구(학생, 교직원)를 포함한 학부모, 가족 이외에 그 학교가 속해 있는 지역사회 주민을 포함한다.

③ 학교보건 전문인력으로는 학교에 상근하는 인적 자원으로 가장 중요한 보건교사와 학교의 장이 위촉하는 인력인 학교의사(의사, 치과의사, 한의사)와 학교약사이다.

④ 학교보건 인력은 학교보건 전문인력 외에 상담교사, 사회사업가, 체육교사, 담임교사, 학부모 등의 인력이 있다. 특히 담임교사는 초등학교 보건교육에서 가장 중요한 역할을 한다.

2) 학교보건인력의 구성

(1) 보건교사(「학교보건법 시행령」 제23조 제4항 제3호)

보건교사의 직무는 다음과 같다.

① 학교보건계획의 수립

② 학교 환경위생의 유지·관리 및 개선에 관한 사항

③ 학생과 교직원에 대한 건강진단의 준비와 실시에 관한 협조

④ 각종 질병의 예방처치 및 보건지도

⑤ 학생과 교직원의 건강관찰과 학교의사의 건강상담, 건강평가 등의 실시에 관한 협조

⑥ 신체가 허약한 학생에 대한 보건지도

⑦ 보건지도를 위한 학생가정 방문

⑧ 교사의 보건교육 협조와 필요시의 보건교육

⑨ 보건실의 시설·설비 및 약품 등의 관리

⑩ 보건교육자료의 수집·관리

⑪ 학생건강기록부의 관리

⑫ 다음의 의료행위(간호사 면허를 가진 사람만 해당한다)

　　㉠ 외상 등 흔히 볼 수 있는 환자의 치료

　　㉡ 응급을 요하는 자에 대한 응급처치

　　㉢ 부상과 질병의 악화를 방지하기 위한 처치

　　㉣ 건강진단결과 발견된 질병자의 요양지도 및 관리

　　㉤ ㉠부터 ㉣까지의 의료행위에 따르는 의약품 투여

(2) 학교의사(「학교보건법 시행령」 제23조 제4항 제1호)

학교의사의 직무는 다음과 같다.
① 학교보건계획의 수립에 관한 자문
② 학교환경위생의 유지·관리 및 개선에 관한 자문
③ 학생과 교직원의 건강진단과 건강평가
④ 각종 질병의 예방처치 및 보건지도
⑤ 학생과 교직원의 건강상담
⑥ 그 밖에 학교보건관리에 관한 지도

(3) 학교약사(「학교보건법 시행령」 제23조 제4항 제2호)

학교약사의 직무는 다음과 같다.
① 학교보건계획의 수립에 관한 자문
② 학교환경위생의 유지·관리 및 개선에 관한 자문
③ 학교에서 사용하는 의약품 및 독극물의 관리에 관한 자문
④ 학교에서 사용하는 의약품 및 독극물의 실험·검사
⑤ 그 밖에 학교보건관리에 관한 지도

(4) 학교에 두는 의료인·약사 및 보건교사(「학교보건법」 제15조, 「학교보건법 시행령」 제23조)

① 학교에는 대통령령으로 정하는 바에 따라 학생과 교직원의 건강관리를 지원하는 의료인과 약사를 둘 수 있다.
② 학교에 보건교육과 학생들의 건강관리를 담당하는 보건교사를 두어야 한다. 다만, 대통령령으로 정하는 일정 규모 이하의 학교에는 순회 보건교사를 둘 수 있다.
③ ②에 따라 보건교사를 두는 경우 대통령령으로 정하는 일정 규모 이상의 학교에는 2명 이상의 보건교사를 두어야 한다. 일정 규모 이상의 학교란 36학급 이상의 학교를 말한다.

3. 학교보건 관련 법률

1) 교육환경보호에 관한 법률

제8조(교육환경보호구역의 설정)

① 교육감은 학교경계 또는 학교설립예정지 경계로부터 직선거리 200미터의 범위 안의 지역을 다음 각 호의 구분에 따라 교육환경보호구역으로 설정·고시하여야 한다.
 1. 절대보호구역: 학교출입문으로부터 직선거리로 50미터까지인 지역(학교설립예정지의 경우 학교경계로부터 직선거리 50미터까지인 지역)
 2. 상대보호구역: 학교경계등으로부터 직선거리로 200미터까지인 지역 중 절대보호구역을 제외한 지역
② 학교설립예정지를 결정·고시한 자나 학교설립을 인가한 자는 학교설립예정지가 확정되면 지체 없이 관할 교육감에게 그 사실을 통보하여야 한다.
③ 교육감은 학교설립예정지가 통보된 날부터 30일 이내에 교육환경보호구역을 설정·고시하여야 한다.

④ 설정·고시된 교육환경보호구역이 다음의 어느 하나에 해당하게 된 때에는 그 효력을 상실한다.

　　1. 학교가 폐교되거나 이전(移轉)하게 된 때(대통령령으로 정하는 바에 따른 학교설립계획 등이 있는 경우는 제외한다)

　　2. 학교설립예정지에 대한 도시·군관리계획결정의 효력이 상실된 때

　　3. 유치원이나 특수학교 또는 대안학교의 설립계획이 취소되었거나 설립인가가 취소된 때

⑤ 교육감의 권한은 대통령령으로 정하는 바에 따라 교육장에게 위임할 수 있다.

　　※ 학교환경위생 정화구역의 명칭이 개정이후 교육환경보호구역으로 바뀌었다. 내용은 달라진 것이 없고 명칭만 변경 되었으므로 주의하여서 숙지할 것!!!

2) 학교보건법

등교 중지(제8조)

① 학교의 장은 제7조에 따른 건강검사의 결과나 의사의 진단 결과 감염병에 감염되었거나 감염된 것으로 의심되거나 감염될 우려가 있는 학생 또는 교직원에 대하여 대통령령으로 정하는 바에 따라 등교를 중지시킬 수 있다. [개정 2020.10.20]

② 교육부장관은 감염병으로 인하여 「재난 및 안전관리 기본법」 제38조제2항에 따른 주의 이상의 위기경보가 발령되는 경우 다음 각 호의 어느 하나에 해당하는 학생 또는 교직원에 대하여 질병관리청장과 협의하여 등교를 중지시킬 것을 학교의 장에게 명할 수 있다. 이 경우 해당 학교의 관할청을 경유하여야 한다. [신설 2020.10.20]

　　1. 「검역법」 제2조제7호에 따른 검역관리지역 또는 같은 조 제8호에 따른 중점검역관리지역에 체류하거나 그 지역을 경유한 사람으로서 같은 조 제1호에 따른 검역감염병의 감염이 우려되는 사람

　　2. 감염병 발생지역에 거주하는 사람 또는 그 지역에 출입하는 사람으로서 감염병에 감염되었을 것으로 의심되는 사람

　　3. 「감염병의 예방 및 관리에 관한 법률」 제42조제2항제1호에 따라 자가(自家) 또는 시설에 격리된 사람의 가족 또는 그 동거인

　　4. 그 밖에 학교 내 감염병의 차단과 확산 방지 등을 위하여 등교 중지가 필요하다고 인정되는 사람

③ 제2항에 따른 명을 받은 학교의 장은 해당 학생 또는 교직원에 대하여 지체 없이 등교를 중지시켜야 한다. [신설 2020.10.20]

질병의 예방(제14조)

① 학교의 장은 감염병 예방과 학교의 보건에 필요하면 휴업을 할 수 있다.

② 관할청은 감염병 예방과 학교의 보건에 필요하면 해당 학교에 대하여 다음 각 호의 어느 하나에 해당하는 조치를 명할 수 있다. 다만, 교육부장관은 제2조제3호가목의 학교의 경우에는 그 권한을 교육감에게 위임할 수 있다.

　　1. 학년 또는 학교 전체에 대한 휴업 또는 등교수업일 조정

　　2. 휴교(휴원을 포함한다)

③ 제1항 및 제2항에도 불구하고 감염병으로 인하여 「재난 및 안전관리 기본법」 제38조제2항에 따른 주의 이상의 위기경보가 발령되어 제1항 또는 제2항에 따른 조치를 하는 경우 학교의 장은 관할청의 동의를, 교육감은 교육부장관의 동의를 받아야 한다. [개정 2020.10.20.]

감염병 예방접종의 시행(제14조의2)

시장·군수 또는 구청장이 학교의 학생 또는 교직원에게 감염병의 필수 또는 임시 예방접종을 할 때에는 그 학교의 학교의사 또는 보건교사(간호사 면허를 가진 보건교사로 한정한다.)를 접종요원으로 위촉하여 그들로 하여금 접종하게 할 수 있다.
※ 시장·군수 구청장이 예방접종의 모든 권한을 갖는다.

3) 감염병 예방 및 관리에 관한 법률

역학조사(제18조)

질병관리청장, 시·도지사 또는 시장·군수·구청장은 감염병이 발생하여 유행할 우려가 있거나, 감염병 여부가 불분명하나 발병원인을 조사할 필요가 있다고 인정하면 지체 없이 역학조사를 하여야 하고, 그 결과에 관한 정보를 필요한 범위에서 해당 의료기관에 제공하여야 한다. 다만, 지역확산 방지 등을 위하여 필요한 경우 다른 의료기관에 제공하여야 한다. [개정 2020.8.11]

4. 학교보건 관련 학교장의 역할

1) 학생의 보건관리

제9조(학생의 보건관리)

학교의 장은 학생의 신체발달 및 체력증진, 질병의 치료와 예방, 음주·흡연과 마약류를 포함한 약물 오용(誤用)·남용(濫用)의 예방, 성교육, 이동통신단말장치 등 전자기기의 과의존 예방, 도박 중독의 예방 및 정신건강 증진 등을 위하여 보건교육을 실시하고 필요한 조치를 하여야 한다. [개정 2021.12.28] [시행일 2022.6.29]

2) 예방접종 완료 여부의 검사

제10조(예방접종 완료 여부의 검사)

① 초등학교와 중학교의 장은 학생이 새로 입학한 날부터 90일 이내에 시장·군수 또는 구청장에게 「감염병의 예방 및 관리에 관한 법률」 제27조에 따른 예방접종증명서를 발급받아 같은 법 제24조(필수예방접종) 및 제25조(임시예방접종)에 따른 예방접종을 모두 받았는지를 검사한 후 이를 교육정보시스템에 기록하여야 한다.
② 초등학교와 중학교의 장은 제1항에 따른 검사결과 예방접종을 모두 받지 못한 입학생에게는 필요한 예방접종을 받도록 지도하여야 하며, 필요하면 관할 보건소장에게 예방접종 지원 등의 협조를 요청할 수 있다.

3) 치료 및 예방조치

제11조(치료 및 예방조치 등)

① 학교의 장은 제7조에 따른 건강검사의 결과 질병에 감염되었거나 감염될 우려가 있는 학생에 대하여 질병의 치료 및 예방에 필요한 조치를 하여야 한다.

② 학교의 장은 제7조 제1항에 따라 학생에 대하여 제2조 제1호의 정신건강 상태를 검사한 결과 필요하면 학생 정신건강 증진을 위한 다음 각 호의 조치를 하여야 한다.

  1. 학생·학부모·교직원에 대한 정신건강 증진 및 이해 교육

  2. 해당 학생에 대한 상담 및 관리

  3. 해당 학생에 대한 전문상담기관 또는 의료기관 연계

  4. 그 밖에 학생 정신건강 증진을 위하여 필요한 조치

③ 교육감은 검사비, 치료비 등 제2항 각 호의 조치에 필요한 비용을 지원할 수 있다.

④ 학교의 장은 제1항 및 제2항의 조치를 위하여 필요하면 보건소장에게 협조를 요청할 수 있으며 보건소장은 정당한 이유 없이 이를 거부할 수 없다.

4) 학생의 안전관리

제12조(학생의 안전관리)

학교의 장은 학생의 안전사고를 예방하기 위하여 학교의 시설·장비의 점검 및 개선, 학생에 대한 안전교육, 그 밖에 필요한 조치를 하여야 한다.

5) 교직원의 보건관리

제13조(교직원의 보건관리)

학교의 장은 제7조 제1항에 따른 건강검사 결과 필요하거나 건강검사를 갈음하는 건강검진의 결과 필요하면 교직원에 대하여 질병 치료와 근무여건 개선 등 필요한 조치를 하여야 한다.

5. 학교 건강검사

1) 건강검사의 개념

(1) 건강검사의 정의(「학교보건법」 제2조 제1호)

건강검사란 신체의 발달상황 및 능력, 정신건강 상태, 생활습관, 질병의 유무 등에 대하여 조사하거나 검사하는 것이다.

(2) 건강검사 등(「학교보건법」 제7조)

① 학교의 장은 학생과 교직원에 대하여 건강검사를 하여야 한다. 다만, 교직원에 대한 건강검사는 「국민건강보험법」에 따라 검진기관의 검사 또는 설문지로 건강검진으로 대신 할 수 있다.

② 학교의 장은 건강검사를 할 때에 질병의 유무 등을 조사하거나 검사하기 위하여 다음에 해당하는 학생에 대하여는 「국민건강보험법」에 따른 건강검진 실시기관에 의뢰하여 교육부령으로 정하는 사항에 대한 건강검사를 한다.(초·중등교육법 제2조 참고).

    ㉠ 초등학교와 이에 준하는 특수학교·각종학교의 1학년 및 4학년 학생.

    ㉡ 중학교·고등학교와 이에 준하는 특수학교·각종학교의 1학년 학생

    ㉢ 그 밖에 건강을 보호·증진하기 위하여 교육부령으로 정하는 학생

    ㉣ 구강검진은 전 학년에 대하여 실시하고, 그 방법과 비용 등은 지역실정에 따라 교육감이 정한다.

③ 학교의 장은 건강검사 외에 학생의 건강을 보호·증진하기 위하여 필요하다고 인정하면 교육부령으로 정하는 바에 따라 그 학생을 별도로 검사할 수 있다.

④ 학교의 장은 천재지변 등 부득이한 사유로 관할 교육감 또는 교육장의 승인을 받은 경우에는 교육부령으로 정하는 바에 따라 건강검사를 연기하거나 건강검사의 전부 또는 일부를 생략할 수 있다.

⑤ 건강검사를 한 검진기관은 교육부령으로 정하는 바에 따라 그 검사결과를 해당 학생 또는 학부모와 해당 학교의 장에게 알려야 한다.

⑥ 학교의 장은 정신건강 상태 검사를 실시할 때 필요한 경우에는 학부모의 동의 없이 실시할 수 있다. 이 경우 학교의 장은 지체 없이 해당 학부모에게 검사 사실을 통보하여야 한다.

⑦ 건강검사의 시기, 방법, 검사항목 및 절차 등에 관하여 필요한 사항은 교육부령(「학교건강검사규칙」)으로 정한다.

(3) 건강검사의 실시(「학교건강검사규칙」 제3조)

① 건강검사의 구분

    ㉠ 신체의 발달상황

    ㉡ 신체의 능력

    ㉢ 건강조사

    ㉣ 정신건강 상태 검사

    ㉤ 건강검진

② 신체의 발달상황, 신체의 능력, 건강조사 및 정신건강 상태 검사는 해당 학교의 장이 실시한다.

③ 건강검진은 지정된 검진기관에서 실시한다(「건강검진기본법」 제14조).

④ 위의 규정에도 불구하고 건강검진을 실시하는 학생에 대한 신체의 발달상황에 대한 검사는 검진기관에서 실시할 수 있다. [개정 2020.1.9]

⑤ 학생 건강검사 실시대상 및 기관

검사종류	대상학년	실시기관	검사항목 및 방법
신체의 발달상황	초1, 4/중1/고1	검진기관	키, 몸무게 측정 후 비만도 산출
	초2, 3, 5, 6/중2, 3/고2, 3	해당학교(교직원)	

신체의 능력	초5, 6/중 1, 2, 3/고 1, 2, 3	해당학교(교직원)	왕복오래달리기, 오래달리기, 스텝검사, 앉아윗몸앞으로굽히기, 종합유연성 검사, 팔굽혀펴기 등
건강조사	초1, 4/중1/고1	검진기관	병력, 식생활 및 건강생활 형태 등
	초2, 3, 5, 6/중2, 3/고2, 3	해당학교(교직원)	
정신건강 상태 검사	초1, 4/중1/고1	검진기관	설문조사(교육정보시스템을 통하여 할 수 있음)
	초2, 3, 5, 6/중2, 3/고2, 3	해당학교(교직원)	
건강검진	초1, 4/중1/고1(종합건강검진)	검진기관	근·척추, 눈·귀, 콧병·목병·피부병, 구강, 병리검사 등
	초2, 3, 5, 6(구강검진)	치과병·의원, 보건소 등	

2) 건강검사의 항목

(1) 신체의 발달상황(「학교건강검사규칙」 제4조)

① 신체의 발달상황은 키와 몸무게를 측정한다.

② 신체의 발달상황에 대한 검사는 매학년도 제1학기 말까지 실시해야 하며, 필요한 경우 추가로 실시할 수 있다.

③ 신체의 발달상황에 대한 검사의 방법은 다음과 같다.

검사항목	측정단위	검사방법
키	센티미터(cm)	1. 검사대상자의 자세 　가. 신발을 벗은 상태에서 발꿈치를 붙일 것 　나. 등·엉덩이 및 발꿈치를 측정대에 붙일 것 　다. 똑바로 서서 두 팔을 몸 옆에 자연스럽게 붙일 것 　라. 눈과 귀는 수평인 상태를 유지할 것 2. 검사자는 검사대상자의 발바닥부터 머리끝까지의 높이를 측정
몸무게	킬로그램(kg)	옷을 입고 측정한 경우 옷의 무게를 뺄 것
비만도	-	1. 비만도는 학생의 키와 몸무게를 이용하여 계산된 체질량지수(BMI, Body Mass Index: kg/m^2)를 성별·나이별 체질량지수 백분위수 도표에 대비하여 판정한다. 2. 비만도의 표기방법은 다음 각 목과 같다. 　가. 체질량지수 백분위수 도표의 5 미만인 경우: 저체중 　나. 체질량지수 백분위수 도표의 85 이상 95 미만인 경우: 과체중 　다. 체질량지수 백분위수 도표의 95 이상인 경우: 비만 　라. 가목부터 다목까지의 규정에 해당되지 않는 경우: 정상

(2) 신체의 능력(「학교건강검사규칙」 제7조 제5항)

① 신체의 능력검사의 대상

　㉠ 초등학교 5학년 및 6학년 학생과 중·고등학생을 대상으로 실시한다.

　㉡ 심장질환 등 신체허약자와 지체부자유자에 대하여는 실시하지 아니할 수 있다.

② 필수평가

체력요소	검사항목
심폐지구력	왕복오래달리기, 오래달리기-걷기, 스텝검사
유연성	앉아 윗몸 앞으로 굽히기, 종합유연성 검사
근력, 근지구력	팔굽혀펴기(남), 무릎대고 팔굽혀펴기(여), 윗몸말아올리기, 악력
순발력	50미터 달리기, 제자리 멀리뛰기
비만	체질량지수(BMI)

(3) 건강조사(「학교건강검사규칙」 제4조의2)

① 조사항목 및 내용
  ㉠ 예방접종 및 병력
  ㉡ 식생활 및 비만
  ㉢ 위생관리
  ㉣ 신체활동
  ㉤ 학교생활 및 가정생활
  ㉥ 텔레비전·인터넷 및 음란물의 이용
  ㉦ 안전의식
  ㉧ 학교폭력
  ㉨ 흡연·음주 및 약물의 사용
  ㉩ 성 의식
  ㉪ 사회성 및 정신건강
  ㉫ 건강상담
② 조사방법: 시·도교육감은 위 조사항목 및 내용을 포함한 구조화된 설문지를 마련하고, 학교의 장을 통하여 조사할 수 있도록 한다.

(4) 정신건강 상태 검사(「학교건강검사규칙」 제4조의3)

① 정신건강 상태 검사는 설문조사 등의 방법으로 한다. 이 경우 설문조사 등의 시행과 그 결과 처리는 교육정보시스템을 통하여 할 수 있다.
② 학교의 장은 정신건강 상태 검사를 실시하는 경우(법 제7조제6항에 따라 동의 없이 실시하는 경우를 포함한다)에는 검사와 관련한 구체적인 내용을 학부모에게 미리 알려야 한다.

(5) 건강검진(「학교건강검사규칙」 제5조, 제5조의2)

① 건강검진 목적 및 실시대상
  ㉠ 학생들의 정기적인 건강검진을 통해 질병을 예방하기 위함이다.
  ㉡ 질병 또는 신체적 이상이 발견된 학생에 대해서 적절한 조치와 지도 및 건강상담 등의 대책을 강구하기 위함이다(취학 후 3년마다 실시).

ⓒ 초등학교 1, 4학년, 중학교 1학년, 고등학교 1학년 대상으로 검진기관에서 시행하며 건강검진 비용은 학교예산으로 지원된다.

② 학교의 장은 학생의 건강검사를 실시하기 위하여 2개 이상의 검진기관을 선정하여야 한다.

③ 검진기관을 2개 이상 선정할 수 없는 경우에는 관할 교육감의 승인을 얻어 1개의 검진기관만 선정할 수 있다.

④ 검진기관은 검진대상자 여부를 확인한 후 검진대상자에 대하여 신체의 발달상황에 대한 검사 및 건강검진을 실시하여야 한다.

⑤ 검진기관은 검진을 실시하기 전에 검진에 필요한 문진표를 비치하고, 검진대상자에게 필요한 문진표를 작성·제출하도록 하여야 한다.

⑥ 검진기관은 학생건강검사 결과 통보서를 작성하여 검사결과를 검사일부터 30일 내에 해당 학생 또는 학부모와 해당학교의 장에게 각각 통보하여야 한다. 이 경우 검진 결과 질환이 의심되는 학생 또는 정밀검사가 필요한 학생이 있는 경우에는 해당 학부모에게 반드시 통보하여야 한다.

1. 학생건강검사 결과 통보서
2. 학생구강검사 결과 통보서

3) 별도의 검사(학교건강검사규칙 제 6조)

① 학교의 장은 다음의 학생에 대하여 별도의 검사를 실시할 수 있다.

1. 소변검사 및 시력검사 : 초등학교·중학교 및 고등학교의 학생 중 교육감이 지정하는 학년의 학생

2. 결핵검사 : 고등학교의 학생 중 교육감이 지정하는 학년의 학생

3. 구강검사 : 중학교 및 고등학교의 학생 중 교육감이 지정하는 학년의 학생

② 별도의 검사에 관한 시기 및 방법 등 검사에 필요한 사항은 교육감이 정한다.

6. 건강검사 결과 기록 및 관리

1) 건강검사기록(「학교보건법」 제7조의3)

① 학교의 장은 제7조에 따라 건강검사를 하였을 때에는 그 결과를 교육부령으로 정하는 기준에 따라 작성·관리하여야 한다.

② 학교의 장이 건강검사 결과를 작성·관리할 때에 따른 교육정보시스템을 이용하여 처리하여야 하는 자료는 다음과 같다.

1. 인적사항

2. 신체의 발달상황 및 능력

3. 그 밖에 교육목적을 이루기 위하여 필요한 범위에서 교육부령으로 정하는 사항

③ 학교의 장은 소속 학교의 학생이 전출하거나 고등학교까지의 상급학교에 진학할 때에는 그 학교의 장에게 건강검사 기록부를 넘겨주어야 한다.

2) 건강검사 등의 실시결과 관리(「학교건강검사규칙」 제9조)

① 학교의 장은 법 제7조의3제1항에 따라 건강검사의 실시결과를 다음의 기준에 따라 작성·관리하여야 한다.

  ㉠ 대상자가 학생인 경우: 다음의 구분에 따라 작성·관리
   - 신체발달상황 및 신체능력검사 결과: 별지 제1호서식에 따른 학생건강기록부로 작성·관리
   - 건강검진 결과: 검진기관이 통보한 자료를 학생건강기록부와 별도로 관리

  ㉡ 대상자가 교직원인 경우: 「국민건강보험법」 제52조에 따른 건강검진의 결과를 관리

② 학교의 장은 별도검사의 실시결과를 학생건강기록부와 별도로 관리하여야 한다.

③ 법 에서

④ 학교의 장은 교육정보시스템을 이용하여 학생건강기록부에 다음 사항을 기록해야 한다.

  ㉠ 인적사항

  ㉡ 신체의 발달상황 및 능력

  ㉢ 그 밖에 교육목적을 이루기 위하여 필요한 범위에서 <u>교육부령으로 정하는 사항</u>

  > "교육부령으로 정하는 사항"이란 다음과 같다.
  > ㉠ 예방접종 완료 여부
  > ㉡ 건강검진의 검진일자 및 검진기관명
  > ㉢ 별도검사의 종류, 검사일자 및 검사기관명

⑤ 고등학교의 장은 소속 학생이 고등학교를 졸업할 때 학생건강기록부를 해당 학생에게 교부하여야 한다.

⑥ 학생이 중학교 또는 고등학교에 진학하지 아니하거나 휴학 또는 퇴학 등으로 고등학교를 졸업하지 못한 경우 그 학생이 최종적으로 재적하였던 학교는 학생건강기록부를 비롯한 건강검사 등의 실시결과를 학생이 최종적으로 재적한 날부터 5년간 보존하여야 한다.

⑦ 교육감은 신체능력검사 결과에 따라 학생 개인별 신체활동 처방을 제공하는 학생건강체력평가시스템을 교육정보시스템과 연계하여 구축하고, 학생·학부모가 조회할 수 있도록 관리하여야 한다.

8. 응급 건강문제와 응급처치

1) 응급상황 시 보건교사의 역할

① 신속하고 침착하게 대처하면서 사고원인, 환자상태를 파악하고 생명을 위협하는 위급상황은 즉시 사정 후 해결하도록 한다.

② 가까운 의료기관으로 이송한다.

③ 이송 중에 환자를 살펴 모든 손상을 발견한다.

2) 위급이나 위독한 경우의 병원후송 체계

① 보건교사는 응급처치 후에 119에 연락하고 다른 후송방법 등을 모색한다.

② 환자발생 및 후송방법 보고는 학교별 보고체계에 따른다.

③ 담임교사는 부모에게 연락한다.

④ 병원후송은 보건교사와 담임교사가 한다.

UNIT 07   산업보건

1. 산업보건의 이해

1) 산업보건의 개념

(1) 산업보건의 정의(ILO, 1950)

① 모든 직업인의 육체적·정신적·사회적인 건강상태를 최고도로 유지·증진시키는 것이다.

② 작업조건으로 인한 질병예방 및 건강에 유해한 작업을 방지하는 것이다.

③ 근로자를 생리적·심리적으로 적합한 환경에 배치하고 직무에 적합한 여건을 마련하는 것이다.

(2) 산업간호 활동의 목표

근로자 건강관리, 산업위생관리, 보건교육 등을 통하여 포괄적으로 처리하는 일차보건의료활동이 산업간호활동이다.

(3) 「산업안전보건법」상 산업간호사의 기능

① 건강상담 및 보건교육

② 근로자 보호를 위한 의료행위

③ 사업장 순회점검, 지도, 조치의 건의

④ 직업병 발생원인 조사, 대책 수립

⑤ 안전보건관리규정 중 보건에 관한 사항을 위반한 근로자에 대한 조치 건의

⑥ 기타 근로자에 대한 건강관리 및 작업환경 개선 및 유지·관리

(4) 산업보건행정체계

① 고용노동부: 노동에 관한 전반적인 업무를 관장함

② 안전보건공단: 산업재해 예방에 관한 사업을 수행함

③ 근로복지공단: 산업재해 보상에 관한 업무를 총괄함

2) 사업장 보건관리자 유형

(1) 보건관리자

① 보건관리자의 자격(「산업안전보건법 시행령」 별표6 제21조 관련)

보건관리자는 다음의 어느 하나에 해당하는 사람으로 한다.

1. 산업보건지도사 자격을 가진 사람　　　　　2. 의사　　　　　　　3. 간호사

4. 산업위생관리기사 또는 대기환경산업기사 이상의 자격을 취득한 사람

5. 인간공학기사 이상의 자격을 취득한 사람

6. 전문대학 이상의 학교에서 산업보건 또는 산업위생 분야의 학위를 취득한 사람(법령에 따라 이 와 같은 수준 이상의 학력이 있다고 인정되는 사람을 포함한다)

② 보건관리자의 업무 등(「산업안전보건법 시행령」 제22조)

보건관리자가 수행하여야 할 업무는 다음과 같다.

1. 산업안전보건위원회 또는 노사협의체에서 심의·의결한 업무와 안전보건관리규정 및 취업규칙 에서 정한 업무

2. 안전인증대상기계등과 자율안전확인대상기계등 중 보건과 관련된 보호구(保護具) 구입 시 적 격품 선정에 관한 보좌 및 지도·조언

3. 위험성평가에 관한 보좌 및 지도·조언

4. 물질안전보건자료의 게시 또는 비치에 관한 보좌 및 지도·조언

5. 산업보건의의 직무(보건관리자가 의사인 경우에 해당)

6. 해당 사업장 보건교육계획의 수립 및 보건교육 실시에 관한 보좌 및 지도·조언

7. 해당 사업장의 근로자를 보호하기 위한 다음의 조치에 해당하는 의료행위

　　가. 자주 발생하는 가벼운 부상에 대한 치료

　　나. 응급처치가 필요한 사람에 대한 처치

　　다. 부상·질병의 악화를 방지하기 위한 처치

　　라. 건강진단 결과 발견된 질병자의 요양 지도 및 관리

　　마. "가"부터 "라"까지의 의료행위에 따르는 의약품의 투여

8. 작업장 내에서 사용되는 전체 환기장치 및 국소 배기장치 등에 관한 설비의 점검과 작업방법의 공학적 개선에 관한 보좌 및 지도·조언

9. 사업장 순회점검, 지도 및 조치 건의

10. 산업재해 발생의 원인 조사·분석 및 재발 방지를 위한 기술적 보좌 및 지도·조언

11. 산업재해에 관한 통계의 유지·관리·분석을 위한 보좌 및 지도·조언

12. 법에 따른 명령으로 정한 보건에 관한 사항의 이행에 관한 보좌 및 지도·조언

13. 업무 수행 내용의 기록·유지

14. 그 밖에 보건과 관련된 작업관리 및 작업환경관리에 관한 사항으로서 고용노동부장관이 정하는 사항

(2) 산업보건의(「산업안전보건법」 제22조 제1항).

① 사업주는 근로자의 건강관리나 그 밖의 보건관리자의 업무를 지도하기 위하여 사업 장에 산업보건의를 두어야 한다. 다만, 의사를 보건관리자로 둔 경우에는 그러하지 아니하다

② 상시근로자 50명 이상을 고용하는 사업장 중에서 의사가 아닌 자를 보건관리자로 두고 있는 사업장에 해당한다.

2. 근로자의 건강진단

1) 근로자 건강진단의 목적과 구분

(1) 근로자 건강진단의 목적

일반 질환 및 직업성 질환자 및 건강장애에 대한 조기발견 그리고 건강장애를 일으킬 수 있는 소인을 가진 근로자를 조기에 발견하기 위해 건강진단을 실시한다.

(2) 건강진단의 구분

① 배치 전 건강진단

  ㉠ 특수건강진단을 받아야 하는 업무의 대상이거나 법정 유해인자에 노출될 수 있는 부서로 신규 근로자를 배치 또는 배치전환할 때 사업주가 비용을 부담하여 실시하는 건강진단이다.

  ㉡ 직업성 질환의 예방을 위해 유해인자에 노출되는 근로자의 기초건강자료를 확보하고 배치하고자 하는 부서업무가 근로자에게 적합한지를 평가할 목적으로 실시한다.

② 일반건강진단

  ㉠ 일정한 주기로 모든 근로자에게 실시하는 건강진단이다.

  ㉡ 근로자의 질병을 조기에 찾아내어 적절한 치료와 사후관리를 받도록 한다.

  ㉢ 근로자의 건강을 유지·보호하기 위해 사업주가 건강진단 비용을 부담하여 실시한다.

  ㉣ 40세 미만 사무직에 종사하는 근로자에 대하여는 2년에 1회 이상, 기타 근로자에 대하여는 1년에 1회 이상 정기적으로 일반건강진단을 실시한다.

  ㉤ 건강진단 항목
    - 과거병력, 작업경력 및 자각·타각증상(시진·촉진·청진 및 문진)
    - 혈압, 혈당, 요당, 요단백 및 빈혈 검사
    - 체중, 시력 및 청력
    - 흉부방사선 간접촬영
    - AST(SGOT) 및 ALT(SGPT), γ-GTP 및 총콜레스테롤

③ 특수건강진단

  ㉠ 특수건강진단 유해인자에 노출되는 업무에 종사하는 근로자를 대상으로 실시하는 건강진단이다.

  ㉡ 사업주가 비용을 부담하고 주기적으로 시행하여 근로자의 직업성 질환을 조기에 찾아낸다.

  ㉢ 사후관리 또는 치료를 받도록 하여 근로자의 건강을 유지·보호하기 위한 목적으로 실시한다.

④ 수시건강진단

  ㉠ 사업주 특수건강진단 대상업무로 발생할 수 있는 유해인자에 의한 직업성 천식, 직업성 피부염, 기타 건강장해를 의심할 수 있는 증상을 보이거나 의학적 소견이 있는 근로자에 실시한다.

ⓛ 사업주가 비용을 부담하고 특수건강진단의 실시 여부와 관계없이 필요할 때마다 실시하는 건강진단이다.

⑤ 임시건강진단

ⓗ 유해인자에 의한 중독, 질병의 이환 여부 또는 질병의 발생원인 등을 확인하기 위하여 지방고용노동관서장의 명령으로 사업주의 비용부담으로 실시하는 건강진단이다.

ⓛ 직업성 질환의 발생으로부터 해당 근로자 본인 또는 동료근로자들의 건강보호 조치를 긴급히 강구하기 위한 목적으로 실시한다.

  - 같은 부서에 근무하는 근로자 또는 같은 유해인자에 노출되는 근로자에게 유사한 질병의 자각·타각 증상이 발생 경우
  - 직업병 유소견자가 발생하거나 여러 명이 발생할 우려가 있는 경우
  - 그 밖에 지방고용노동관서의 장이 필요하다고 판단하는 경우

2) 건강진단 결과관리

(1) 건강관리 구분

건강관리의 구분은 건강진단 실시결과에 대해 근로자 본인의 건강을 유지하고 보호하기 위한 사후관리 조치 결정에 참고하기 위함이며, 일반적인 건강의 등급을 구분하는 것은 아니다.

구분		내용
A		건강관리상 사후관리가 필요 없는 자(건강한 근로자)
C	C1	직업성 질병으로 진전될 우려가 있어 추적검사 등 관찰이 필요한 근로자(직업병 요관찰자)
	C2	일반질병으로 진전될 우려가 있어 추적관찰이 필요한 근로자(일반질병 요관찰자)
D	D1	직업성 질병의 소견을 보여 사후관리가 필요한 근로자(직업병 유소견자)
	D2	일반질병의 소견을 보여 사후관리가 필요한 근로자(일반질병 유소견자)
R		건강진단 1차 검사결과 건강수준의 평가가 곤란하거나 질병이 의심되는 근로자(제2차건강진단 대상자)

※ "U"는 2차건강진단대상임을 통보하고 30일을 경과하여 해당 검사가 이루어지지 않아 건강관리구분을 판정할 수 없는 근로자 "U"로 분류한 경우에는 해당 근로자의 퇴직, 기한내 미실시 등 2차 건강진단의 해당 검사가 이루어지지 않은 사유를 시행규칙 제209조제3항에 따른 건강진단결과표의 사후관리소견서 검진소견란에 기재하여야 함 [근로자 건강진단 실시기준(고용노동부 고시 제2022-97호)]

(2) 건강진단 사후관리

사후관리는 근로자 건강의 보호·유지를 위하여 사업주 및 해당 근로자가 반드시 수행해야 하는 의학적이고 진단적인 조치로서 근로자 건강진단의 가장 중요한 목적이다.

개별적 사후관리 조치	• 건강상담 및 건강증진 • 추적검사(검사항목 일부)	• 보호구 지급, 교체 및 착용지도 • 주기단축(건강진단, 전체, 개인)	
집단적 사후관리 조치	• 보건교육 • 작업환경 측정	• 작업환경 • 주기단축(동일공정, 작업 전체)	• 기술

(3) 업무수행 적합 여부

일반질병 또는 직업병 유소견자에 대하여는 반드시 업무적합성 여부를 판정한다.

구분	업무수행 적합여부 내용[근로자 건강진단 실시기준(고용노동부 고시 제2022-97호)]
가	건강관리상 현재의 조건하에서 작업이 가능한 경우
나	일정한 조건(환경개선, 보호구착용, 건강진단주기의 단축 등)하에서 현재의 작업이 가능한 경우
다	건강장해가 우려되어 한시적으로 현재의 작업을 할 수 없는 경우(건강상 또는 근로조건상의 문제가 해결된 후 작업복귀 가능)
라	건강장해의 악화 또는 영구적인 장해의 발생이 우려되어 현재의 작업을 해서는 안되는 경우

3. 작업환경 관리방법

1) 산업장 건강위해요소 관리방법

공학적 관리와 행정적 관리, 개인보호구 착용의 방법으로 관리할 수 있다.

(1) 공학적 관리의 원칙

작업환경관리의 기본원리는 대치, 격리, 환기이다. 이는 모두 직업병 예방대책 중 일차예방에 해당한다.

① 대치: 작업환경 대책의 근본적인 방법으로 독성이 약한 유해물질로 대체하거나 공정 또는 시설을 바꾸는 방법이다. 근본적인 위생대책 방법이며, 비용이 적게 들 때도 있지만 기술적인 어려움이 따른다.

　㉠ 시설변경: 공정 변경이 도움이 되지 않는 경우 사용하던 시설이나 기구를 바꾸는 것이다.

　　[예] 화재예방을 위해 가연성 물질을 철재 통에 저장

　　[예] 용해나 파손 방지를 위해 염화탄화수소 취급장에서 폴리비닐알콜 장갑을 사용하는 것

　㉡ 공정변경: 안전하고 효율적인 공정과정으로 유해한 과정을 변경하는 것이다.

　　[예] 페인트 성분의 비산 방지를 위해서 분무방법 대신에 페인트에 담그거나 전기흡착식 방법으로 변경

　　[예] 소음 감소를 위해 금속을 톱으로 자르는 것

　㉢ 물질변경: 가장 흔한 대치방법으로 분진문제가 발생되는 경우 분진이 덜 발생하는 물질로 대치하거나 성냥 제조 시 황인을 적인으로 대치하는 것이다.

　　[예] 야광시계 자판의 라듐(radium)을 인으로 대치하는 것

② 격리: 물체, 거리, 시간과 같은 장벽(barrier)을 통해 작업자와 유해인자를 분리하는 것이다.

    ㉠ 격리 저장: 격리하여 저장할 필요가 있는 물질은 섞이지 않도록 저장하여야 한다.

        예 지상의 큰 탱크에 인화성 물질을 저장하는 경우 화재예방을 위해 가연성 물질 보관을 플라스틱통에서 철제통으로 변경하는 것

    ㉡ 위험시설의 격리: 고압으로 가동하는 기계나 고속회전을 요하는 시설처럼 신체적 손상을 줄 수 있을 가능성이 있어 위험한 시설은 격리하는 것이 좋다.

        예 강력한 콘크리트 방호벽을 쌓기

        예 기계작동을 원격조정이나 자동화로 바꾸어 주기

        예 현장감시는 CCTV 등을 활용하기

    ㉢ 공정과정의 격리: 가장 많은 비용이 들지만 유용한 대책으로 사용되고 있는 방법으로 특별히 화학공장에서 많은 유해인자와 작업자를 격리시키는 데 매우 적합하다.

        예 방사성 동위원소를 취급할 때의 격리와 밀폐

        예 현대적인 정유공장의 원격장치(원격장치: 중앙집중식의 조정장치로 표본을 자동으로 채집, 분석하고 그 결과가 자동으로 전산처리 되는 장치)

        예 산업장에서 방사선이 조사되는 공정을 자동화하는 것은 격리(공정과정의 격리)에 해당, 콘크리트 벽으로 방호벽 설치

    ㉣ 개인보호구 착용: 작업자를 현장의 유해환경에서 격리시키기 위한 가장 흔한 방법으로 사업장 근로자의 보호구 착용률을 높이기 위해서는 보호구를 착용하지 않는 이유를 가장 먼저 파악해야 한다.

③ 환기

    ㉠ 전체환기

      - 희석환기라고도 하며 작업장의 유해물질 희석을 위해 사용된다.

      - 주로 고온과 다습을 조절하는 데 이용되며, 분진, 냄새, 유해증기를 희석하는 데에도 이용되나 근본적인 대책으로는 부적절하다.

    ㉡ 국소환기

      - 유해물질을 빨아들여서 밖으로 배출시키는 장치를 유해물질의 발생원 가까이에 설치하여 근로자가 유해물질을 흡입하지 않도록 방지하여 주는 것이다.

      - 분진이 많이 많이 발생하는 작업장에서는 습식방법 또는 진공청소기로 청결을 유지하도록 한다.

(2) 행정적 관리

① 근로시간의 단축: 실제적인 위험요소가 있지 않는 곳에서 공학적 관리방법을 도입하기 어려운 경우에 적용할 수 있는 또다른 관리방법이다.

② 습윤 방법(Wet methods): 공기로 운반되는 먼지 위해요소는 수분 또는 다른 적절한 액체를 적용하여 최소화하거나 많은 부분을 감소시킬 수 있다.

③ 개인위생: 개인위생은 중요한 관리방법이며 근로자에게 독성 또는 자극물질이 튀는 사고를 없애기 위해서 노출된 피부를 씻을 수 있어야 한다.

④ 관리 및 보수·유지: 독성 또는 자극물질의 유출에 대한 즉각적인 제거와 청소는 매우 중요한 관리방법에 속한다.

⑤ 보수·유지 지원: 농축물의 농도가 일정 수준을 넘게 되면 경보음(alarm)이 울리는 등의 기계적 장치를 통해 지속적으로 모니터링을 하여 비정상적인 작동상태를 탐지하는 것이 필요하다.

(3) 개인보호구 착용

작업 유해요인을 제거하기 어렵다면 근로자들에게 개인보호구를 착용하게 하여 보호하여야 한다.

2) 작업환경 관리의 일반적인 기본원리

(1) 대치: 시설변경, 공정변경, 물질변경

(2) 격리: 격리저장, 위험시설의 격리, 공정과정의 격리, 개인보호구 착용

(3) 환기: 전체환기, 국소환기

(4) 교육

① 관리자에게는 작업환경관리가 왜 필요한지를 교육해야 한다.

② 기술자에게는 안전보건문제를 어떻게 계획하고 처리할지를 교육하여야 한다.

③ 감독자에게는 작업자뿐만 아니라 공정이나 환경 등 모든 곳을 감독하도록 해야 한다.

④ 작업자에게는 작업자 자신이 다루는 시설이나 기구, 물질에 대해 미리 교육을 실시하도록 한다.

※ 작업환경관리 적용 순서: 대치 → 환기(제거) → 격리

4. 유해환경 및 직업병 관리

1) 유해물질 허용기준

미국은 1969년 미국산업위생사협회(ACGIH)의 서한도(TLV: Threshold Limit Values)를 정식 허용, 권장 기준으로 채택하고 있다.

(1) 시간 가중 평균노출기준(TWA: TLV-Time Weighted Average)

주당 40시간 하루 8시간 작업 동안에 폭로된 평균농도의 상한치로, 이 수준에는 대부분의 작업자가 매일 노출되어도 건강상 영향이 없을 것으로 여겨지는 수치이다.

(2) 단시간노출기준(STEL: TLV-Short Term Exposure Limit)

① TWA에 대한 보완기준으로 근로자가 1회에 15분 동안 유해요인에 노출되는 경우를 기준으로 한다.

② 1회 노출간격이 1시간 이상인 경우 1일 4회까지만 노출이 허용된다. 전 폭로기간은 60분 미만이어야 하며 동시에 시간가중 평균농도를 초과하면 안 된다.

③ 주로 만성중독이나 고농도에서 급성중독을 초래하는 유해물질에 적용된다.

(3) 최고노출기준(TLV-C)

① 천정치라고도 하며, 1일 작업시간 동안 잠깐이라도 노출되어서는 안 되는 기준으로 최고수준의 농도를 의미한다. 시간가중 평균농도 앞에 'C'로 표시한다.

② 8시간 작업 후 16시간의 휴식을 취하는 작업조건과 자극성 가스나 독작용이 빠른 물질에 적용된다.

③ 실제로 순간농도 측정은 불가능하므로 보통 15분간 측정한다.

2) 직업병

(1) 직업병의 정의

일정한 작업에 종사하는 근로자에게 유해환경이나 작업방법이 원인이 되어 발생하는 질환이다.

(2) 직업병의 특징

① 특수검진을 통해 나타나고 만성적 경과를 거치므로 조기발견이 어렵다.

② 예방이 가능하고 가역적 경과를 취하는 경우도 있으나 효과적으로 이루어지기 어렵다.

③ 오랜 시일이 지난 후에 환경개선에 의한 예방효과가 나타난다.

④ 고가장비나 기계에 의해 정량분석(여러 사람에게 발견되어야 가능)이 요구된다.

> **가역적(可逆的)**
>
> 1. 물질이나 신체의 상태가 한 번 바뀐 다음 다시 본래의(정상적인) 상태로 돌아갈 수 있는 것
> 2. 일시적 난청은 난청상태로 갔다가 다시 정상적으로 회복되므로 가역적이라고 할 수 있다. 반면 영구적 난청은 다시 정상적인 상태로 회복되지 않으므로 비가역적이다.

3) 직업병의 종류

(1) 진폐증

가. 진폐증의 정의

① 폐에 침착된 분진이 조직반응에 의해 병리적인 변화를 일으킨 상태를 의미한다.

② 호흡성 먼지에 의한 폐의 병적 변화를 총칭한다.

나. 진폐증의 종류

종류	증상
규폐증 (silicosis)	• 유리규산(SiO_2)을 함유한 분진을 장기간 흡입함으로써 0.5~5μm의 결정형 석면 흡입 시 발생한다. • 호흡곤란, 기침, 전신쇠약, 흉부통증, 혈담, 합병증으로 폐결핵이 나타난다.
석면폐증 (asbestosis)	• 석면(asbestos)에 의한 진폐증으로, 석면종이, 석면직물, 타일을 다루는 근로자 중에서 근무경력 4~5년 만에 발증한다. • 특히 2~5μm 이상 크기의 석면이 문제가 된다. • 호흡곤란, 흉통, 전신쇠약, 체중감소, 기침, 가래, 지단거대증(진폐증에서는 나타나지 않음), 합병증으로 폐암이 발생할 수 있다.

석탄광부진폐증 (Coal Workers' Pneumoconiosis)	탄가루(탄분진, coal dust)에 의한 진폐증으로, 진행성인 미만성 섬유증식, 공동 (Cavity)형성, 폐동맥압 증가로 우심부전을 일으킬 수 있다.

다. 증상 및 합병증

① 분진의 흡입으로 폐에 축적되면 특유한 생체반응을 일으켜 폐결핵과 유사한 증상을 일으킨다.

② 폐포조직의 비가역적 변화나 파괴가 있고 그 정도가 심하며 폐조직의 반응이 영구적이다.

③ 보통 먼지흡입으로 폐의 이물반응에 의한 결절 형성, 광범위한 섬유증식증이 나타난다.

④ 일반적인 증상: 결절 형성이 심하지 않으면 자각증상이 없는 것이 일반적이다. 호흡곤란, 기침, 흉통, 다량의 객담 형성과 객담 배출 곤란, 흉통과 고혈압이 발생할 수 있다.

⑤ 합병증: 폐결핵, 결핵성 늑막염, 만성 속발성 기관지 확장증, 기관지염, 기흉, 폐기종이 발생할 수 있다.

라. 진폐증의 예방

① 발진의 방지

② 배기장치

③ 개인보호구의 사용(방진 마스크)

(2) 소음

가. 소음의 정의

소음은 개인의 주관적 입장에서 "듣기 싫은 소리"로 정의하나, 일반적으로 인간의 건강생활에 유해한 작용을 하는 음향을 말한다.

나. 소음의 영향

① 산업장의 소음이나 폭발 후유증 등으로 직업성 난청이 올 수 있으며 소음 레벨이 클수록 영향은 크다.

② 폭로시간이 길수록 더 많은 영향을 받는다.

③ 지속적인 소음보다 연속적으로 반복되는 소음과 충격음에 의한 영향이 더 크다.

④ 보통 소음의 허용기준은 8시간 작업을 기준으로 90dB이다.

⑤ 주로 조선소나 중기계 공업 등 소음이 심한 작업장에서 발생하고 이명, 두통, 현기증, 청력장애 등이 나타난다.

다. 소음성 난청의 종류

① 일시적 난청: 청신경세포의 피로현상으로 전형적인 공장 소음의 경우 4,000~6,000Hz에서 가장 많이 생기는데 폭로 후 2시간 이내에 일어나며, 폭로중지 후 1~2시간 내에 회복되므로 일시적인 피로현상이나 가역적(可逆的)이다.

② 영구적 난청: 보통 소음성 난청은 영구적 난청을 말하며, 장기간의 소음 폭로로 내이의 코르티기관(organ of corti)의 신경말단에 손상이 와서 영구적 청력손실이 생기는 것으로 청력손실은 먼저 3,000~6,000Hz에서 나타나고 4,000Hz(C5-dip)에서 가장 심하다.

라. 소음성 난청의 예방
① 근본적인 대책으로 소음 발생원에 대한 위생공학적인 관리가 필요하다.
② 방음벽의 설치 및 작업자의 귀마개 착용 등 소음전파 저지대책이 필요하다.

(3) 중금속중독

가. 납(Pb)중독
① 발생요인
㉠ 제련소, 페인트, 인쇄소, 납 용접작업 등을 통해 호흡기로 흡수되는 것이 대부분이다.
㉡ 기도의 점막, 위장관계, 피부로도 침입한다.
② 납중독의 4대 증상
㉠ 1단계: 혈관수축이나 빈혈로 인한 피부 창백
㉡ 2단계: 구강 치은부에 암청회색의 황화연이 침착한 청회색선
㉢ 3단계: 호염기성 과립적혈구의 증가
㉣ 4단계: 소변 중의 코프로폴피린의 증가(초기 진단)
③ 납중독의 일반적 증상
㉠ 위장장애: 초기 식욕부진, 변비, 복부팽만감, 진행되면 급성복부산통
㉡ 신경 및 근육계통의 장애: 사지의 신근쇠약이나 마비, 관절통, 근육통
㉢ 중추신경장애: 급성 뇌증, 심한 흥분, 정신착란
㉣ 만성중독: 동맥경화증, 고혈압, 신장장애, 생식기장애, 조혈장애
④ 납중독의 예방
㉠ 허용기준 준수
㉡ 작업장 위생: 식사를 위한 청결한 장소 제공 및 손 씻기
㉢ 개인보호구 착용 및 관리

나. 수은(Hg)중독
① 수은중독의 발생요인
㉠ 대부분 수은증기에 노출되어 기도로 흡입되면서 발생한다.
㉡ 직업적인 노출이 가장 높은 직종은 수은 광산과 수은 추출작업이다.
② 수은중독의 증상
㉠ 구내염(잇몸 붓고 압통)
㉡ 근육진전(근육경련)
㉢ 정신증상(불면증, 근심, 걱정, 흥분)
㉣ 만성중독 시 뇌조직 침범(시야협착, 청력, 언어장애, 보행장애)

③ 수은중독의 일반적인 증상

    ㉠ 수은 만성중독 시 뇌조직에 침범하여 시야협착, 청력, 언어장애, 보행장애를 일으킨다.

    ㉡ 모체를 통해 아이에게도 중독증상이 나타난다.

④ 수은중독 사례: 미나마타병(Minamata disease, 1953년 일본 미나마타에서 발생)

    ㉠ 미나마타 만에서 잡힌 어패류에 축적되어 있는 메틸수은이 원인물질

    ㉡ 팔다리 마비, 보행장애, 언어장애, 시야협착, 난청 등의 증상

⑤ 수은중독의 예방

    ㉠ 수은은 밀폐장치 안에서 취급해야 한다.

    ㉡ 작업장의 청결을 유지한다.

    ㉢ 국소마스크를 사용한다.

    ㉣ 외출복과 작업복을 구분하여 입고 작업 후에는 목욕을 한다.

    ㉤ 급성중독 시 우유와 달걀흰자를 먹여 수은과 단백질을 결합시켜 침전시킨다.

다. 크롬(Cr)중독

① 발생요인: 주로 크롬 도금작업이나 크롬산염을 촉매로 취급하는 작업 등에 노출되어 발생한다.

② 크롬중독의 급성증상

    ㉠ 심한 신장장애를 일으켜 과뇨증이 온다.

    ㉡ 심하면 무뇨증으로 발전하여 요독증으로 1~2일 또는 10일 안에 사망한다.

③ 크롬중독의 만성증상

    ㉠ 코, 폐 및 위장의 점막에 병변을 일으키는 것이 특징이다.

    ㉡ 장기간 노출 시 기침, 두통, 호흡곤란이 일어난다.

    ㉢ 특히 비중격의 연골부에 둥근 구멍이 뚫리는 비중격 천공이 나타난다.

④ 크롬중독의 예방

    ㉠ 크롬을 먹은 경우에는 응급조치로 우유와 환원제로 비타민 C를 준다.

    ㉡ 호흡기 흡입에 의한 급성중독의 경우에는 병원에 입원시킨다.

    ㉢ 작업장 공기를 허용 농도 이하로 유지하고 피부에 물질이 닿지 않도록 작업복을 착용한다.

    ㉣ 피부보호용 크림을 노출된 피부에 바르고 비중격 점막에 바셀린을 바르도록 한다.

라. 카드뮴(Cd)중독

① 발생요인: 카드뮴은 가열하면 공기 중에 쉽게 증기로 변화되어 밝은 불꽃을 내며 타면서 산소와 결합하여 황갈색의 산화카드뮴(흄)을 생성한다.

② 카드뮴중독의 증상

    ㉠ 급성: 구토, 설사, 급성위장염, 복통, 착색뇨가 나타나며 간 및 신장기능에 장애가 나타난다.

    ㉡ 만성: 폐기종, 신장기능 장애, 단백뇨, 뼈의 통증, 골연화증, 골다공증 등 골격계 장애가 대표적인 증상이다.

③ 카드뮴 중독 사례: 이타이이타이병(Itai-Itai disease): 금속 정련 공장의 폐수가 흘러나가 그 지방의 음료수와 농작물에 축적된 것을 장기간 섭취하여 중독증상을 일으켰다.

④ 카드뮴중독의 예방

  ㉠ 적절한 보호구를 사용하고 철저한 개인위생이 중요하다.

  ㉡ 작업장 내에서는 음식섭취와 흡연을 절대 금한다.

  ㉢ 작업복을 자주 갈아입고 매일 작업 후 목욕을 한다.

마. 베릴륨(Be)중독

① 발생요인: 우주항공산업, 정밀기기 제작, 컴퓨터제작, 형광등 제조, 네온사인 제조, 합금, 도자기 제조, 원자력공업 등에 사용되며, 합금작업자, 음극선 제조자, 우주항공산업기술자, 원자력산업종사자에게 노출될 위험이 크며 흄이나 분진의 형태로 흡입된다.

② 베릴륨 중독의 증상

  ㉠ 급성: 베릴륨화합물을 흡입한 후 몇 시간 또는 1~2일 내에 인후염, 기관지염, 모세기관지염, 폐부종 등의 증세를 나타낸다.

  ㉡ 만성: 베릴륨에 노출된 지 5~10년 후에 발생하며 특징적인 육아종성 변화가 폐에 주로 나타난다.

③ 베릴륨 중독의 예방

  ㉠ 허용기준을 지키면서 분진이나 흄이 발생하는 작업은 밀폐작업을 하고 환기장치를 설치한다.

  ㉡ 습식작업방법과 호흡 보호구, 보호장갑, 보호안경의 착용 등 개인위생관리가 필요하다.

바. 벤젠중독

① 급성 증상: 두통, 이명, 현기증, 오심, 구토, 근육마비

② 만성 증상: 조혈장해(백혈병), 피부알레르기 반응(홍반, 괴사, 각질 증상)

(4) 진동

가. 진동의 정의: 진동이란 물체의 전후운동을 가리킨다.

나. 진동의 유형

① 전신진동과 장애

  ㉠ 전신진동은 지지구조물을 통해 전신에 전파되는 강한 흔들림을 말하며, 순환기에 크게 영향을 미친다.

  ㉡ 말초혈관 수축, 혈압상승, 맥박증가, 피부의 전기저항 저하, 내분비계 영향, 여성의 성기 이상, 월경장애, 위장장애, 척추 이상의 증상이 나타난다.

② 국소진동

  ㉠ 국소적으로 손과 발 등 특정부위에 전파되는 진동으로, 자동톱, 공기해머, 전동식 연마기를 사용할 때 발생한다.

ⓛ 레이노드 현상(Raynaud's phenomenon)은 한랭에 노출되었을 때 손가락의 감각마비, 간헐적인 창백, 청색증, 통증, 저림, 냉감이 나타나는 것을 말한다.

③ 예방

㉠ 진동공구를 개선해서 진동 자체를 감소시키고 강한 압력이 불필요하게 만드는 것이다.

ⓛ 다발성 신경염, 관절염, 류마티즘 질환, 레이노드병을 가진 사람은 작업배치 시 고려해야 하는 대상이다.

(5) 고온 및 저온

가. 고온에 의한 영향

- 고온환경에 폭로되면 체온조절 기능의 생리적 변조 및 장애가 온다.
- 고온환경으로 나타나는 증상을 열중증 또는 고열장애라 한다.
- 고온작업의 허용한계는 38.3℃이다.

① 열경련(heat cramp)

㉠ 원인: 고온환경에서 심한 육체적 노동 시 지나친 발한으로 인한 체내 수분 및 염분의 손실

ⓛ 증상: 맥박상승, 현기증, 사지경련, 이명, 두통, 구토 등

ⓒ 관리: 바람이 잘 통하는 서늘한 곳에 옮기고, 생리식염수 정맥 주사나 0.1% 식염수를 마시게 한다.

② 열사병(heat stroke)

㉠ 원인: 고온다습한 환경에 폭로되어 중추성 체온조절의 기능장애로 인한 체온조절의 부조화

ⓛ 증상: 체온의 이상상승, 두통, 현기증, 이명, 의식혼미, 구토, 무력감, 동공반응 손실 등

ⓒ 관리: 머리를 차게 해주고, 생리식염수 IV 및 찬 음료를 마시게 한다.

③ 열피로

㉠ 원인: 오랫동안 고온환경에 폭로되어 말초혈관 운동신경의 조절장애와 심박출량의 부족으로 인한 순환부전

ⓛ 증상: 전신권태, 의식상실, 두통, 현기증 등

ⓒ 관리: 포도당 및 생리식염수 IV를 공급한다.

④ 열쇠약

㉠ 원인: 고온작업 시 비타민 B1의 결핍으로 발생하는 만성적인 열 소모

ⓛ 증상: 전신권태, 식욕부진, 위장장애, 불면, 빈혈 등

ⓒ 관리: 비타민 B1의 투여 및 충분한 휴식과 영양을 섭취하도록 한다.

나. 저온에 의한 영향

① 전신체온 강하(general hypothermia)

㉠ 장시간 한랭한 장소에 노출되거나 저온 물체를 취급하는 경우 체열의 상실에 따라 발생하는 급성 중증장애이다.

ⓒ 급격한 혈관확장 및 체열상실이 급속하게 이루어져 중증전신냉각상태가 뒤따른다.

ⓒ 진정제 복용과 음주는 체온강하의 위험을 증대시키는 위험요소이다.

② 참호족(trench foot), 침수족(immersion foot)

ⓒ 국소 부위의 지속적인 산소결핍과 한랭으로 모세혈관이 손상되는 것이다.

ⓒ 직접 동결상태에 이르지 않더라도 한랭에 계속해서 장기간 폭로되고, 동시에 지속적으로 습기나 물에 잠기게 되면 참호족이 발생한다.

ⓒ 부종, 작열통, 소양감, 심한 동통이 오며 수포, 표층피부의 괴사·궤양이 형성되기도 한다.

(6) 이상기압과 건강문제

가. 감압과정 환경과 건강장애

① 고압에서 급격히 감압하는 과정에서 나타나는 신체장애로 잠함병 또는 감압병이 있다.

② 잠함병(감압병)의 원인: 잠수작업, 터널공사, 해저작업 시 급격한 감압으로 질소가 체외로 배출되지 못하고 기포상태로 혈관이나 조직에 남아 혈액순환을 저해하거나 조직손상을 일으키는 것

③ 발생 작업 상황: 1.6기압 이상의 해저작업, 갱내작업, 항공기가 고공으로 급상승할 때

④ 잠함병의 4대 증상

ⓒ 피부소양감과 사지관절통

ⓒ 척수장애에 의한 반신불수

ⓒ 혈액순환장애와 호흡기계 장애

ⓒ 내이와 미로의 장애

⑤ 잠함병의 예방

ⓒ 고압 노출시간의 단축

ⓒ 감압 후 적합한 운동으로 혈액순환 촉진

ⓒ 감압 후 산소공급

ⓒ 고압작업 시 질소를 헬륨으로 대치한 공기 흡입

ⓒ 고압작업 시 고지질이나 알콜 섭취의 금지

나. 저압환경과 건강장애

① 인간이 산소 공급 없이도 생존 가능한 고도는 5~5.5Km이며 고공에서 비행업무에 종사하는 사람에게 가장 큰 문제가 되는 것은 산소부족이다.

② 잠수부가 급속하게 감압될 경우 통증성 관절장애, 질식 등과 같은 기계적 장애가 발생할 수 있고 기타 급성 고산병, 폐수종 등도 발생할 수 있다.

(7) VDT 증후군(Visual Display Terminal syndrome)

가. VDT 증후군 정의

① 사무작업에 종사하는 작업자 수의 현저한 증가로 인해 VDT 작업에 소요하는 작업자에게 주로 발생하는 증상이다.

② 목, 어깨, 팔, 손가락 등에 통증, 저림, 얼얼함 등의 증상으로 시작하여 운동마비, 근육위축으로 발전하는 질환이다.

나. 위험요소 및 관련 직업군

① 작업조건, 작업자세, 소음, 조명, 작업대 등과 관련된 환경적 요소와 각종 타자 업무

② 컴퓨터를 이용하여 자료를 입력, 출력, 검색 등 프로그램을 활용하는 작업

③ 대형 슈퍼마켓 등에서 계산업무를 하는 작업

④ 대형설비를 갖춘 공장의 통제실에서 화면을 통해 자료를 감시·조정하는 작업

다. 증상

① 근골격계 질환: 뒷머리, 목, 어깨, 팔, 손 및 손가락의 특정 부분 혹은 전체에 걸쳐 결림, 저림, 아픔 등의 불편함이 나타낸다.

② 눈의 피로: 작업을 계속하는 과정에서 시력감퇴, 복시, 안통, 두통 등이 발생한다.

③ 정신신경장애: 불안, 초조, 신경질, 낮의 피로감, 기상 시 피로감, 두통, 소화불량, 심박수 증가, 맥박수 증가, 혈압상승, 아드레날린 분비촉진 등이 발생한다.

④ 기타: 피부발진, 소양감, 임신·출산의 이상 등

라. 예방

① 작업 1시간당 10~15분의 휴식이 필요하며 짧더라도 주기적으로 휴식시간을 갖는다.

② 조명등은 작업자의 양 측면에서 작업자와 화면 측에 평행하게 설치하는 것을 추천한다.

③ 작업 전 작업대와 의자를 조절하는 습관을 가지도록 교육한다.

④ 건강진단을 매년 1회 이상 실시하도록 한다.

⑤ VDT의 특성과 장애 및 적절한 작업자세를 교육하고, 작업 종류에 적절한 보건 교육을 실시한다.

🔎 UNIT 08 산업환경과 건강

1. 산업피로

1) 산업피로의 정의

정신적·육체적·신경적인 노동부하에 반응하는 생체의 태도로 회복되지 않고 축적되는 것으로, 피로 자체는 질병이 아니라 건강상에 문제가 생길 수 있음을 알리는 경고이다.

2) 산업피로의 요인

① 작업요인: 단위시간에 작업강도가 크거나 작업자세가 안 좋을수록 피로가 커진다.

② 환경요인: 고온과 저온, 저산소, 이상기압, 진동, 소음, 유해광선, 가스, 조명과 환기의 불량 등은 피로도에 영향을 미친다.

③ 개인적 적응조건: 개인적인 체격과 체력, 작업 적응성 여부, 숙련도, 연령, 성별 등도 피로에 영향을 미친다.

2. 산업재해

1) 산업재해의 정의(「산업안전보건법」 제2조 제1호) [개정 2020.5.26.]

노무를 제공하는 사람이 업무에 관계되는 건설물·설비·원재료·가스·증기·분진 등에 의하거나 작업 또는 그 밖의 업무로 인하여 사망 또는 부상하거나 질병에 걸리는 것을 말한다.

2) 산업재해의 원인

① 직접원인: 재해를 일으키는 물체 또는 그 행위로 공구나 고열물 등에 다치거나 바닥에 넘어짐 등과 같이 재해의 1차적 원인을 말한다.

② 간접원인: 재해의 유인이라고 생각되는 2차적 원인을 말한다.

　　㉠ 물적 원인: 불완전한 시설물, 작업장 환경의 불량 및 정리·정돈의 불량, 부적절한 공구, 복장의 불량 등

　　㉡ 인적 원인: 작업의 미숙, 작업지식의 부족, 작업인원의 부족 및 과잉, 작업속도의 부적합, 불량한 작업방법, 과중한 작업부담, 정신적인 결함, 수면부족, 피로, 음주, 생리 등

3) 산업재해지표

국제노동기구(ILO)가 권장하는 재해지표는 도수율, 건수율, 강도율이다.

(1) 도수율(frequency rate)

① 발생상황을 파악하기 위한 표준적인 지표로 연 노동시간 합계를 기준으로 재해의 발생건수를 표시

② 연 100만 작업시간당 재해발생건수

③ 도수율 = 재해건수/연 근로시간수 × 1,000,000

(2) 건수율(incidence rate)

① 산업재해의 발생상황을 총괄적으로 파악하는 데 적합

② 작업시간이 고려되지 않는 결점이 있음

③ 조사기간 중의 산업체 종업원 1,000명당 재해발생건수를 표시하는 것

④ 재해율, 천인율 또는 발생률이라고 함

⑤ 건수율 = 재해건수/평균실근로자수 × 1,000

(3) 강도율(severity rate)

① 연 1,000 작업시간당 작업손실일수

② 산업재해에 의한 근로손실의 정도를 나타내는 것

③ 강도율 = 손실 작업일수/연 근로시간수 × 1,000

(4) 평균손실일수

① 재해건수당 평균작업손실 규모가 어느 정도인지를 나타내는 지표

② 평균손실일수 = 손실 작업일수/재해건수 × 1,000

(5) 사망만인율 = 사망자수/평균실근로자수 × 10,000

(6) 업무질병만인율 = 업무상 질병자수/평균실근로자수 × 10,000

♡♧ⓒ We Are Nurse 지역사회간호학

단원별 문제

01 보건소장에 관한 설명으로 옳지 않은 것은?

① 보건소장을 의사면허자로 충원하기 곤란한 경우에는 행정직군 공무원을 보건소장으로 임명할 수 있다.
② 보건소장은 관할 보건지소와 보건진료소의 직원 및 업무에 대하여 지도·감독한다.
③ 보건소장은 의사의 면허를 가진 자 중에서 시장·군수·구청장이 임용한다.
④ 보건소장은 시장·군수·구청장의 지휘·감독을 받아 보건소의 업무를 관장한다.
⑤ 보건소장은 보건의료에 관한 업무를 전담할 전문인력 등을 두어야 한다.

> **해설** [보건소장과 전문 인력의 배치]
> • 보건소장은 의사의 면허를 가진 자와 이의 충원이 곤란한 경우 보건 의무직군의 공무원으로 임용할 수 있다고 하여 간호사를 비롯한 한의사·약사·치과의사도 5년 이상 같은 직렬이나 직류에 근무한 공무원 인 경우 보건소장에 임용될 수 있게 하였다.
> • 보건소 및 보건지소에는 의무·치무·약무·보건·간호·의료기술·식품위생·영양·보건통계·전산 등 보건의료에 관한 업무를 전담할 전문인력 등을 둔다.

02 다음 중 보건의료원에 대한 설명으로 맞는 것은?

① 「의료법」 규정에 의한 의원의 요건을 갖춘 곳이다.
② 의사가 진료할 수 있도록 완벽한 시설이 갖춰진 곳이다.
③ 입원환자 30인 이상을 수용할 수 있는 시설이다.
④ 보건과 양호지도를 행할 수 있는 시설이 갖춰진 곳이다.
⑤ 「농어촌 등 보건의료를 위한 특별조치법」에 의해 개설된 보건소이다.

> **해설** 보건소 중 「의료법」에 의한 병원(입원환자 30인 이상)의 요건을 갖춘 보건소는 보건의료원이라는 명칭을 사용할 수 있다(「지역보건법」 제12조).

03 1980년 [농어촌 등 보건의료를 위한 특별조치법]이 공포되면서 일차보건의료를 담당하기 위해 지역사회에 배치된 간호사는?

① 보건간호사   ② 보건진료원
③ 노인전문간호사   ④ 가정전문간호사
⑤ 방문간호사

> **해설** 1980년 농어촌 등 보건의료를 위한 특별조치법으로 간호사가 일차보건의료를 제공할 수 있는 근거를 제시, 보건진료원이 보건진료소에서 농어촌에서의 일차보건진료를 담당하게 되었다.

04 보건진료 전담공무원에 대한 설명으로 옳지 않은 것은?

① 보건진료 전담공무원 직무교육의 기간은 이론교육과정 10주, 임상실습과정 10주, 현지 실습과정 6주로 한다.
② 보건진료 전담공무원은 지방공무원으로 하며, 특별자치시장, 특별자치도사, 시장·군수 또는 구청장이 근무지역을 지정하여 임용한다.
③ 간호사·조산사 기타 대통령령이 정하는 자격을 가진 자로서 보건복지부장관이 실시하는 24주 이상의 직무교육을 받은 자이어야 한다.
④ 보건진료 전담공무원의 배치는 「의료법」에 의한다.
⑤ 보건진료 전담공무원은 마을건강원을 교육하여 지역사회주민들의 건강관리에 협조하도록 한다.

> **해설** ④ 보건진료 전담공무원은 의료법이 아닌 「농어촌 등 보건의료를 위한 특별조치법」에 의해 배치된다.

05 다음 중 지역보건의료계획의 공통사항에 해당하지 않는 것은?

① 보건의료수요 측정
② 지역보건의료서비스에 관한 장·단기 공급대책
③ 인력·조직·재정 등 보건의료자원의 조달 및 관리
④ 지역보건의료기관의 병원감염률
⑤ 지역보건의료서비스의 제공을 위한 전달체계 구성 방안

> **해설** ④ 시, 군, 구에 설치된 보건소마다 지역보건의료계획서를 작성하며, 병원감염률은 내용과 관련이 없다.

정답 📷   03. ②   04. ④   05. ④

06 다음 노인장기요양보험에 대한 설명 중 틀린 것은 무엇인가?

① 노인장기요양보험은 2008년 7월 1일에 시행되었다.
② 요양등급 1~3등급으로 되어 있으며 요양보호사가 등급을 나눈다.
③ 장기요양보험 가입대상자는 건강보험 가입대상자와 같다.
④ 노인장기요양보험 보험료는 건강보험료에 같이 포함되어 청구된다.
⑤ 노인장기요양보험비는 국민건강보험공단에서 운영한다.

해설 요양등급은 1~5등급으로 되어 있으며, 국민건강보험공단의 등급판정위원회에서 등급을 판정한다.

07 다음 중 필수예방접종에 해당하는 것으로만 조합된 것은?

① A형간염, 콜레라
② 폴리오, 홍역, 수두
③ 발진티푸스, 홍역, 수두
④ 인플루엔자, 폴리오, 발진티푸스
⑤ 세균성이질, A형간염

해설 필수예방접종 대상감염병은 디프테리아, 폴리오, 백일해, 홍역, 파상풍, 결핵, B형간염, 유행성이하선염, 풍진, 수두, 일본뇌염, b형헤모필루스인플루엔자, 폐렴구균, 인플루엔자, A형간염, 사람유두종바이러스 감염증 및 그 밖에 질병관리청장이 감염병의 예방을 위하여 필요하다고 인정하여 지정하는 감염병이다.

08 영유아 표준예방접종표에 따를 때, 10개월 된 아이가 아직 예방접종을 시작하지 않은 감염병은?

① BCG
② 디프테리아
③ 폴리오
④ 수두
⑤ B형 간염

해설 ① BCG는 4주 이내 접종한다.
② 디프테리아(DTaP) 예방접종은 2개월에 시작한다.
③ 폴리오 예방접종은 2개월에 시작한다.
④ 수두 예방접종은 12~15개월에 시작한다.
⑤ B형 간염 예방접종은 0, 1, 6개월에 접종한다.

09 한 나라의 '영아사망률이 감소한다'는 의미의 해석으로 옳은 것은?

① 국가의 가치와 문화의 향상을 의미한다.
② 국가의 모자보건, 영양섭취, 보건환경의 향상을 의미한다.
③ 생후 28일 이내의 사망자수의 감소를 의미한다.
④ 조사망률의 감소를 의미한다.
⑤ 일반사망률에 비해 통계적 유의성이 낮다.

> **해설** [영아사망률의 중요성]
> • 영아사망률은 모자보건, 환경위생, 영양수준 등에 아주 민감하다.
> • 생후 12개월 미만의 일정 연령군이기 때문에 일반사망률에 비해 통계적 유의성이 높다.
> • 국가 간의 영아사망률의 변동이 있다.

10 Duvall의 가족발달단계 중 학령기 가족의 발달 과업이 아닌 것은?

① 새로운 흥미의 개발과 참여
② 학령기 자녀들의 사회화
③ 가족의 전통과 관습의 전승
④ 만족스러운 부부관계의 유지
⑤ 학업성취의 증진

> **해설** ① 진수기 가족의 특징이다.
> 학령기 가족은 첫 자녀가 6~13세이며 이외에도 가족 내 규칙과 규범의 확립이 발달과업에 포함된다.

11 다음 모자보건사업의 중요성에 대한 내용으로 옳지 않은 것은?

① 다른 보건사업에 비해 대상인구가 많다.
② 다음 세대의 인구 자질에 영향을 미친다.
③ 임산부와 영유아는 건강상 보호가 필요한 취약계층이다.
④ 다른 보건사업에 비해 비용효과적이다.
⑤ 다른 대상인구에 비해 치료 효과가 크다.

> **해설** ⑤ 예방이 주를 이루는 보건사업과 치료효과는 관련성이 매우 적다.
> [모자보건사업]
> • 임산부와 영유아 등 취약계층을 대상으로 다음 세대의 인구 자질에 영향을 미치며 대상인구가 많다.
> • 예방사업으로 영구적이고 확실한 효과를 얻을 수 있어서 비용효과적이다.

12 가족사정 시 개인의 질환과 중요한 사건의 관련성을 추구할 때 사용하는 가족사정도구는?

① 가계도　　　　　　　　　　　　② 가족연대기
③ 가족밀착도　　　　　　　　　　④ 외부체계도
⑤ 사회지지도

> 해설　[가족연대기(family-life chronology)]
> • 가족의 역사 가운데 개인에게 영향을 주었다고 생각되는 중요한 사건을 순서대로 열거한 것이다.
> • 개인의 질환과 중요한 사건의 관련성 파악에 유용하다.

13 다음 글이 설명하는 가족이론은 무엇인가?

가족구성원들간의 상호작용에 대한 개인의 중요성을 강조하고, 가족의 역할, 갈등, 의사소통, 의사 결정 등의 가족 내의 내적인 과정에 초점을 둔다.

① 가족발달이론　　　　　　　　　② 가족위기이론
③ 스트레스이론　　　　　　　　　④ 상징적 상호작용이론
⑤ 구조론적 가족이론

> 해설　[상징적 상호작용이론]
> • 개인의 행위는 상호작용을 통해 형성된다.
> • 개인이 다른 사람의 관점으로 자신의 행동을 평가하고 그 결과로 대안적 행위를 선택하게 된다.
> • 상징적 상호작용 과정에서 사용하는 가족사정도구는 가족밀착도이다.

14 학교 보건실에 복통을 호소하는 학생이 찾아왔다면 이 때 보건교사가 가장 우선적으로 해야 할 일은 무엇인가?

① 가정통신문을 지참하여 가정으로 돌려보낸다.
② 문진으로 통증의 양상과 부위를 사정한다.
③ 통증부위에 따뜻한 물주머니를 댄다.
④ 신체검진으로 통증부위를 촉진한다.
⑤ 침상안정을 취하게 하고 관찰한다.

> 해설　② 학생이 보건실을 방문하면 문진을 통해 증상과 상태를 사정하는 것이 먼저 시행되어야 한다.

15 「학교보건법」에 근거한 학교장의 직무내용에 속하지 않는 것은 무엇인가?

① 학생의 보건관리
② 휴교조치
③ 건강검사 실시
④ 예방접종 완료 여부의 검사
⑤ 필수예방접종 실시

해설 ⑤ 특별자치도지사 또는 시장·군수·구청장은 관할 보건소를 통하여 필수예방접종을 실시하여야 한다.

16 다음 중 보건교사의 직무에 해당하지 않는 것은 무엇인가?

① 교직원의 보건관리
② 각종 질병의 예방처치
③ 신체가 허약한 학생에 대한 보건지도
④ 보건지도를 위한 학생가정 방문
⑤ 보건실의 시설·설비 및 약품 등의 관리

해설 ① 교직원의 보건관리는 학교장의 직무에 해당한다.

17 산업장에서 일정기간 동안의 평균종업원수, 재해건수, 연근로시간수를 알고 있는 경우 산출할 수 있는 산업재해지표로 묶은 것은?

① 건수율, 도수율
② 건수율, 재해일수율
③ 도수율, 강도율
④ 강도율, 중독률
⑤ 천인율, 평균손실일수

해설 [산업재해지표]
- 건수율 = 재해건수/평균 실 근로자수 × 1,000
- 도수율 = 재해건수/연 근로시간수 × 1,000,000
- 강도율 = 근로손실일수/연 근로시간수 × 1,000
- 재해일수율 = 연 재해일수/연 근로시간수 × 100
- 평균손실일수(중독률) = 근로손실일수/재해건수

18 다음은 분진과 관련된 직업성 질환을 예방하기 위한 환경관리방법이다. 우선순위가 가장 높은 것은?

① 보호구를 착용한다.　　　　　② 자주 환기를 시킨다.
③ 분진이 적은 재료로 교체한다.　④ 특수건강검진을 실시한다.
⑤ 분진유해성교육을 실시한다.

해설 작업환경관리에서 가장 우선순위가 높은 것은 대치이다.
[작업환경관리의 기본 원칙 순서(대치 → 격리 → 환기)]
• 대치: 공정변경, 시설변경, 물질변경 등 가장 근본적인 개선방법으로 효과가 큼
• 격리: 작업자와 유해인자 사이에 장벽이 놓여있는 것 − 이 때의 장벽은 물체, 거리, 시간
  격리 저장/위험시설의 격리/차열(뜨거운 물체를 다루는 공정과정)/공정과정 격리
• 환기: 유해 물질을 빨아 들여 밖으로 배출시키거나 희석시킴(국소환기/전체환기)
• 교육: 관리자와 기술자에게 교육

19 근로자 건강진단 결과에 대한 산업보건관리자의 조치로 옳은 것은?

① A 판정은 특별한 조치가 필요 없다.
② 건강진단 실시결과 통지서를 2년간 보관한다.
③ R 판정을 받은 사람에게 10일 이내 재검사를 실시한다.
④ 건강검진을 받지 않아 U 판정을 받은 사람에게 검진을 받도록 통보한다.
⑤ C1은 일반 질병으로 진전될 우려가 있어 추적검사 등 관찰이 필요한 자이다.

해설 건강관리의 구분은 건강진단 실시결과에 대해 근로자 본인의 건강을 유지하고 보호하기 위한 사후관리 조치 결정에 참고하기 위함이며 이것으로 일반적인 건강의 등급을 구분하는 것은 아니다. A 판정은 건강 관리상 사후관리가 필요 없는 건강한 근로자이다.

CHAPTER 03

We Are Nurse

위아너스
간 호 사
국가시험
이 론 편

감염성질환과 만성질환 관리

지역사회간호학

UNIT 01 가정간호사업

1. 가정간호의 이해

1) 가정간호의 개념

① 가정간호는 건강상의 문제가 개인과 가족에게 발생했을 때, 개인이나 가족의 신청 또는 병원의 의뢰에 따라 요구가 있는 가정으로 가정전문간호사가 방문하는 것이다.

② 개인과 가족의 건강관리 능력을 향상시키고 질병과 장애로부터 회복을 도모하여 건강 증진 향상을 위해 제공되는 포괄적인 건강관리서비스이다.

③ 가족구조의 변화로 인하여 가족기능이 약화됨에 따라 사회적 차원에서 제공되는 간호 서비스가 필요하게 되었다.

④ 만성퇴행성 질환의 증가 및 장기입원 환자의 증가로 인해 가정간호의 중요성이 증가되고 있다.

⑤ 퇴원 후 자가관리에 대한 관심과 책임이 중요시되고 있다.

2) 가정간호의 목적

(1) 궁극적인 목적

대상자의 건강 회복과 건강유지·증진, 질병의 상흔이나 불구를 최소화하는 것이다.

(2) 의료소비자 측면의 목적

① 가정간호로 치료의 지속성을 유지하고 국민의 의료 이용 편의를 도모한다.

② 가정에서의 간호로 심리적 안정감을 도모할 수 있고 이로 인해 빠른 회복과 삶의 질 향상 및 가계의 부담이 줄어든다.

③ 가족 전체가 환자를 돌볼 수 있는 능력이 향상되도록 보건교육과 보건상담이 이루어진다.

(3) 의료공급자 측면의 목적

① 병원의 인적·물적 자원을 효율적으로 활용할 수 있다.

② 조기퇴원을 통한 병상회전율 제고(재원기간의 단축)에 기여한다.

③ 무리한 시설의 확장 없이 환자 관리가 용이하여 병원의 경영 이익을 개선한다.

④ 병상회전율이 좋아지면서 병원 입원환자들에게 더욱 집중할 수 있다.

⑤ 가정간호사의 영역 확대와 전문성 및 병원에 대한 인지도와 신뢰도를 향상시킨다.

(4) 국가적 차원의 목적

① 국민편의를 도모하고 국민의료비를 절감한다.

② 저소득층의 의료이용 접근도를 향상시킨다.

③ 보건의료자원을 효율적으로 활용한다. – 보건복지부, 의료기관 가정간호사업 업무편람

3) 가정간호의 특징과 장·단점

(1) 가정간호의 특징

① 입원대체서비스라는 사업의 특성을 가지며 「의료법」, 「국민건강증진법」, 「보험법」에 법적 근거를 둔다.

② 환자가 거주하는 곳이 법적 근거를 두고 가정간호사업이 이루어지는 장소이다.

③ 가정간호사가 직접 방문하여 제공되는 가정간호서비스는 치료, 예방, 지지영역으로 구분하되 치료 영역은 의사나 한의사의 진단 및 처방이 있어야 한다.

④ 가정간호사업은 비영리를 목적으로 운영되는 것이 원칙이다.

⑤ 가정간호사업은 병원중심 가정간호사업과 지역사회중심 가정간호사업 등 두 가지 유형이 있다.

⑥ 가정간호사업의 대상은 환자 개인과 그 가족이다. 환자에는 급·만성질환자, 정신질환자, 기능상애자 등이 포함된나.

⑦ 가정간호 환자는 의약분업 예외대상자로서 원내처방이 가능하다.

⑧ 가정전문간호사를 2명 이상 둔 의료기관은 종류에 상관없이 가정간호를 실시할 수 있다(종합병원, 병원, 한방병원, 의원, 한의원, 보건의료원 등).

(2) 가정간호의 장점

① 심리적인 편안함과 안도감 및 인간의 존엄성이 유지된다.

② 가족의 간호 능력 향상으로 가정간호사와 협력할 수 있다.

③ 시간, 비용, 노력이 절감되어 경제적이다.

④ 환자의 재가활동이 가능하므로 기능상태의 회복을 촉진할 수 있다.

⑤ 병원입원과 재원일수를 줄이고, 병상회전율을 높일 수 있다.

⑥ 장기입원으로 인한 병원감염의 위험을 감소시킬 수 있다.

(3) 가정간호의 단점

① 응급상황 시 대처능력이 떨어진다.

② 가족들에게 부담이 될 수 있고, 가족이 불편할 수 있다.

③ 입원이 꼭 필요한 경우에도 가정간호 때문에 입원을 지연시킬 수 있다.

④ 진단검사 및 치료조치가 늦어질 수 있다.

⑤ 병원과 같이 환자상태에 대한 주기적인 모니터링이 곤란하다.

⑥ 경우에 따라 비용이 더 들 수 있고, 병원입원에 비해 안전이 보장되지 않는다.

4) 가정간호사업의 필요성

(1) 사회·경제적 측면

① 인구구조의 변화: 현대 사회는 평균수명이 연장되어 인구 고령화에 따른 인구구조의 변화로 만성퇴행성 질환의 증가 및 장기입원 환자의 증가와 관련된 노인인구의 보건문제가 심각해지고 있다.

② 가족구조의 변화: 핵가족화와 여성의 취업기회 증가, 지역 간의 잦은 이동으로 가족구조의 변화가 이루어지고 이로 인해 전통적인 가족간호가 어렵게 되었다.

③ 자가관리에 대한 관심과 책임 증가: 퇴원 후 자가관리에 대한 관심과 책임이 증가하고 있는 상황에 비해, 현재 보건의료체계는 재가환자와 그 가족들의 요구를 충족시킬 수 있는 체계가 미흡한 실정이므로 가정간호사업을 통해 개인과 가족의 자가관리 능력의 향상을 도모할 수 있다.

④ 간호요구의 변화: 만성퇴행성 질환자 및 노인이 있는 가정과 지역주민들의 사회·문화적 수준이 향상되어 신체적 간호뿐 아니라 정서적·정신적 간호요구가 증가하고 있다.

(2) 보건의료 측면

① 보건의료전달체계의 역의뢰 미흡: 1, 2차 의료기관으로 역의뢰가 미흡하여 조기퇴원 후 치료의 연계성을 위해 가정간호사업이 필요하다.

② 국민의료비 부담 증가: 가정간호로 전환될 경우에 입원환자의 조기퇴원이 가능하고 병상 가동률이 높아져서 국민의료비 절감효과가 있다.

③ 건강보험 재정 부담: 가정간호사업의 실시를 통해 국민들의 의료비 부담과 건강보험의 재정 부담을 줄일 수 있다.

④ 의료자원의 적정화: 가정간호를 통해 병원의 인적·물적 자원이 효율적으로 활용되면 어느 정도는 지역 간·의료기관 간 불균형을 해소할 수 있다.

(3) 국민건강 측면

① 질병양상의 변화: 질병양상이 감염성질환에서 만성질환으로 변하면서 장기적인 관리가 필요한 인구가 늘고 있으며, 이들을 위한 가정간호사업이 필요하게 되었다.

② 정신질환자의 증가: 현대인의 스트레스 증가 등으로 정신질환자가 증가하고 있으며 정신보건시설이 부족하여 이를 보완해 주기 위해 가정간호가 요구된다.

③ 노인의 보건문제: 인구 고령화로 인한 만성퇴행성 질환과 합병증의 증가에 따른 장기적 간호를 보완해 주기 위해 가정간호가 필요하다.

5) 우리나라의 가정간호사업의 역사 – 보건복지부, 의료기관 가정간호사업 업무편람

1974년	연세대학교 원주기독병원 내에 지역사회 보건간호과를 중심으로 시작
1990년 1월	「의료법 시행규칙」에서 분야별 간호사에 가정간호사를 포함시키면서 가정간호사의 자격기준에 대한 법적 근거를 마련
1990년 6월	전문간호사 과정 등에 관한 고시가 발표되면서 가정간호교육과정이 구체적으로 제시
1990년 7월	서울대학교 보건대학원에서 가정간호교육과정을 개설(1기생 40명을 교육)
1994년 9월~1996년 12월	연세대학교 원주기독병원, 신촌 세브란스 병원, 강동성심병원, 영남대학교 병원 등 3차 진료기관 4개소에서 제1차 병원중심 가정간호시범사업을 실시
1997년 5월~2000년 12월	제2차 병원급 의료기관 중심으로 가정간호시범사업을 실시
2000년 1월	「의료법」 개정에서는 가정간호사업에 대한 법적 근거를 마련

2. 가정간호사업의 유형

1) 의료기관 가정간호사업

① 우리나라에서 제일 먼저 시작된 유형으로 가정간호사업소를 의료기관의 하부조직으로 두고 병원의 전반적인 정책 하에 운영된다.

② 입원관리 대체서비스로 기능하며 병원에서 조기퇴원한 환자를 준비된 가정간호사가 의사나 한의사의 처방에 따라 가정에서 치료와 간호를 실시하는 형태이다.

③ 병원치료와 가정간호를 연계시켜 가정에서 보다 개선된 양질의 의료서비스를 제공하는 것이 목적이다.

2) 가정간호(「의료법 시행규칙」 제24조)

① 의료기관이 실시하는 가정간호의 범위는 다음과 같다.

1. 간호
2. 검체의 채취(보건복지부장관이 정한 현장검사 포함) 및 운반
3. 투약
4. 주사
5. 응급처치 등에 대한 교육 및 훈련
6. 상담
7. 다른 보건의료기관 등에 대한 건강관리에 관한 의뢰

② 가정간호를 실시하는 간호사는 「전문간호사 자격인정 규칙」에 따른 가정전문간호사이어야 한다.

③ 가정간호는 의사나 한의사가 의료기관 외의 장소에서 계속적인 치료와 관리가 필요하다고 판단하여, 가정전문간호사에게 치료나 관리를 의뢰한 자에 대하여만 실시하여야 한다. 따라서 가정전문간호사가 본인 판단에 따라 대상자를 임의로 등록해서는 아니 된다.

④ 가정전문간호사는 가정간호 중 검체의 채취 및 운반, 투약, 주사 또는 치료적 의료행위인 간호를 하는 경우에는 의사나 한의사의 진단과 처방에 따라야 한다. 이 경우 의사 및 한의사 처방의 유효기간은 처방일로부터 90일까지로 한다.

⑤ 가정간호를 실시하는 의료기관의 장은 가정전문간호사를 2명 이상 두어야 한다. 「의료법」상 가정간호를 실시할 수 있는 의료기관의 범위가 따로 규정되어 있지 않으므로 가정전문간호사를 2명 이상 둔 의료기관은 종류에 상관없이 가정간호를 실시할 수 있다. 따라서 한의원과 한방병원도 가정간호사업을 실시할 수 있다.

⑥ 가정간호를 실시하는 의료기관의 장은 가정간호에 관한 기록을 5년간 보존하여야 한다.

⑦ 가정간호의 질 관리 등 가정간호의 실시에 필요한 사항은 보건복지부장관이 따로 정한다.

3) 가정간호사업의 요양급여의 절차와 업무범위

(1) 가정간호대상자의 요양급여의 절차

① 진료담당의사가 가정간호를 의뢰

② 가입자 등이 내방 희망일자가 기재된 "가정간호요양급여신청서"를 해당 요양기관에 제출

③ 요양기관은 가정간호 대상 자격여부 확인

④ 환자동의서 작성 및 환자등록

⑤ 가정간호 방문예정일자 확인 및 가정간호 실시

(2) 가정전문간호사의 업무범위

① 기본간호: 구강간호, 온열, 냉열요법, 체위변경, 관절운동, 회음부간호, 마사지 등

② 검사행위: 의사가 처방한 검사 중 요당검사, 반정량혈당검사, 산소포화도 검사 및 혈액, 소변, 가래 등 간단한 검사물을 채취

③ 치료적 간호: 위관 영양, 정체도뇨관 교환, 기관지관 교환 및 관리, 산소요법, 욕창치료, 단순 상처치료, 염증성 처치, 봉합사 제거, 방광 및 요도세척 등 의사의 처방이 필요한 의료서비스

④ 투약 및 주사: 투약행위, 근육주사, 혈관주사 등의 주사행위, 마약관리 및 수액감시 및 관찰

⑤ 교육·훈련·상담

ㄱ 식이요법, 운동요법, 처치법, 기구 및 장비 사용법 등에 대한 교육·훈련, 유방간호, 자기건강진단 측정요법 등에 관한 교육

ㄴ 환자의 상태변화 시에 대처방법, 재입원 상담, 질병의 진행과정 및 예후, 응급 시 처치 상담, 훈련, 의뢰, 전화상담 등

⑥ 의뢰: 가정간호서비스가 종결된 후에도 계속적인 건강관리가 요구된다고 판단되면 환자의 의사결정에 따라 공공보건기관 등으로 의뢰한다.

4) 가정간호사의 자격과 역할

(1) 자격조건

간호사 면허증을 소유하고 보건복지부장관이 지정한 전문간호사 교육기관에서(대학원 석사과정) 2년 이상의 교육을 받은 후 전문간호사 시험에 합격한 자이어야 한다.

(2) 가정간호사의 업무 및 역할

가정전문간호사는 건강상의 문제가 발생하여 병원의 의뢰나 개인과 가족의 요구에 따라 가정에 직접 방문해서 간호를 제공하여 질병과 장애로부터 빠른 회복을 도모하고 거동이 불편한 환자들의 접근성을 도모하여 환자의 건강관리능력을 향상시키는 업무를 담당한다.

① 적합한 가정간호대상자인지에 대한 환자사정업무
② 가정간호의 계획, 수행, 기록 및 보고, 평가
③ 대상자와 가족에게 간호방법, 필요한 기술 등을 교육·훈련
④ 가정방문과 관련 내용을 정확하게 기록하고 성실하게 보고
⑤ 의사 및 타 전문직, 행정직원들과의 원활한 정보 교환
⑥ 가정간호의 질 관리, 간호기술과 임상적 능력을 유지하기 위한 자기계발
⑦ 환자의 상태 변화에 대하여 대처능력을 갖추도록 노력

5) 가정간호수가

(1) 가정간호수가는 기본방문료 및 진료행위별 수가가 상대가치점수에 의한 비용으로 구성된다.

(2) 가정간호수가 지불방법

① 가정간호는 입원대체서비스로 입원진료비를 적용하는 건강보험 급여기준과 동일하다.
② 건강보험 급여항목으로 기본방문료와 개별행위료에 대해서는 본인이 20%를 부담하고, 80%는 건강보험 재정에서 부담한다.
③ 가정간호 비용: 가정간호 기본방문료 + 진료행위별 수가(치료/재료비)
④ 기존 환자가 전액 부담하던 교통비는 가정간호 기본방문료에 포함되었다.

6) 지역사회 가정간호사업

① 지역사회 중심의 가정간호사업은 공공기관의 하부조직으로 법인체나 독립형의 체계를 갖추고 지역사회에 기반을 두어 비영리적으로 운영되는 것을 말한다.
② 운영주체에 따른 구분
　㉠ 공공기관인 보건소의 가정간호사업
　㉡ 비영리법인 가정간호기관에서 실시하는 가정간호사업
③ 우리니라의 경우 대한간호협회의 일부 지부에서 운영된 바 있으나 법적인 뒷받침이 없어서 제도적으로 시행되지 못하고 있다.
④ 대한간호협회지부에서 운영하였으며 서울시 간호사회에서 1993년부터 2000년까지 운영하였으나 현재는 성바오로병원으로 흡수되었다.

1. 방문건강관리사업의 이해

1) 방문건강관리사업의 개념

(1) 방문건강관리사업은 가족과 지역주민의 자가건강관리능력을 개선하여 건강수준을 향상시켜 주는 포괄적인 사업으로, 보건의료 전문인력이 지역주민의 가정 또는 시설을 방문하여 건강 문제가 있는 가구 및 가구원을 발견하고 질병예방 및 관리를 위해 적합한 보건의료서비스를 제공하거나 의뢰·연계하는 것을 말한다.

(2) 방문간호와 가정간호의 차이

간호의 실무현장을 가정으로 하는 방문간호와 가정간호는 간호의 다른 실무현장에 비하여 간호사의 독자적 판단과 전문성이 더욱 요구되므로 간호의 영역 확장의 의미를 갖는다.

① 방문간호
  ㉠ 맞춤형 방문건강관리와 「노인장기요양보험법」에 의하여 시행된다.
  ㉡ 간호사, 의사, 사회복지사, 간호조무사, 치과위생사 등 다직종이 참여하는 사업이다.
② 가정간호: 가정전문간호사에 의하여 의료기관 이외의 가정에서 의료행위를 할 수 있는 법적 배경을 갖고 2001년부터 전면 확대 실시되었다.
③ 방문간호와 가정간호의 특성 차이

구분	방문건강관리	노인장기요양보험 방문간호	가정간호
법적 근거	「지역보건법」	「노인장기요양보험법」	「의료법」
운영주체	보건기관	장기요양기관의 방문간호센터	의료기관
대상자	독거노인, 노인부부, 장애인 등 의료취약계층	• 65세 이상 또는 65세 미만 노인성 질환자 • 장기요양 1~5등급 판정받은 자	• 조기 퇴원한 환자 • 입원이 요구되는 외래환자
이용절차	관할보건소에서 대상자 등록 후 관리	방문간호기관과 서비스 계약을 맺은 대상자에게 의사가 방문지시서를 발급	진료담당 의사가 환자와 협의 후 가정간호 의뢰
제공인력	간호사, 의사, 사회복지사 등 다직종 참여	• 2년 이상의 임상경력을 가진 간호사 • 3년 이상의 경력과 700시간 교육을 이수한 간호조무사	가정전문간호사
서비스 내용	• 자가건강관리능력 개선 • 질병예방 및 관리 • 보건의료서비스 제공	• 건강상태 확인 및 관리, 증상상담, 건강체크 • 간호 및 처치, 영양관리, 배뇨관리, 호흡관리, 상처관리, 욕창치료 등 • 교육 및 요양과 관련된 상담	• 가정전문간호사의 독자적 판단 및 수행 • 의사의 처방 필요

비용부담	무료	• 본인부담 15% • 기타의료급여 수급권자 1/2 경감 • 국민기초생활 수급권자 무료	• 본인부담 20% • 의료급여 1종 무료 • 교통비 전액본인부담

2. 방문건강관리사업의 내용

1) 비전

건강형평성을 제고하고 취약계층의 건강수명을 연장하는 것이다.

2) 목적

① 취약계층의 건강인식을 제고한다.
② 취약계층의 자가건강관리능력을 향상시킨다.
③ 취약계층의 건강상태를 유지 및 개선하는 것이다.

3) 방문간호사업의 문제점

① 보건소의 방문간호사업은 정부의 정책지원의 일관성이 부족하다.
② 사업담당 전문인력이 부족하다.
③ 사업내용과 방법에서 도시, 농촌지역 간의 차이를 구분하지 않은 일방적인 사업을 수행하고 있다.
④ 보건소, 보건지소, 보건진료소의 연계체계가 미비하다.
⑤ 다른 보건사업과 대상자 관련 정보 및 자료의 호환이 불가능하다.
⑥ 사업 질관리 체계의 부재로 피드백이 이루어지지 않고 있다.

3. 방문건강관리사업의 추진배경 및 내용

1) 방문건강관리사업의 추진배경

(1) 취약계층을 위한 보건의료 이용의 형평성 제고

① 경제적 분배과정에서 소외된 빈곤가구를 사회공동체가 지지해 주지 못하면서 고통이 늘어나고 있다.
② "국민건강증진종합계획"의 건강형평성 확보를 위해 가정방문을 통한 방문건강관리 서비스를 제공하고 있으며, 치료서비스는 상당 수준에 도달해 있으나 질병예방은 매우 부진한 실정이다.

(2) 고령사회의 도래에 따른 대응

① 고령화 진전에 따라 치매, 중풍 등 장기요양보호 노인이 급속히 증가하고 있다.
② 만성퇴행성 질환의 유병률이 증가하고, 산업화와 도시화에 따른 장애발생이 증가함에 따라 재가요양서비스 수요가 급증하고 있다.

(3) 건강생활실천 유도 등 적극적인 만성질환 예방 및 관리활동 필요

① 고혈압, 당뇨, 고지혈증 등 만성질환의 증가에 따른 건강생활 실천의 적극적인 중재
가 필요하다.

② 가정 외에도 문화센터, 체육시설, 경로당, 주민자치센터 등 주민들의 일상활동 공간
을 통한 적극적인 건강생활 실천을 유도한다.

(4) 국민의료비 절감

① 방문건강관리사업을 통하여 병·의원의 조기입원, 시설보호를 최소화한다.

② 만성질환자에 대한 건강관리를 강화하여 불필요한 의료기관 이용을 억제하고 2차
합병증을 예방하여 의료비 절감을 유도한다.

(5) 노인장기요양보험제도 도입

노인장기요양보험이 2008년 7월 1일부터 시행됨에 따라 등급 외 판정을 받은 대상자가
장기요양상태로 되는 것을 조기에 방지하거나 예방하기 위한 관리 프로그램을 제공하
고 있다.

2) 방문건강관리사업 목적

① 1970년대 우리나라의 보건의료 환경을 보면 전체 의료보험 수혜율이 평균 24.0%로 서
울을 제외한 충청도 및 전라도는 12.0%의 저조한 수준이었으며, 전체 의료기관의 약
36.0%가 서울에 집중되어 있어 의료 불균형이 심각한 상황이었다.

② 1995년 지역보건법이 개정되면서 공공보건의료체계를 정비하였고 공공보건의료의 역
할이 확대되면서 보건소를 통한 지역보건사업의 중요성이 강조되었다.

③ 특히, 2003년부터 2004년에 14개의 대도시에 방문보건사업이 시범적으로 실시되면서
보건의료 접근성에 대한 방문보건사업의 효과가 검증되었다.

④ 이에 따라 보건의료취약계층을 위한 건강형평성 제고를 위해 2007년 4월 맞춤형 방문
건강관리사업이 전국적으로 확대되었으며, 방문건강관리사업은 질병예방의 필요성 및
HP2010의 건강형평성 확보를 위하여 취약계층의 건강인식제고, 자가 건강관리능력
향상 및 건강상태 유지·개선을 목적으로 시작되었다.

⑤ 찾아가는 건강관리서비스 제공을 통해 보건의료서비스에 대한 접근성 향상을 도모하
여 건강관리서비스 이용이 어려운 건강취약계층에게 보건소 전문인력(간호사, 물리치료
사, 치과위생사 등)이 가정 등 생활터를 직접 방문하여 개인, 2~4인의 소그룹, 집단을
대상으로 건강문제 스크리닝, 건강관리서비스 제공 및 보건소 내·외 자원연계를 통해 건
강행태개선, 만성질환(암, 심뇌혈관질환 등 4대 중증질환)의 예방 및 관리를 하고 있다.

3) 방문건강관리사업의 사업전략

(1) 생애주기별 건강관리

생애주기별 특성에 맞는 건강생활실천 및 질병예방 프로그램을 제공한다.

신생아·영유아	성장·발달 단계에 따른 건강문제 스크리닝, 예방접종 관리, 부모·자녀 간 상호작용 강화를 위한 정보제공 및 상담
임부	스크리닝(선별검사·검진, screening)을 통한 건강문제 발견(고위험 임부 등), 건강행태와 지식 관련 교육 및 상담
산부	산욕기 평가에 따른 산후 건강관리, 모유수유 정보제공 및 상담
성인	건강생활실천을 위한 동기부여, 건강위험요인 및 건강문제별 건강관리서비스 제공, 만성질환 관리 및 합병증 예방을 위한 프로그램 제공 및 연계
노인	허약 예방을 위한 프로그램 제공 및 연계

(2) 맞춤형 서비스

① 대상자의 요구에 적합한 건강관리서비스 제공을 위해 대상자의 건강위험요인 및 건강문제를 파악하여 전문인력으로 구성된 팀 형태로 건강관리서비스를 제공한다.

② 복합적인 건강문제와 복지문제 해결을 위해 보건소 내·외 자원과의 연계를 통해 다양하고 적절한 보건복지서비스를 제공한다.

(3) 지역담당제

① 지역담당제를 실시하여 지역의 주민에게 건강관리서비스를 제공하는 접점으로서 역할을 담당한다.

② 찾아가는 건강관리서비스를 제공하여 지역주민의 보건소 접근성을 높인다.

(4) 보건소 내·외 연계

① 전문인력으로 구성된 팀 형태의 서비스를 제공(간호사, 물리치료사, 치과위생사, 영양사, 사회복지사 등)

② 보건소 내 타부서에서 운영하는 각종 프로그램 소개 및 연계(건강증진 및 만성질환 관리) 프로그램, 자조모임 등

    ㉠ 지역사회 자원 연계 강화: 포괄적 서비스를 제공하기 위해 지역사회 기관 참여를 활성화

    ㉡ 주민생활 지원사업과 연계 및 협력

4. 노인장기요양보험제도의 방문간호

1) 노인장기요양보험제도의 방문간호 개념

노인장기요양보험제도에 의해 시행되는 방문간호는 장기요양요원인 간호사, 간호조무사, 치과위생사 등의 의사, 한의사 또는 치과의사의 지시서에 따라 수급자의 가정을 방문하여 간호, 진료의 보조, 요양에 관한 상담 또는 구강위생 등을 제공하는 장기요양급여를 말한다.

2) 노인장기요양보험에 제시된 방문간호의 특성

① 노인성 질병을 갖고 있거나 혼자서 일상생활을 수행하기 어려운 노인과 장애인 중 요양 1~5등급이면 방문간호를 이용할 수 있으므로 사업의 대상규모가 매우 크다.

② 장기요양서비스 이용자는 시설급여, 재가급여, 특별현금급여 등을 선택하여 이용할 수 있고 재가급여의 항목 및 방문간호서비스 제공기관의 선택이 가능한 소비자의 자기선택권이 보장되는 방식이다.

③ 장기요양 급여제공의 원칙은 재가급여를 우선적으로 제공하도록 하며 의료서비스와 연계하여 제공하는 방문간호에 역점을 둔다.

④ 방문간호는 간호사, 간호조무사, 치과위생사 등 다양한 인력에 의하여 제공되므로 인력제공 주체 간의 분명한 역할 규명과 서비스 표준이 필요하다.

⑤ 의료기관이 아닌 재가장기요양기관 방문간호사업소는 관리책임자인 간호사 1명과 방문간호사(방문간호조무사) 1명으로 개소할 수 있으므로 간호사에 의한 지역사회중심 방문간호사업의 창업이 가능하다.

UNIT 03 통합건강증진사업

1. 통합건강증진사업의 개념

① 통합건강증진사업이란 중앙정부가 전국을 대상으로 획일적으로 실시하는 국가주도형 사업방식에서 탈피하여, 지방자치단체가 지역사회 주민을 대상으로 건강생활실천 및 만성질환 예방, 취약계층 건강관리를 목적으로 하는 기존의 13개 사업분야를 통합하여 지역특성 및 주민 수요에 맞게 기획·추진하는 사업이다.

② 지자체가 지역사회 주민을 대상으로 실시하는 건강생활실천 및 만성질환 예방, 취약계층 건강관리를 목적으로 지역사회 특성과 주민의 요구가 반영된 프로그램 및 서비스 등을 기획·추진하는 사업이다.

③ 사업 영역은 금연, 음주폐해예방(절주), 신체활동, 영양, 비만예방관리, 구강보건, 심뇌혈관 질환예방관리, 한의약건강증진, 아토피·천식 예방관리, 여성어린이특화, 치매관리, 지역사회 중심재활, 방문건강관리로 구성된다.

④ 사업 영역 간 경계를 없애고, 주민 중심으로 사업을 통합·협력하여 수행할 것을 권장한다.

2. 통합건강증진사업의 도입

1) 기본방향 변경 내용

① 단위사업 중심(분절적) → 대상자 중심 통합서비스 제공(효율성)
② 정해진 지침에 따라 운영(경직적) → 지역여건에 맞추어 탄력적 운영(자율성)
③ 정해진 사업의 물량 관리 위주(수동적) → 사업목적, 목표달성 여부의 책임(책임성)

2) 통합건강증진사업 도입 목적

① 사업의 효율성 제고

ⓐ 보건소 지역보건의료계획 및 국민건강증진종합계획에 부합하도록 사업구조 재편성

ⓑ 사업목표가 달성될 수 있도록 건강영역별 또는 생애주기별로 통합 구성하여 다양한 전략 활용

ⓒ 지역사회 자원과 포괄적 연계·협력을 통한 대상자 중심의 통합서비스를 제공할 수 있도록 여건 조성

② 지방자치단체의 자율성 확대

ⓐ 지자체가 재원의 용도 및 세부내역을 자율적으로 설계·집행할 수 있도록 개선

ⓑ 지역사회 건강문제 및 특성에 따라 우선순위 사업영역 선정 및 사업량 선택의 자율적 운영

③ 지방자치단체의 재정 운영 책임성(평가) 제고

ⓐ 사업운영의 자율성을 부여하되 책임성을 담보하기 위해 지자체 스스로 관리·감독 역할 강화

ⓑ 사업기획, 운영, 평가과정에서 지자체의 자발적 성과관리가 이루어질 수 있도록 평가관리체계 운영

3) 기존 국고보조사업과 지역사회 통합건강증진사업의 비교

기존 국고보조사업	지역사회 통합건강증진사업
• 사업내용 및 방법 지정 지침	• 사업내용 및 원칙 중심 지침
• 중앙집중식 · 하향식	• 지방분권식 · 상향식
• 지역여건에 무방한 사업	• 지역여건을 고려한 사업
• 산출중심의 사업평가	• 과정 · 성과중심의 평가
• 분절적 사업수행으로 비효율	• 보건소 내외 사업 통합 · 연계 활성화

[지역사회 통합건강증진사업]

🔬 UNIT 04 감염성 질환 관리사업

1. 감염성 질환의 전파 차단

1) 전파 차단

(1) 병원소의 제거

동물병원소의 병원체에 의해 감염되는 인수 공통 감염병은 감염된 동물을 제거함으로써 감염병의 전파를 예방할 수 있으며, 인간이 병원소인 감염병은 외과적인 수술이나 약물요법으로 치료해서 환자나 보균자를 없애도록 한다.

예 쯔쯔가무시증의 병원체가 인체로 침투하는 것을 막기 위해서는 작업 중 입었던 모든 옷을 세탁한다.

(2) 감염력의 감소: 적당한 치료를 하면 환자가 완전히 치유되기 전이라도 감염력이 감소하여 감염 질환의 전파를 막을 수 있다.

(3) 병원소의 검역

① 검역이란 감염병 유행지에서 들어오는 사람들을 떠난 날부터 계산하여 병원체의 잠복기 동안 그들이 머물렀던 곳을 신고하게 하거나 일정한 장소에 머물게 하여 감염 여부를 확인할 때까지 감시하는 것을 말한다.

② 검역 감염병 의심자에 대한 감시 또는 격리기간은 법에서 정한 기준을 초과할 수 없다.

(4) 전파 방지

① 환자와 보균자의 확실한 치료로 병원체를 배설하지 못하게 한다.

② 병원체를 배설하는 환자 보균자와 감수성이 있는 건강인이 접촉하지 못하도록 격리시킨다.

③ 숙주 밖으로 나온 병원체를 사멸시킨다.

④ 오염된 환경과 매개체, 매개 동물을 소독한다.

2) 숙주의 면역 증강

예방접종을 통해 개인을 감염으로부터 보호하고 지역사회의 집단 면역 수준을 향상시킨다.

3) 환자에 대한 조치

전파 방지나 면역 증강의 방법으로도 예방되지 못하고 질병이 발생한 경우에는 피해가 최소화되도록 조기 진단과 조기 치료로써 질병의 경과를 가볍게 하거나 합병증을 줄이도록 한다.

2. 감염병의 분류 및 예방법

1) 법정 감염병의 개념(「감염병의 예방 및 관리에 관한 법률」 제2조)

(1) 법정 감염병의 구분과 종류

"감염병"이란 제1급감염병, 제2급감염병, 제3급감염병, 제4급감염병, 기생충감염병, 세계보건기구 감시대상 감염병, 생물테러감염병, 성매개감염병, 인수(人獸)공통감염병 및 의료관련감염병을 말하며, 갑작스러운 국내 유입 또는 유행이 예견되어 긴급한 예방·관리가 필요하여 질병관리청장이 보건복지부장관과 협의하여 지정하는 감염병을 포함한다.

구분	특성	종류	신고
제1급 감염병 (17종)	생물테러감염병 또는 치명률이 높거나 집단 발생의 우려가 커서 발생 또는 유행 즉시 신고하여야 하고, 음압격리와 같은 높은 수준의 격리가 필요한 감염병	1. 에볼라바이러스병 2. 마버그열 3. 라싸열 4. 크리미안콩고출혈열 5. 남아메리카출혈열 6. 리프트밸리열 7. 두창 8. 페스트 9. 탄저 10. 보툴리눔독소증 11. 야토병 12. 신종감염병증후군 13. 신종인플루엔자 14. 디프테리아 15. 중증급성호흡기증후군(SARS) 16. 중동호흡기증후군(MERS) 17. 동물인플루엔자 인체감염증	유행 즉시 신고

제2급 감염병 (21종)	전파가능성을 고려하여 발생 또는 유행 시 24시간 이내에 신고하여야 하고, 격리가 필요한 감염병	1. 결핵(結核)　　　　2. 수두(水痘) 3. 홍역(紅疫)　　　　4. 콜레라 5. 장티푸스　　　　　6. 파라티푸스 7. 세균성이질　　　　8. 장출혈성대장균감염증 9. A형간염　　　　　10. 백일해(百日咳) 11. 유행성이하선염　12. 풍진(風疹) 13. 폴리오　　　　　14. 수막구균 감염증 15. E형간염　　　　　16. 폐렴구균 감염증 17. 한센병　　　　　18. 성홍열 19. 반코마이신내성황색포도알균(VRSA) 감염증 20. 카바페넴내성장내세균속균종(CRE) 감염증 21. b형헤모필루스인플루엔자	24시간 이내 신고
제3급 감염병 (27종)	발생을 계속 감시할 필요가 있어 발생 또는 유행 시 24시간 이내에 신고하여야 하는 감염병	1. 파상풍(破傷風)　　2. B형간염 3. 일본뇌염　　　　　4. C형간염 5. 말라리아　　　　　6. 레지오넬라증 7. 비브리오패혈증　　8. 발진티푸스 9. 발진열(發疹熱)　　10. 쯔쯔가무시증 11. 렙토스피라증　　　12. 브루셀라증 13. 공수병(恐水病)　　14. 신증후군출혈열 15. 황열　　　　　　　16. 뎅기열 17. 큐열(Q熱)　　　　18. 웨스트나일열 19. 라임병　　　　　　20. 진드기매개뇌염 21. 유비저(類鼻疽)　　22. 치쿤구니야열 23. 지카바이러스　　　24. 후천성면역결핍증(AIDS) 25. 중증열성혈소판감소증후군(SFTS) 26. 크로이츠펠트-야콥병(CJD) 및 변종크로이츠펠트-야콥병(vCJD)　27. 매독	24시간 이내 신고
제4급 감염병 (22종)	제1급감염병부터 제3급감염병까지의 감염병 외에 유행 여부를 조사하기 위하여 표본감시 활동이 필요한 감염병	1. 인플루엔자　　　　2. 매독(梅毒) 삭제 3. 회충증　　　　　　4. 편충증 5. 요충증　　　　　　6. 간흡충증 7. 폐흡충증　　　　　8. 장흡충증 9. 수족구병　　　　　10. 임질 11. 클라미디아감염증 12. 연성하감 13. 성기단순포진　　　14. 첨규콘딜롬 15. 장관감염증　　　　16. 급성호흡기감염증 17. 해외유입기생충　　18. 엔테로바이러스감염증 19. 사람유두종바이러스 감염증 20. 반코마이신내성장알균(VRE) 감염증 21. 메티실린내성황색포도알균(MRSA) 감염증 22. 다제내성녹농균(MRPA) 감염증 23. 다제내성아시네토박터바우마니균(MRAB) 감염증	7일 이내 신고

기생충감염병	기생충에 감염되어 발생하는 감염병 중 질병관리청장이 고시하는 감염병
세계보건기구 감시대상 감염병	세계보건기구가 국제공중보건의 비상사태에 대비하기 위하여 감시대상으로 정한 질환으로서 질병관리청장이 고시하는 감염병
생물테러감염병	고의 또는 테러 등을 목적으로 이용된 병원체에 의하여 발생된 감염병 중 질병관리청장이 고시하는 감염병
성매개감염병	성 접촉을 통하여 전파되는 감염병 중 질병관리청장이 고시하는 감염병
인수공통감염병	동물과 사람 간에 서로 전파되는 병원체에 의하여 발생되는 감염병 중 질병관리청장이 고시하는 감염병
의료관련감염병	환자나 임산부 등이 의료행위를 적용받는 과정에서 발생한 감염병으로서 감시활동이 필요하여 질병관리청장이 고시하는 감염병

(2) 감염병 관련 용어 정의

① 감염병환자: 감염병의 병원체가 인체에 침입하여 증상을 나타내는 사람으로서 의사, 치과의사 또는 한의사의 진단이나 보건복지부령으로 정하는 감염병병원체 확인기관의 실험실 검사를 통하여 확인된 사람을 말한다.

② 감염병의사환자: 감염병병원체가 인체에 침입한 것으로 의심이 되나 감염병환자로 확인되기 전 단계에 있는 사람을 말한다.

③ 병원체보유자: 임상적인 증상은 없으나 감염병병원체를 보유하고 있는 사람을 말한다.

④ 감염병의심자: 감염병환자, 감염병의사환자 및 병원체보유자(이하 "감염병환자등")와 접촉하거나 접촉이 의심되는 사람(이하 "접촉자"), 「검역법」에 따른 검역관리지역 또는 중점검역관리지역에 체류하거나 그 지역을 경유한 사람으로서 감염이 우려되는 사람, 감염병병원체 등 위험요인에 노출되어 감염이 우려되는 사람을 말한다.

⑤ 감시: 감염병 발생과 관련된 자료, 감염병병원체·매개체에 대한 자료를 체계적이고 지속적으로 수집, 분석 및 해석하고 그 결과를 제때에 필요한 사람에게 배포하여 감염병 예방 및 관리에 사용하도록 하는 일체의 과정을 말한다.

⑥ 표본감시: 감염병 중 감염병환자의 발생빈도가 높아 전수조사가 어렵고 중증도가 비교적 낮은 감염병의 발생에 대하여 감시기관을 지정하여 정기적이고 지속적인 의과학적 감시를 실시하는 것을 말한다.

⑦ 역학조사: 감염병환자등이 발생한 경우 감염병의 차단과 확산 방지 등을 위하여 감염병환자등의 발생 규모를 파악하고 감염원을 추적하는 등의 활동과 감염병 예방접종 후 이상반응 사례가 발생한 경우나 감염병 여부가 불분명하나 그 발병원인을 조사할 필요가 있는 사례가 발생한 경우 그 원인을 규명하기 위하여 하는 활동을 말한다.

⑧ 예방접종 후 이상반응: 예방접종 후 그 접종으로 인하여 발생할 수 있는 모든 증상 또는 질병으로서 해당 예방접종과 시간적 관련성이 있는 것을 말한다.

⑨ 고위험병원체: 생물테러의 목적으로 이용되거나 사고 등에 의하여 외부에 유출될 경우 국민건강에 심각한 위험을 초래할 수 있는 감염병병원체로서 보건복지부령으로 정하는 것을 말한다.

⑩ 관리대상 해외 신종감염병: 기존 감염병의 변이 및 변종 또는 기존에 알려지지 아니한 새로운 병원체에 의해 발생하여 국제적으로 보건문제를 야기하고 국내 유입에 대비하여야 하는 감염병으로서 보건복지부장관이 지정하는 것을 말한다.

⑪ 의료·방역 물품: 의약품·의약외품, 의료기기 등 의료 및 방역에 필요한 물품 및 장비로서 질병관리청장이 지정하는 것을 말한다.

(3) 국가 및 지방자치단체의 책무(「감염병의 예방 및 관리에 관한 법률」 제4조)

① 국가 및 지방자치단체는 감염병환자등의 인간으로서의 존엄과 가치를 존중하고 그 기본적 권리를 보호하며, 법률에 따르지 아니하고는 취업 제한 등의 불이익을 주어서는 아니 된다.

② 국가 및 지방자치단체는 감염병의 예방 및 관리를 위하여 다음의 사업을 수행하여야 한다.

  1. 감염병의 예방 및 방역대책

  2. 감염병환자등의 진료 및 보호

  3. 감염병 예방을 위한 예방접종계획의 수립 및 시행

  4. 감염병에 관한 교육 및 홍보

  5. 감염병에 관한 정보의 수집·분석 및 제공

  6. 감염병에 관한 조사·연구

  7. 감염병병원체 수집·검사·보존·관리 및 약제내성 감시(藥劑耐性 監視)

  8. 감염병 예방 및 관리 등을 위한 전문인력의 양성

  8의2. 감염병 예방 및 관리 등의 업무를 수행한 전문인력의 보호

  9. 감염병 관리정보 교류 등을 위한 국제협력

  10. 감염병의 치료 및 예방을 위한 의료·방역 물품의 비축

  11. 김염병 예빙 및 관리사업의 평가

  12. 기후변화, 저출산·고령화 등 인구변동 요인에 따른 감염병 발생조사·연구 및 예방대책 수립

  13. 한센병의 예방 및 진료 업무를 수행하는 법인 또는 단체에 대한 지원

  14. 감염병 예방 및 관리를 위한 정보시스템의 구축 및 운영

  15. 해외 신종감염병의 국내 유입에 대비한 계획 준비, 교육 및 훈련

  16. 해외 신종감염병 발생 동향의 지속적 파악, 위험성 평가 및 관리대상 해외 신종감염병의 지정

  17. 관리대상 해외 신종감염병에 대한 병원체 등 정보 수집, 특성 분석, 연구를 통한 예방과 대응체계 마련, 보고서 발간 및 지침(매뉴얼을 포함한다) 고시

③ 국가·지방자치단체(교육감을 포함)는 감염병의 효율적 치료 및 확산방지를 위하여 질병의 정보, 발생 및 전파 상황을 공유하고 상호 협력하여야 한다.

④ 국가 및 지방자치단체는 「의료법」에 따른 의료기관 및 의료인단체와 감염병의 발생 감시·예방을 위하여 관련 정보를 공유하여야 한다.

(4) 의료인 등의 책무와 권리(「감염병의 예방 및 관리에 관한 법률」 제5조)

① 「의료법」에 따른 의료인 및 의료기관의 장 등은 감염병 환자의 진료에 관한 정보를 제공받을 권리가 있고, 감염병 환자의 진단 및 치료 등으로 인하여 발생한 피해에 대하여 보상받을 수 있다.

② 「의료법」에 따른 의료인 및 의료기관의 장 등은 감염병 환자의 진단·관리·치료 등에 최선을 다하여야 하며, 보건복지부장관, 질병관리청장 또는 지방자치단체의 장의 행정명령에 적극 협조하여야 한다.

③ 「의료법」에 따른 의료인 및 의료기관의 장 등은 국가와 지방자치단체가 수행하는 감염병의 발생 감시와 예방·관리 및 역학조사 업무에 적극 협조하여야 한다.

(5) 국민의 권리와 의무(「감염병의 예방 및 관리에 관한 법률」 제6조)

① 국민은 감염병으로 격리 및 치료 등을 받은 경우 이로 인한 피해를 보상받을 수 있다.

② 국민은 감염병 발생 상황, 감염병 예방 및 관리 등에 관한 정보와 대응방법을 알 권리가 있고, 국가와 지방자치단체는 신속하게 정보를 공개하여야 한다.

③ 국민은 의료기관에서 이 법에 따른 감염병에 대한 진단 및 치료를 받을 권리가 있고, 국가와 지방자치단체는 이에 소요되는 비용을 부담하여야 한다.

④ 국민은 치료 및 격리조치 등 국가와 지방자치단체의 감염병 예방 및 관리를 위한 활동에 적극 협조하여야 한다.

2) 감염병 신고 절차(「감염병의 예방 및 관리에 관한 법률」 제11조)

① 의사, 치과의사 또는 한의사는 다음 각 호의 어느 하나에 해당하는 사실이 있으면 소속 의료기관의 장에게 보고하여야 하고, 해당 환자와 그 동거인에게 질병관리청장이 정하는 감염 방지 방법 등을 지도하여야 한다. 다만, 의료기관에 소속되지 아니한 의사, 치과의사 또는 한의사는 그 사실을 관할 보건소장에게 신고하여야 한다.

  1. 감염병환자등을 진단하거나 그 사체를 검안한 경우

  2. 예방접종 후 이상반응자를 진단하거나 그 사체를 검안한 경우

  3. 감염병환자등이 제1급감염병부터 제3급감염병까지에 해당하는 감염병으로 사망한 경우

  4. 감염병환자로 의심되는 사람이 감염병병원체 검사를 거부하는 경우

② 감염병병원체 확인기관의 소속 직원은 실험실 검사 등을 통하여 보건복지부령으로 정하는 감염병환자등을 발견한 경우 그 사실을 그 기관의 장에게 보고하여야 한다.

③ 보고를 받은 의료기관의 장 및 감염병병원체 확인기관의 장은 제1급감염병의 경우에는 즉시, 제2급감염병 및 제3급감염병의 경우에는 24시간 이내에, 제4급감염병의 경우에는 7일 이내에 질병관리청장 또는 관할 보건소장에게 신고하여야 한다.

④ 육군, 해군, 공군 또는 국방부 직할 부대에 소속된 군의관은 제1항 각 호의 어느 하나에 해당하는 사실이 있으면 소속 부대장에게 보고하여야 하고, 보고를 받은 소속 부대장은 제1급감염병의 경우에는 즉시, 제2급감염병 및 제3급감염병의 경우에는 24시간 이내에 관할 보건소장에게 신고하여야 한다.

⑤ 감염병 표본감시기관은 표본감시 대상이 되는 제4급감염병으로 인하여 제1항제1호 또는 제3호에 해당하는 사실이 있으면 보건복지부령으로 정하는 바에 따라 질병관리청장 또는 관할 보건소장에게 신고하여야 한다.

⑥ 감염병환자등의 진단 기준, 신고의 방법 및 절차 등에 관한 사항은 보건복지부령으로 정한다.

(2) 보건소장 등의 보고 등(「감염병의 예방 및 관리에 관한 법률」 제13조)

① 신고를 받은 보건소장은 그 내용을 관할 특별자치도지사 또는 시장·군수·구청장에게 보고하여야 하며, 보고를 받은 특별자치도지사 또는 시장·군수·구청장은 이를 질병관리청장 및 시·도지사에게 각각 보고하여야 한다.

② 보고를 받은 질병관리청장, 시·도지사 또는 시장·군수·구청장은 감염병환자로 의심되는 사람이 감염병병원체 검사를 거부하는 경우(제1급감염병 환자로 의심되는 경우에 한정)에 대하여 감염병병원체 검사를 하게 할 수 있다.

③ 보고의 방법 및 절차 등에 관하여 필요한 사항은 보건복지부령으로 정한다.

(3) 인수공통감염병의 통보(「감염병의 예방 및 관리에 관한 법률」 제14조)

① 「가축전염병예방법」에 따라 신고를 받은 국립가축방역기관장, 신고대상 가축의 소재지를 관할하는 시장·군수·구청장 또는 시·도 가축방역기관의 장은 같은 법에 따른 가축전염병 중 다음 각 호의 어느 하나에 해당하는 감염병의 경우에는 즉시 질병관리청장에게 통보하여야 한다.

    1. 탄저
    2. 고병원성조류인플루엔자
    3. 광견병
    4. 그 밖에 대통령령으로 정하는 인수공통감염병

② ①에 따른 통보를 받은 질병관리청장은 감염병의 예방 및 확산 방지를 위하여 이 법에 따른 적절한 조치를 취하여야 한다.

③ ①에 따른 신고 또는 통보를 받은 행정기관의 장은 신고자의 요청이 있는 때에는 신고자의 신원을 외부에 공개하여서는 아니 된다.

④ ①에 따른 통보의 방법 및 절차 등에 관하여 필요한 사항은 보건복지부령으로 정한다.

🔖 UNIT 05   만성질환 관리사업

1. 만성퇴행성 질환의 이해

1) 만성퇴행성 질환

(1) 만성퇴행성 질환의 사망 및 이행수준 경향

① 만성퇴행성 질환은 질병발생 과정의 시간 경과 특성에 따라 구분된다.

② 급성 질환에 상반된 개념이며, 우리나라는 1970년대부터 뇌혈관계 질환, 악성 신생물, 각종 순환기계 질환 등 만성퇴행성 질환이 주요 사망원인으로 등장했다.

③ 우리나라 10대 사망원인 중 자살과 교통사고를 제외한 대부분의 사망원인이 만성퇴행성 질환이다.

④ 연령이 증가하면서 유병률이 증가하며 대부분 원인 및 발병일이 명확하지 않다.

⑤ 만성퇴행성 질환은 집단 발생의 형태가 아니며 개인적·산발적으로 발병하고 유병률이 발병률보다 크다는 특징을 갖는다.

2) 만성퇴행성 질환의 특징

① 연령 증가에 따라 유병률이 증가하고 일단 발생하면 3개월 이상 경과한다.

② 증상의 회복과 악화가 반복되면서 불가역적인 병리 변화를 동반한다.

③ 질병의 성격이 영구적이며, 후유증이 있으며 집단 발생 형태가 아니라, 개인적·산발적으로 발생한다.

④ 대부분의 원인이 명확하지 않고 장기간에 걸친 치료 및 감시와 재활이 필요하다.

3) 만성퇴행성 질환의 관리

(1) 일차예방

① 만성퇴행성 질환의 경우 일차예방에 필요한 직접 원인이 밝혀지지 않아 일차예방이 어렵다.

② 일차예방 사업은 위험인자에 대한 교육과 홍보가 주된 내용이며 위험인자에 대한 교육은 고위험군을 대상으로 한 교육과 일반인을 위한 교육으로 구분된다.

　　㉠ 고위험군을 대상으로 한 교육: 흡연자나 음주자와 같은 고위험군을 대상으로 한 교육은 방문간호사업과 연계하여 가정에서 자가간호 프로그램으로 확대하면 효과가 있다.

　　㉡ 일반인을 위한 교육: 건강증진의 내용이 주가 되는데, 대중매체를 이용하거나 학교의 보건교육 시간의 확보 및 지방자치단체의 건강대학 등의 운영을 통해 보건교육을 확대 실시한다.

(2) 이차예방

① 자각증상이 없는 경우가 많아 만성퇴행성 질병 관리의 대부분은 이차예방을 중심으로 이루어지며 조기진단 및 치료를 통해 조기사망을 예방하는 것이다.

② 노인건강진단 사업 대상자, 의료급여와 지역의료보험 대상자를 성인병 검진 대상자로 일원화하여 조기발견을 위한 사업체계를 구성하여야 한다.

(3) 삼차예방

질병으로 인한 불능과 조기사망을 감소시키기 위해 지속적인 치료와 관리가 유지되도록 대상자를 등록 관리하고, 재활을 돕는 사업을 중심으로 진행된다.

(4) 예방차원의 집단검진

① 집단을 대상으로 질병의 증상이 없는 건강한 사람들 중에서 그 질병의 조기 단계에 이를 검색하기 위하여 시행하는 검진을 집단검진이라 하며, 집단검진에서 실시하는 검사를 선별검사라 한다.

② 집단검진을 하는 구체적인 목적

    ㉠ 지역사회의 유병률과 질병상태를 파악하고 질병발생에 관계되는 요소를 규명할 수 있다.

    ㉡ 질병 전체의 규모나 발생 양상을 알 수 있는 많은 정보를 얻을 수 있다.

    ㉢ 질병의 조기상태를 파악하면 그 질병의 자연사나 발생기전 이해에 도움이 된다.

    ㉣ 조기진단을 통한 조기치료를 함으로써 생명의 연장과 질병의 치유에 도움이 된다.

    ㉤ 집단검진을 실시하는 과정에서 주민들에게 질병발생에 대한 지식과 예방의 중요성을 인식시키고 정기적인 건강진단을 받도록 유도할 수 있다.

(5) 암관리사업

① 암관리사업의 목적: 국가 암 검진사업을 통하여 우리나라 국민의 사망원인 1위인 암을 조기에 발견하여 치료를 유도함으로써 암의 치료율을 높이고 암에 대한 포괄적인 관리를 통해 암환자의 삶의 질을 높이며 암으로 인한 사망을 줄이는 것을 목적으로 하는 국가 단위 사업을 말한다.

② 우리나라 암 사망순위: 폐암 〉 간암 〉 대장암 〉 위암 〉 췌장암

③ 매년 3월 21일은 "암 예방의 날"로 해마다 증가하는 암발생률을 낮추기 위하여 암 예방, 조기 진단 등에 대한 정보를 제공하고 실천을 촉구하기 위하여 제정하였다.

UNIT 06 정신보건사업

1. 정신보건사업

1) 정신보건의 기본개념

지역사회 정신보건서비스의 기본개념은 '지역사회 내에서 발생하는 정신건강문제를 지역사회 내의 자원을 활용하여 해결하자'는 것이다.

2) 정신보건의 정의

지역사회 정신보건이란 지역주민 전체를 대상으로 하여 치료보다는 예방과 포괄적인 정신건강증진을 위한 일련의 활동을 모두 포함한다.

2. 정신건강 보건사업 추진방향

1) 정신질환에 대한 인식개선 및 정신질환자 권익 증진

① 정신보건시설의 정신질환자 인권보호 대책

② 정신질환자 인권침해 방지 및 권익 보호

2) 지역사회중심의 통합적인 정신보건서비스 제공

① 정신건강증진센터 확충 및 운영지원
② 통합정신건강증진사업 실시
③ 자살예방대책 수립·시행
④ 사회복귀시설 확충 및 운영지원
⑤ 알콜중독자에 대한 치료·재활체계 강화
⑥ 마약중독자에 대한 치료·보호지원체계 강화

3) 아동·청소년 정신건강 조기검진 및 조기 중재

아동, 청소년의 주요 정신건강문제를 조기에 발견하여 청소년의 정신건강을 증진시키고 건강한 성장을 도모한다.

4) 정신보건시설의 요양 및 치료환경 대폭 개선

정신질환자의 요양, 보호수준 및 질 향상을 위해 각종 정신보건서비스의 제공을 내실화하며 간호사와 생활지도원의 2교대를 실시한다.

5) 정신보건사업 기반 구축

① 정신보건서비스 전달 및 연계체계 강화
② 정신보건전문요원 양성사업
③ 중앙 및 지방 정신보건사업지원단 기능 활성화 및 연계체계 강화

6) 지역사회 정신보건기관 및 주요기능

구분		주요 기능
계		• 지역사회 내 정신질환 예방, 정신질환자 발견·상담·사회복귀훈련 및 사례관리
정신건강증진센터		• 정신보건시설 간 연계체계 구축 등 지역사회 정신보건사업 기획·조정 ※ 기초 189(국비 164, 지방비 25), 광역 11(국비 10, 지방비 1) • 지역사회 내 정신질환 예방, 정신질환자 발견·상담·사회복귀훈련 및 사례관리 • 정신보건시설 간 연계체계 구축 등 지역사회 정신보건사업 기획·조정 ※ 기초 189(국비 164, 지방비 25), 광역 11(국비 10, 지방비 1)
정신 의료기관	국·공립	정신질환자 진료, 지역사회 정신보건사업 지원
	민간	정신질환자 진료
정신요양시설		만성정신질환자 요양·보호
사회복귀시설		병원 또는 시설에서 치료·요양 후 사회복귀 촉진을 위한 훈련 실시
알콜상담센터		알콜중독 예방, 중독자 상담·재활훈련

3. 정신보건센터 설치·운영

보건소는 지역의 일선행정기관으로써 정신보건활동의 중심이 되며 국가 또는 지방자치단체에 의해 각 시·군·구별로 1개소씩 정신보건센터를 설치·운영한다.

1) 광역 정신건강증진센터

시·도지사가 광역시·도의 정신보건시스템을 구축·강화하고 24시간 자살예방 및 위기관리 서비스를 제공하며 정신건강증진사업 및 교육 홍보사업 등을 제공할 목적으로 전국 광역시에 각 1개소씩 설치·운영한다.

2) 기초 정신건강증진센터

인구 20만 명 미만 시·군·구에는 1개소를 설치하고 20만명 이상 시·군·구는 2개소 이상 설치 가능하다.

4. 정신보건전문요원

1) 정신보건전문요원의 개념(「정신건강증진 및 정신질환자 복지서비스 지원에 관한 법률」 제17조)

① 보건복지부장관은 정신건강 분야에 관한 전문지식과 기술을 갖추고 보건복지부령으로 정하는 수련기관에서 수련을 받은 사람에게 정신건강전문요원의 자격을 줄 수 있다.

② 정신건강전문요원은 그 전문분야에 따라 정신건강임상심리사, 정신건강간호사, 정신건강사회복지사 및 정신건강작업치료사로 구분한다.

③ 보건복지부장관은 정신건강전문요원의 자질을 향상시키기 위하여 보수교육을 실시할 수 있다.

④ 보건복지부장관은 보수교육을 국립정신병원, 「고등교육법」에 따른 학교 또는 대통령령으로 정하는 전문기관에 위탁할 수 있다.

⑤ 정신건강전문요원은 다른 사람에게 자기의 명의를 사용하여 정신건강전문요원의 업무를 수행하게 하거나 정신건강전문요원 자격증을 빌려주어서는 아니 된다.

2) 보건전문요원의 업무범위(「정신건강증진 및 정신질환자 복지서비스 지원에 관한 법률 시행령」)

종별	업무범위
공통	• 정신재활시설의 운영 • 정신질환자등의 재활훈련, 생활훈련 및 작업훈련의 실시 및 지도 • 정신질환자등과 그 가족의 권익보장을 위한 활동 지원 • 정신질환의심자에 대한 진단 및 보호의 신청 • 정신질환자등에 대한 개인별 지원계획의 수립 및 지원 • 정신질환 예방 및 성신건강복지에 관한 조사·연구 • 정신질환자등의 사회적응 및 재활을 위한 활동 • 정신건강증진사업등의 사업 수행 및 교육
정신건강 임상심리사	• 정신질환자등에 대한 심리 평가 및 심리 교육 • 정신질환자등과 그 가족에 대한 심리 상담 및 심리 안정을 위한 서비스 지원
정신건강 간호사	• 정신질환자등의 간호 필요성에 대한 관찰, 자료수집, 간호 활동 • 정신질환자등과 그 가족에 대한 건강증진을 위한 활동의 기획과 수행
정신건강 사회복지사	• 정신질환자등에 대한 사회서비스 지원 등에 대한 조사 • 정신질환자등과 그 가족에 대한 사회복지서비스 지원에 대한 상담·안내

5. 정신건강관리가 필요한 고위험군

1) 자주 재발하는 만성정신질환자

자주 재입원을 해야 하는 정신질환적 증상이 나타나는 대상자는 환자관리가 필요한 고위험군에 속한다.

2) 노인 중 만성정신질환자

지역사회에는 만성 노인정신질환자가 있으며 노인인구의 18~25%는 심각한 행동, 사회, 정신적 장애가 있다. 그러나 지역사회 프로그램에서는 이러한 노인에게 적절한 정신보건서비스를 제공하지 못하는 실정이다.

3) 아동과 청소년

비행과 약물남용 문제가 있는 아동과 학대를 받거나 방임된 아동에게서 정신질환의 발병률이 높다. 다른 고위험군에서도 가족과 함께 수행하는 가족요법이 중요하지만, 특히 아동과 청소년을 대상으로 하는 경우에는 가족과 지역사회가 다체계적인 치료적 접근에 초점을 맞춰야 한다.

4) 지적장애자

대부분의 시설에서는 지적장애자들이 퇴원하여 지역사회로 돌아가도록 유도한다. 지적장애자란 IQ 70 이하인 사람을 의미하는 것으로, 지적장애는 지능적 한계로 인해 심하게 손상된 행동을 보이는 사람으로 사회적 책임을 달성할 수 없고 나이에 비해 의존적이다.

5) 약물남용자

급격한 사회변화의 과정에서 나타나는 사회해체의 희생자들은 스트레스와 즉각적인 대리만족을 경험할 수 있다는 이유에서 자가투약함으로써 약물남용 및 중독에 빠져 헤어나오지 못하게 된다.

6) 한국 사회의 소수민족대상자

최근 국제결혼은 흔히 볼 수 있는 결혼형태이며 국내로 유입된 외국인 여성들은 가정폭력으로 인한 부부관계, 전통적 가치관과 문화 차이, 사회적인 면과 자녀양육 등에서 많은 문제와 마주하고 있다. 1980년대 후반 이후 외국인 노동자들이 대규모로 국내로 들어오면서 언어문제, 문화 차이, 작업관행, 자녀문제 등의 사회적 문제가 점점 대두되고 있으며 이러한 소수민족대상자들이 한국 사회에 정착할 수 있는 방안을 모색하여 그들의 정신건강 유지·증진에 관심을 기울여야 할 것이다.

UNIT 07   재활간호사업

1. 재활의 이해

1) 재활의 개념

(1) 장애인의 정의

신체적·정신적 장애로 오랫동안 일상생활이나 사회생활에서 상당한 제약을 받는 자를 말한다.(「장애인복지법」 제2조 제1항)

(2) 재활의 정의

① 재활이란 사회복귀 또는 사회통합으로 이해된다.

② 장애를 지닌 이들의 신체적·정신적·사회적·직업적·경제적 가용능력을 최대한 회복시키는 것으로 계획된 목표지향적이고 개별화된 일련의 연속적 과정으로서 체계적 서비스를 말한다.

③ 사람답게 살 권리와 자격과 존엄이 어떤 원인에 의해서 손상된 사람이 그것을 다시 회복하는 것을 의미한다.

(3) 재활의 목표

장애인의 잠재적 기능을 극대화하여 수용할 만한 삶의 질을 성취하도록 하는 것이며, 장애로 인해 변화된 삶에 적응하면서 최적의 안녕상태를 촉진하여 가정과 지역사회에 복귀시키는 것이다.

(4) 우리나라 장애의 정의(「장애인복지법」 제2조)

① 신체적 장애: 주요 외부 신체기능의 장애, 내부기관의 장애 등을 말한다.

② 정신적 장애: 발달장애 또는 정신 질환으로 발생하는 장애를 말한다.

③ 2007년 발달장애를 자폐성 장애로, 정신지체를 지적장애로 명칭을 변경하였다.

2) 장애등급판정기준(2018년 보건복지부고시)

대분류	중분류	소분류	세분류
신체적 장애	외부 신체기능의 장애	지체장애	절단장애, 관절장애, 지제기능상애, 변형 등의 장애
		뇌병변장애	뇌의 손상으로 인한 복합적인 장애
		시각장애	시력장애, 시야결손장애
		청각장애	청력장애, 평형기능장애
		언어장애	언어장애, 음성장애, 구어장애
		안면장애	안면부의 추상, 함몰, 비후 등 변형으로 인한 장애

		신장장애	투석치료 중이거나 신장을 이식 받은 경우
신체적 장애	내부기관의 장애	심장장애	일상생활이 현저히 제한되는 심장기능 이상
		간장애	일상생활이 현저히 제한되는 만성·중증의 간기능 이상
		호흡기장애	일상생활이 현저히 제한되는 만성·중증의 호흡기기능 이상
		장루·요루장애	일상생활이 현저히 제한되는 장루·요루
		뇌전증장애	일상생활이 현저히 제한되는 만성·중증의 뇌전증
정신적 장애	발달장애	지적장애	지능지수가 70 이하인 경우
		자폐성장애	정신분열병, 분열형 정동장애, 양극성 정동장애, 반복성 우울장애
	정신장애	정신장애	소아자폐 등 자폐성 장애

2. 재활간호사업

1) 재활간호의 이해

(1) 재활간호의 개념

① 재활간호는 간호사와 대상자가 역동적·치료적·지지적 관계 안에서 서로 영향을 미치면서 변화·발전하는 간호실무이며, 광범위한 지식을 기반으로 다양한 건강간호와 지역사회 구조 안에서 이루어진다.

② 여러 전문 분야로 구성된 재활팀 요원과의 협력적 관계 속에서 재활실무를 통해 대상자의 개별화된 질적 성과를 얻어내고 재활의 목적을 종합적으로 성취하고자 한다.

(2) 재활간호의 목적

① 궁극적 목적은 장애인의 기능적 회복과 최대의 독립성으로 장애인의 사회통합이다.

② 잠재적 기능의 극대화와 장애 내에서 최고의 심신상태를 유지하도록 돕는다.

③ 변화된 삶에 적응하고 수용하여 최적의 안녕상태를 유지할 수 있게 돕는다.

④ 수용할만한 삶의 질을 성취하게 한다.

⑤ 자신의 삶의 질을 인정하고 가정과 지역사회에 복귀할 수 있게 한다.

⑥ 교육과 상담을 통해 환자와 가족에게 상황에 대해 이해하도록 돕는다.

2) 우리나라 재활간호사업

우리나라는 지역사회의 인적·물적 자원을 최대한 활용하여 장애인에게 지속적이고 효율적인 재활서비스를 제공함으로써 재가 장애인의 삶의 질을 높이고 주민과 장애인의 사회통합을 형성하기 위해 지역사회중심 재활사업(CBR: Community Based Rehabilitation)을 추진하고 있다.

3) 지역사회중심 재활간호사업(CBR)

(1) 보건소중심의 재활간호
① 우리나라 CBR은 보건소를 중심으로 지역사회간호사가 중추적인 역할을 하고 있다.
② 새로운 기구, 단체, 장비, 건물을 만들기보다는 장애인 자신과 가족, 주위의 기존 지역사회 자원과 인력을 훈련시키고 활용하여 효과적이고 경제적으로 장애인의 재활과 사회적 통합을 이룰 수 있도록 하는 데 있다.

(2) 지역사회중심 재활간호사업의 필요성
① 급속한 산업화와 도시화 추세에 따라 중도장애의 발생빈도가 높아지고 있다.
② 노인인구의 증가에 따른 만성퇴행성 질환으로 인해 장애를 가지고 생활하는 인구가 급속하게 증가하고 있다.
③ 의료재활에의 요구가 높은 거동이 불편한 장애인들 중에는 저소득층이 많은 실정이다.
④ 재활에 대한 전통적인 접근방법인 시설중심 재활로는 대상자의 2~3%만 수용할 수 있고 나머지 대부분이 재가장애인으로서 재활서비스를 받지 못하고 있다.
⑤ 장애인에 대한 인식 부족과 재가장애인의 방치로 인한 장애 심화를 방지해야 한다.
⑥ 장애의 조기발견, 재활에 대한 인식 고취, 욕창관리, 대소변 관리, 가옥구조의 변경, 간단한 재활치료 등 일차보건의료 수준에서 해결될 수 있는 문제의 해결을 위해서 필요하며 시설중심 재활에 비해 비용부담이 적다.

(3) 지역사회 재활간호사업의 대상자
① 「장애인복지법」에 의거하여 등록된 장애인: 지체장애, 뇌병변장애, 시각장애, 청각장애, 언어장애, 지적장애(정신지체), 자폐성장애(발달장애), 정신장애, 신장장애, 심장장애, 호흡기장애, 간장애, 안면장애, 장루·요루장애, 뇌전증장애(舊 간질장애)
② 장애등록을 하지 않았으나 장애등급 기준에 해당하는 장애인
③ 장애발생 고위험군: 임산부, 만성성인병 질환자, 노인, 산업장 근로자, 지역주민, 영·유아

(4) 지역사회 재활간호사업의 특징
① 지역사회 자원을 최대로 가동시켜 능동적으로 역할을 담당하게 한다.
② 특정한 지역사회 상황에서 수용할 수 있고, 재정적으로 감당할 수 있으며, 효과적이고 간단한 방법 및 기술을 이용한다.
③ 가능하면 일차보건의료체계와 같은 기존 서비스 전달체계와 하부구조를 통합한다.
④ 지역적으로 충족되지 못한 수요를 해결하기 위한 후송의뢰체계와 보다 나은 결과를 얻을 수 있는 조정체계를 개발한다.
⑤ 보건소와 같은 공공기관을 중심으로 주민들의 자발적인 참여를 유도한다.

(5) 지역사회 재활간호사업의 추진 방향
① 재활서비스가 필요한 장애인 등을 조기에 발견하여 재활사업 대상자로 등록한다.

② 재활업무에 관련된 요원들이 효과적인 팀워크로 양질의 서비스를 수행할 수 있도록 훈련 프로그램을 개발한다.

③ 장애인 본인과 가족 및 지역주민의 자발적 참여가 재활에 필요함을 강조, 교육한다.

④ 지역형편에 맞는 재활 프로그램을 수립하고 지역 내 유관기관과의 협조체계를 구축한다.

4) 통합적 재활간호

(1) 통합적 재활간호의 개념

① 통합적 재활간호란 장애인과 그 가족을 대상으로 건강관리능력의 향상과 유지 및 더 이상의 장애 발생을 예방하기 위해 다기능적 역할을 할 수 있도록 훈련된 재활간호사가 일차적으로 포괄적인 자기관리간호를 제공하는 것이다.

② 통합재활 과정에서는 신체적·심리사회적으로 전인적인 간호를 제공하고자 장애인을 건강동반자로 보며 직접간호와 교육·상담을 한다.

(2) 통합적 재활간호 모형

① 가정에서의 재활

ⓒ 병원에서 퇴원하게 되는 장애인들이 치료적 환경을 떠나는 것에 대해 불안해할 때 간호사는 이들이 분리불안을 느끼지 않도록 지지와 격려를 해주어야 한다.

ⓒ 가정으로 돌아오는 장애인에게 가족과 친지의 태도는 성공적인 재활을 위해 매우 중요하기 때문에 장애인의 건강문제를 계속적으로 관리하고, 이들이 독자적으로 또는 가족이나 보호자의 도움으로 자가간호를 할 수 있게 하며, 안정된 가정환경을 유지하도록 간호하는 것이 목적이다.

② 주간 재활간호센터

ⓒ 재가장애인들의 계속적인 재활관리가 필요한 경우 장애인의 기능수준 유지, 자립수준의 향상, 건강상태의 악화 예방 또는 지연을 위해 보건의료시설이나 서비스 이용, 사회화 및 동질집단 간의 상호작용 촉진, 가족과 주간호자에게 휴식을 제공하기 위한 곳이다.

ⓒ 서비스 내용: 의료·간호의 치료적 관점과 물리·작업·언어치료, 오락 및 지지활동, 개인위생과 일반적 간호, 환자이송서비스 등이 해당된다.

③ 지역사회중심 재활간호: 지역사회의 조직을 이용하여 종합적 관리와 재활훈련 및 교육을 관장하는 모형으로 보건간호사가 가정을 방문하여 가정에 방치된 거동 불편자의 욕창, 관절구축, 재활에 대한 의욕상실의 문제점을 파악하고 이동의 불편과 경제력 부족으로 적절한 재활치료를 받지 못하는 장애인을 위하여 장애예방간호와 일반적인 자기관리를 위한 전반적인 재활간호를 실시하는 것이다.

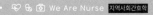

단원별 문제

01 의료기관이 실시하는 가정간호의 업무범위에 해당하지 않는 것은?

① 독자적 투약, 주사
② 기관 교환 및 관리 등의 간호
③ 환자상태 파악을 위한 검사
④ 상병상태 판정을 위한 진찰
⑤ 간호 및 검체의 채취

해설 ① 독자적이라는 말이 틀렸다. 의사의 처방전을 가지고 간다.

> **의료기관이 실시하는 가정간호의 범위**
>
> 간호, 검체의 채취, 투약, 주사, 응급처치 등에 대한 교육 및 훈련, 상담, 다른 보건의료기관 등에 대한 건강관리에 관한 의뢰

02 김씨는 가정간호를 받았는데 동일한 질병으로 가정간호를 받은 박씨와 간호수가가 다르게 나와서 가정간호사에게 왜 간호수가가 다른지에 대해서 물어보았다. 이 질문에 대해 간호사의 대답으로 적절한 것은?

① "차등수가제를 적용했기 때문입니다."
② "기본방문료는 같으나 각 서비스 내용이 다르기 때문입니다."
③ "지역 간 의료 형평성에 따라 가정간호 수가가 다르게 적용됩니다."
④ "환자의 지불 능력에 따라 수가가 다릅니다."
⑤ "지금까지 방문한 횟수에 따라 누적수가가 적용됩니다."

해설 ② 기본 방문료는 같지만 서비스 내용에 따라 개별행위에 대한 행위별수가제가 적용되기 때문에 같은 질병이라도 본인부담액은 다를 수 있다.

03 방문보건간호사가 가족을 방문하여 자료를 수집하는 과정에서 준수해야 할 원칙으로 옳은 것은?

① 가족의 문제해결이 목적이므로 가족의 문제 중심으로만 자료수집을 한다.
② 가족 중 가장 협조적이고 응답률이 높은 가구원에게 가족전체에 대한 정보를 수집한다.
③ 취약계층인 경우 접근을 거부할 수 있으므로 사전조사를 철저히 해서 한 번의 면담으로 모든 자료를 수집한다.
④ 개인정보일지라도 가구원 전체, 친척, 이웃, 통·반장 등 지역자원, 의료기관 및 기존 자료를 통해 전체적인 정보를 수집해야 한다.
⑤ 원하는 자료를 얻을 때까지 면담 시간의 제한 없이 자료를 수집한다.

> **해설** ① 가족의 문제점뿐만 아니라 가족의 강점도 사정한다.
> ② 가족정보 중에는 이중적 의미의 정보도 있을 수 있다. 따라서 한 가구원의 정보에만 의존하기보다는 여러 사람에게서 복합적인 정보를 수집하여 정확하고 통합적인 해석을 통해 판단한다.
> ③ 한 번의 면담에서 너무 무리하게 자료를 얻으려 하지 않는다. → 가족에게 부담을 줄 수 있음
> ⑤ 가족상황에 따라 면담 시간이 조정될 수는 있지만 30분에서 1시간을 넘기지 않는다.

04 13개월 된 아이와 어머니가 함께 보건소를 처음 방문했을 때 가장 먼저 해야 하는 것은?

① 등록 및 건강기록부 작성　　　② 구강교육
③ 예방접종　　　④ 모자보건 및 가족계획 방법 교육
⑤ 지역 이용가능시설 소개

> **해설** [보건소 방문절차]
> 영유아 방문 → 접수 및 등록 → 성장발달 측정 → 건강상담(예방접종, 투약) → 관리 결과 기재 → 업무보고

05 다음 중 통합건강증진사업의 도입 목적으로 맞지 않는 것은?

① 사업의 효율성 제고　　　② 지방자치단체의 자율성 확대
③ 지방자치단체의 재정 운영 책임성 제고　　　④ 사업의 획일적, 분절적 운영
⑤ 지역특성 및 주민수요에 맞는 사업 기획

> **해설** ④ 사업의 획일적, 분절적 운영은 기존의 국고보조사업의 운영체계에 해당하는 내용이다. 기존의 국고사업은 17개 사업이 분절적, 획일적, 경직적으로 운영되어서 한계점을 가지고 있었으므로 새롭게 통합건강증진사업이 도입되었다.

06 수인성 전염병의 역학적 특성으로 옳지 않은 것은 무엇인가?

① 일반적으로 발병률과 치명률이 높고 2차 감염도 매우 높다.
② 성, 연령, 계절, 생활정도, 직업과 관계가 없다.
③ 피해지역과 음료수 사용 지역이 일치한다.
④ 환자가 집단적, 폭발적으로 발생한다.
⑤ 수중에서 동일 병원균이 증명된다.

> **해설** 수인성 전염병은 음료수의 사용중지 또는 개선으로 환자 발생이 감소 또는 중단되며, 일반적으로 발병률과 치명률이 낮고 2차 감염이 거의 없다는 것이다.

07 지역사회 정신보건간호사가 담당하는 2차 예방사업에 해당하는 것은?

① 성숙위기(maturational crisis)에 대처할 수 있도록 상담을 통해 돕는다.
② 정신질환자의 재발을 막고 정상적인 사회생활로 복귀하도록 돕는다.
③ 급성질환 증상으로 오는 무능력한 기간을 단축하며 치료한다.
④ 사별, 실직과 같은 감당할 수 없는 상황에 처한 대상자를 지지하고 격려한다.
⑤ 정신질환 고위험 인구집단을 확인하여 질환이 발생하기 전에 유해한 상황을 없앤다.

> **해설** ①④⑤ 일차예방에 해당한다.
> ② 삼차예방에 해당한다.

08 다음 중 생물테러감염병 또는 치명률이 높거나 집단 발생의 우려가 커서 발생 또는 유행 즉시 신고하여야 하고, 음압격리와 같은 높은 수준의 격리가 필요한 감염병은?

① 결핵   ② A형간염
③ 페스트   ④ 폴리오
⑤ 성홍열

> **해설** "제1급감염병"이란 생물테러감염병 또는 치명률이 높거나 집단 발생의 우려가 커서 발생 또는 유행 즉시 신고하여야 하고, 음압격리와 같은 높은 수준의 격리가 필요한 감염병으로서 다음의 감염병을 말한다.
>
> | | | |
> |---|---|---|
> | 가. 에볼라바이러스병 | 나. 마버그열 | 다. 라싸열 |
> | 라. 크리미안콩고출혈열 | 마. 남아메리카출혈열 | 바. 리프트밸리열 |
> | 사. 두창 | 아. 페스트 | 자. 탄저 |
> | 차. 보툴리눔독소증 | 카. 야토병 | 타. 신종감염병증후군 |
> | 파. 중증급성호흡기증후군(SARS) | 하. 중동호흡기증후군(MERS) | 거. 동물인플루엔자인체감염증 |
> | 너. 신종인플루엔자 | 더. 디프테리아 | |

09 지역주민의 만성질환 예방 및 건강한 생활습관 형성을 지원하기 위해 읍, 면, 동마다 1개씩 설치할 수 있는 것은?

① 보건지소   ② 건강생활지원센터
③ 찾아가는 주민센터 서비스   ④ 보건진료소
⑤ 정신보건센터

> **해설** [건강생활지원센터]
> • 지방자치단체는 보건소의 업무 중에서 특별히 지역주민의 만성질환 예방 및 건강한 생활습관 형성을 지원하는 건강생활지원센터를 대통령령으로 정하는 기준에 따라 해당 지방자치단체의 조례로 설치할 수 있다.
> • 건강생활지원센터는 읍·면·동마다 1개씩 설치할 수 있으며, 보건소가 설치된 읍·면·동은 제외한다.

10 재활간호는 신체적 장애의 한계 내에서 모든 심신의 상태가 최고가 될 수 있도록 돕는 것인데, 재활간호의 궁극적 목적으로 가장 적합한 것은?

① 잠재적 기능을 극대화하여 자급자족의 성취감을 고취
② 가정과 지역사회의 복귀를 도움
③ 장애인의 기능적 회복과 최대의 독립성으로 사회 통합
④ 변화된 삶에의 적응과 최적의 안녕상태 유지를 도움
⑤ 보건의료서비스의 적절한 혜택을 받도록 도움

> **해설** 재활간호의 가장 궁극적인 목표는 "사회통합"이며, 이 외의 목표로는 장애인의 기능적 회복과 최대의 독립성이 있다.

11 다음 중 제 3급 감염병에 해당하는 것은?

① 매독   ② 인플루엔자
③ 수족구병   ④ 성홍열   ⑤ 결핵

> **해설** 매독은 4급 감염병에서 3급으로 변경되었다. 2.3(동그라미로 처리) 4급 감염병, 4,5 2급 감염병이다.

지 역 사 회 간 호 학

안전과 환경관리

4

P A R T

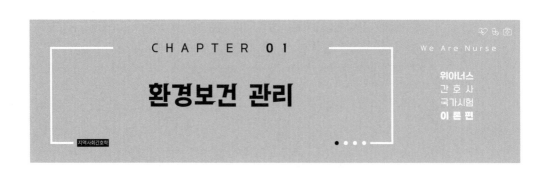

CHAPTER 01

환경보건 관리

We Are Nurse

위아너스
간 호 사
국가시험
이 론 편

지역사회간호학

UNIT 01 환경보건의 이해

1. 환경의 개념

1) 환경

(1) 환경이란 어떠한 조건을 둘러싸고 있으면서 직·간접적으로 영향을 주는 자연적 조건이나 사회적 상황을 의미한다.

(2) 환경의 영역

자연환경	이화학적 환경	기후, 공기, 물, 토양, 광선, 소리 등
	생물학적 환경	미생물, 동물, 식물, 곤충 등
사회적 환경	인위적 환경	의복, 식품, 주택, 위생시설, 산업시설 등
	문화적 환경	정치, 경제, 종교, 교육, 법, 관습 등

2) 환경오염과 환경보전

(1) 환경오염(「환경정책기본법」 제3조 제4호)

① 환경오염이란 사업활동 및 기타 인간의 활동에 의해 발생하는 것이다.

② 대기오염, 수질오염, 토양오염, 해양오염, 방사능오염, 소음, 진동, 악취, 일조 방해, 인공조명에 의한 빛공해 등을 포함한다.

③ 사람의 건강이나 환경에 피해를 주는 상태를 의미한다.

(2) 환경보전(「환경정책기본법」 제3조 제6호)

① 환경보전이란 환경오염 및 환경훼손으로부터 환경을 보호하는 것이다.

② 오염되거나 훼손된 환경을 개선함과 동시에 쾌적한 환경상태를 유지·조성하기 위한 행위를 의미한다.

3) 국제환경협약 정리

주제	협약명	개최년도	내용
인간환경 보호 지속가능 발전	유엔인간환경회의 (스톡홀름회의)	1972년	스톡홀름에서 113개국 정상이 모여 "인간환경선언" 선포. '하나 뿐인 지구(The only one earth)'라는 인간 환경 선언문을 채택
	유엔환경개발회의	1992년	리우데자네이루에서 개최, 리우선언, 의제21 이산화탄소·탄산가스·메탄가스·프레온가스 등 온실가스의 방출을 제한하여 지구온난화를 방지할 목적으로 온실가스 규제문제, 재정지원 및 기술이전 문제, 특수 상황에 처한 국가에 대한 고려 등이 주요 골자였으며 후에 교토의정서로 발전
	지속가능발전 세계정상회의	2002년	요하네스버그에서 개최, 리우 + 10
해양오염	런던협약	1972년	방사성폐기물 등 해양투기로 인한 해양오염 방지
오존층파괴	빈협약(비엔나협약)	1985년	오존층 파괴 방지, 냉매규제
	몬트리올 의정서	1987년	오존층 파괴 방지, 냉매규제, 무역 - 수출입규제
지구온난화 기후변화	리우회의	1992년	지구온난화의 국제적 공동대응을 위한 기후변화협약 채택
	교토의정서	1997년	38개 회원국이 지구온난화 방지, 온실가스 배출량 감축목표 설정 감축 대상 온실가스: 이산화탄소(CO_2), 메탄(CH_4), 아산화질소(N_2O), 불화탄소(PFC=CFC), 수소화불화탄소(HFC), 불화유황(SF_6)
	코펜하겐협정	2009년	제15차 유엔기후변화협약 당사국 총회에서 지구평균기온 상승폭을 산업화 이전 대비 2℃로 제한
	파리협정	2015년	시구평균기온 상승폭을 신업화 이전 대비 2℃보다 훨씬 작게 제한하고 1.5℃까지 제한하는데 노력하기로 함
유해폐기물	바젤협약	1989년	지구환경보호의 일환으로 유해 폐기물의 국가 간 교역을 규제하는 내용의 국제협약
생물 멸종위기	워싱턴협약(CITES)	1973년	워싱턴에서 개최, 멸종위기 야생동식물 거래규제
	생물다양성 협약	1992년	유엔환경개발회의(리우회의)에서 채택, 생물다양성의 보전, 생물자원의 지속가능한 이용 등의 합의
	나고야의정서	2010년	생물학적 유전자원의 접근 및 이익공유에 대한 국제적인 강제이행사항을 규정하고 있는 의정서
습지보호	람사르협약	1971년	물새 서식지인 습지의 보호 및 지속가능한 이용에 관한 국제조약
사막화방지	사막화방지협약	1994년	파리에서 채택, 사막화 방지를 통한 지구환경 보호

4) 환경영향평가의 개념

(1) 환경영향평가의 정의

환경영향평가란 사업에 대한 계획을 수립·시행할 때에 해당 사업이 환경·교통·재해 및 인구에 미칠 영향이 크다면 이것을 미리 평가·검토하도록 하는 것이다.

(2) 환경영향평가의 목적

사업계획을 수립하는 과정에서 사업자가 환경에 미치는 영향을 종합적으로 검토하여 최소화하는 방법을 강구함으로써 환경 피해를 사전에 예방할 수 있도록 하기 위해서이다.

(3) 환경영향평가제도의 기능

① 정책 결정자나 지역 주민에게 정보를 제공하는 기능이 있다.
② 사업에 대한 이해, 설득 내지는 합의를 형성·촉진하는 기능이 있다.
③ 정보 제공을 통한 친환경적인 계획을 수립하고 유도하는 기능이 있다.
④ 환경을 훼손·오염시키는 사업을 하지 못하도록 규제하는 기능을 수행한다.

(4) 환경영향평가제도의 효과

① 환경의 개발과 보전이 조화를 이룰 수 있고, 환경오염의 예방적 기능을 담당한다.
② 환경영향평가서 작성 과정에 지역 주민을 참여시켜 사회적인 관심을 제고할 수 있다.

(5) 환경보건과 간호사의 역할

① 환경유해 요인에 노출될 위험이 높은 인구집단 파악한다.
② Risk communication (환경적, 사회적, 경제적 위험성에 관한 정보나 의견을 이해관계자들 사이에서 주고받는 일)의 원칙을 설명한다.
③ 지역사회에서 환경에 대한 사정, 건강력 조사 시 환경위험에 대한 질문을 포함한다.
④ 누구나 환경유해요인으로부터 보호를 보장받을 수 있는 환경정의에 대해 인식하도록 한다.
⑤ 환경상의 화학물질 노출에 대한 모니터링 결과 등 환경 건강정보를 지역사회 사정에 포함시킨다.
⑥ 환경 노출과 증상 및 질병과의 관계를 연관지어 인식하도록 한다.
⑦ 지역사회 내 적절한 환경보건 자원에 의뢰한다.
⑧ 환경보건에 관한 주제로 개인, 가족, 지역사회, 인구집단을 교육 한다.

🩺 UNIT 02 대기와 건강

1. 공기와 대기

공기란 대기권 기체 물질의 총량을 말하며, 대기는 지구를 둘러싸고 있는 보호막으로 지표면 및 지표면에 가까운 곳에서 물의 순환, 공기 순환, 화학적·기계적 풍화, 육지와 해양에서의 광합성 분해 등의 화학적 작용에 관여한다.

1) 대기권의 분류

구분	높이	특징
대류권	지상으로부터 고도 11~12km 이내	지표 오염물질의 확산 이동 등에 영향을 주는 생활권으로 구름이나 눈, 비 등의 기상 현상이 일어난다.
성층권	고도 12~50km	오존층이 있어 자외선을 흡수하고 기상 현상이 나타나지 않는다.
중간권	고도 50~80km	공기의 대류 운동은 일어나지만 공기가 희박하여 기상 현상이 나타나지 않는다.
열권	고도 80km 이상	대기가 매우 희박하다.

2) 공기의 조성

대기권 내의 주요 화학 성분은 질소와 산소로 이루어져 있으며, 나머지 성분은 이산화탄소, 아르곤 등으로 이루어져 있다.

(1) 산소(O_2)

① 산소(O_2)는 호흡 작용에 필수적이며 흡입된 산소는 Hb(헤모글로빈)과 HbO_2(oxyhemoglobin)로 결합하여 세포조직에 운반된다.

② 성인은 안정된 상태에서 하루에 2,500~3,000L의 산소를 필요로 하고 대기 중 산소의 변동 범위는 15~27%이고 일반적으로 21%이다.

③ 인체가 산소의 증감에 허용할 수 있는 범위는 15~50% 정도이다.

구분	증상
14% 이하	저산소증(hypoxia)
10% 이하	호흡 곤란
7% 이하	질식사
고농도 시(21% 이상)	산소 중독(oxygen poisoning)

(2) 질소(N_2)

① 질소(N_2)는 공기 중에 약 78%를 차지하며, 생리적 비활성화 가스이다.

② 정상기압에서는 인체에 영향을 미치지 않지만 이상 고기압 시나 고기압 상태에서 정상기압으로 복귀할 때 체액 및 지방조직에 발생되는 질소 가스가 주원인이 되어 기포를 형성하여 모세혈관에 혈전현상을 일으켜 잠함병 또는 감압병을 유발할 수 있다.

(3) 이산화탄소(CO_2)

① 이산화탄소(CO_2)는 무색, 무취, 무미의 비독성 가스로 소화제, 청량음료에 사용되기도 한다.

② 이산화탄소는 실내에 다수인이 밀집해 있을 때 농도가 증가하므로 실내 공기오염의 지표로 널리 사용된다.

③ 인체에 미치는 영향: 대기 중의 CO_2 농도가 8% 이상이면 호흡 곤란, 10% 이상이면 질식한다.

④ 실내공기 오염의 지표로 사용되며 위생학적 허용기준(서한도)은 0.1%(=1,000ppm)이다.

(4) 일산화탄소(CO)

① 일산화탄소(CO)는 불충분한 산소 공급 하에서 불완전 연소를 할 때 생성되며 무색, 무취, 무미의 기체로서 피부에 자극성이 없다.

② 차량의 급격한 증가로 발생하는 주요 대기오염 물질의 하나이며 맹독성, 확산성과 침투성이 강하여 위험하다.

③ 일산화탄소의 헤모글로빈 결합 능력은 산소보다 200~300배 강하므로 일산화탄소에 오랜 시간 동안 노출되면 산소 결핍증이 발생하고 심장과 폐의 기능에 이상이 생겨 호흡기질환을 일으킨다.

④ 일산화탄소의 최대허용량은 1시간에 400ppm, 8시간에 100ppm(0.01%)이며 0.1% 이상이면 생명이 위험하다.

공기의 자정작용

(1) 공기 자체의 희석작용 및 강우, 강설 등에 의한 세정작용
(2) 태양광선 중 자외선에 의한 살균작용과 중력에 의한 침강작용
(3) 산소(O_2), 오존(O_3), 과산화수소(H_2O_2)에 의한 산화작용
(4) 식물의 탄소 동화작용에 의한 CO_2와 O_2의 교환작용

---

2. 기후

1) 기후의 정의

기후란 어떤 장소에서 매년 반복되는 정상상태에 있는 대기현상의 종합적인 상태이다.

2) 기후 요소

① 기후를 구성하는 요소를 기후요소라 하며, 기온, 기습, 기류, 기압, 강우, 복사량 등을 의미한다.
② 기후의 3대 요소는 기온, 기습, 기류이다.

3. 온열 조건

인체의 체온 조절에 중요한 영향을 미치는 기온, 기습, 기류, 복사열은 온열 요소라고 하고, 이들에 의한 종합적 상태를 온열 조건이라고 한다.

1) 기온

① 실외 기온은 인간의 호흡선 위치인 지상에서 1.5m의 대기 온도이며, 복사 온도를 배제한 건구 온도이다.
② 생활에 적합한 표준온도는 18±2℃이고 병실의 최적온도는 21±2℃이다.
③ 대기의 온도는 일사량과 복사열 등의 영향을 받으며, 기온은 일교차와 연교차가 있다.

2) 기습

① 공기 중에 포함된 수증기의 양을 표시한 것으로 낮에는 태양열의 흡수로 대지의 과열을 방지하며, 밤에는 지열의 복사를 차단하여 대기의 냉각을 방지해 기후를 완화시키는 작용을 한다.

② 비교습도는 공기의 건·습 정도를 가장 잘 표시하는 것이다.

③ 표준습도의 범위는 40~70%이고 쾌적습도는 60~65%이다.

  ㉠ 절대습도: 현재 공기 1㎥ 중에 함유된 수증기량 또는 수증기 장력

  ㉡ 상대습도(비교습도): 현재 공기 1㎥가 포화상태에서 함유할 수 있는 수증기량과 현재 그 공기 중에 함유되어 있는 수증기량과의 비를 %로 나타내는 것으로 절대습도와 포화습도를 비교한 것이다.

  ㉢ 포화습도: 일정공기가 함유할 수 있는 수증기량의 한계에 달했을 때(포화상태)의 공기 중의 수증기량(g)이나 수증기 장력(mmHg)을 뜻하며 1㎥에 수증기가 꽉 차 있는 상태이다.

3) 기류

① 바람 또는 기동이라 불리는 기류의 발생요인은 기압의 차이(실외), 온도의 차이(실내)이다.

② 인간이 느끼는 기류의 최저속도는 0.5m/sec로 0.5m/sec 이하는 불감기류라고 하고, 0.1m/sec 이하는 무풍상태라 한다.

③ 실내와 의복 내에서는 불감기류가 존재하여 인체의 신진대사를 촉진한다.

4) 복사열

① 복사열은 적외선에 의한 태양열이나 난로 등 발열체로부터의 열로, 실제 온도보다 큰 온감을 느끼게 하는 것이다.

② 복사열의 영향은 발열체부터 거리의 제곱에 비례하여 감소하며, 흑구 온도계로 측정할 수 있다.

4. 온열지수

1) 쾌감대

① 보통 옷을 입은 안정상태에서 가장 쾌적하게 느끼는 기후 범위를 표시한 것으로 기온, 기습, 기류에 따라 달라진다.

② 기후 범위대

쾌감점	기온, 기습의 관계에서 가장 쾌감을 느끼는 점
쾌감선	쾌감점을 연결한 곡선
쾌감대	쾌감선 상·하 2~3℃ 정도의 기후 범위

③ 보통 착의 시 쾌감온도는 17~18℃이며 쾌감습도는 60~65%이다.

④ 쾌감대는 작업량, 개인차, 습도, 의복의 착용 등에 따라 차이가 생기며 여름철 쾌감대는 18~26℃(64~79℉), 겨울철 쾌감대는 15.6~23.3℃(60~74℉)이다.

2) 감각온도

① 실효온도, 유효온도라고도 하며 기온, 기습, 기류의 3인자가 종합하여 실제 인체에 주는 온감을 말한다.

② 감각온도는 습도 100%인 포화습도, 정지공기 상태에서 동일한 온감을 주는 기온(℉)을 의미한다.

③ 최적 감각온도는 여름철보다 겨울철이 낮은데 이것은 기후에 대한 순화현상 때문이다 (겨울철 66℉, 여름철 71℉).

3) 불쾌지수

① 불쾌지수(DI: Discomfort Index)는 기후상태로 인해 인간이 느끼는 불쾌감을 나타내는 지수로 기온과 기습의 영향을 받는다.

② 불쾌지수와 불쾌감의 관계
   ㉠ DI≥70일 때 약 10% 사람이 불쾌감 느낌
   ㉡ DI≥75일 때 약 50% 이상의 사람이 불쾌감 느낌
   ㉢ DI≥80일 때 거의 모든 사람이 불쾌감 느낌
   ㉣ DI≥85일 때 모든 사람이 견딜 수 없을 정도의 불쾌감을 느끼는 상태

4) 카타 냉각력(kata cooling power)

① 카타 냉각력은 기온, 기습, 기류의 3인자가 종합하여 인체의 열을 빼앗는 힘을 의미한다.

② 카타 온도계는 공기의 냉각력을 측정하여 공기의 쾌적도를 측정하는 데 사용된다.

5) 지적온도

① 생활하는 데 가장 적절한 온도인 지적온도는 습도 및 기류와 밀접한 관계가 있다.

② 지적온도는 노동의 강도, 착의상태, 성별, 연령, 건강상태 등에 따라 다르게 나타난다.

③ 주관적 지적온도(쾌적)는 감각적으로 가장 쾌적한 온도이다.

④ 생산적 지적온도(노동)는 작업생산능률을 최고로 올릴 수 있는 온도이다.

⑤ 지적온도는 노동의 강도, 착의상태, 성별, 연령, 건강상태 등에 따라 다르게 나타난다.

5. 대기오염의 개념

대기오염이란 오염물질이 한 가지 또는 그 이상이 인위적으로 배출되어 대기상에 존재하면서 오염물의 양, 농도, 지속시간에 따라 오염된 지역의 불특정 대상에게 불쾌감을 주거나 공중보건상 위해를 미치고 인간이나 식물, 동물의 활동에 해를 주어 생활과 재산을 누릴 수 있는 정당한 권리를 방해받는 상태를 말한다(WHO).

6. 대기오염물질의 분류

1) 생성과정에 의한 분류: 1·2차 오염물질로 분류

(1) 1차 대기오염물질

공장의 굴뚝, 자동차의 배기관 등 오염원에서 직접 배출된 물질을 말한다(황산화물, 질소산화물, 분진 등).

(2) 2차 대기오염물질

1차 오염물질이 대기 중에서 물리화학적인 변화에 의해 생성되는 것을 말한다(오존, 산성비 등).

2) 물리적 성상에 따른 특성: 가스와 입자상 물질로 분류

(1) 입자상 물질

물질의 파쇄·선별 등의 기계적 처리나 연소·합성 등의 과정에서 생기는 고체 또는 액체 상태의 미세한 물질을 말한다(분진, 먼지, 훈연(fume), 연무(aerosol) 등).

(2) 가스상 물질

물질이 연소·합성·분해될 때에 발생하거나 물리적 성질로 인하여 발생하는 기체상 물질을 말한다(암모니아(NH_3), 일산화탄소(CO), 황산화물(SO_x), 황화수소(H_2S), 염화수소(NO_x) 등).

7. 1차 오염물질

1) 입자상 오염물질(particulate matter)

대기오염물질로서 입자상 물질은 크기와 색깔 등의 물리적 측정과 유기 및 무기원소의 화학적 측정으로 분류할 수 있다.

(1) 연무(mist)

화학 반응 시 수증기의 응축에 의하여 생성되어 공기나 기체 속에 부유상태로 존재하는 액체 입자이다.

(2) 먼지(dust)

각종 작업장이나 공장, 또는 암석이나 토양의 자연적 침식·붕괴 때문에 발생하는 고체 입자이다.

(3) 연기(smoke)

매연이라고도 하며 불완전 연소로 생기는 미세한 연무질의 입자이다.

(4) 훈연(fume)

기체상태로부터 응축된 고체입자로 때때로 화학반응을 수반한다.

(5) 스모그(smog)

대기 중 광화학반응에 의해 생성된 가스의 응축과정에서 생성된다.

(6) 박무(haze)

크기가 1mm보다 작은 시야를 방해하는 입자상 물질로 수분, 오염물질, 먼지 등으로 구성된다.

2) 가스상 오염물질

(1) 황산화물(SO_x ; Sulfur Oxides)

① 가장 대표적인 황산화물 가스는 아황산가스(SO_2)이며 석탄이나 석유계 연료의 연소 과정에서 발생한다.

② 석탄과 석유의 연소과정, 황산 공장, 황산을 사용하는 공정이 있는 공장 및 금속 제련 공장 등에서 배출된다.

③ 아황산가스(SO_2)는 공기 중에서 쉽게 황산가스(SO_3)로 산화하고 수분과 함께 황산(H_2SO_4)으로 변화되어 대기의 습도가 높을 때는 부식성이 높은 황산 미스트를 형성하여 산성비(Acid Rain)의 원인이 된다.

(2) 질소산화물(NOx ; Nitrogen Oxides)

① 질소산화물은 유기질소 화합물이 연소할 때 발생하며 증유, 경유, 가솔린, 석탄 등의 연료 가스에 존재하고 이것을 사용하는 공장, 발전소, 대형건물, 자동차 등에서 배출된다.

② 일산화질소(NO)는 단순히 산화질소라고도 하며 대기 중에서 빠르게 NO_2로 변한다. 일산화질소는 무색, 무취의 기체이나 농도가 높으면 신경에 손상을 주어 마비나 경련을 일으킨다.

③ 이산화질소(N_2O)는 적갈색, 자극성 기체이며 NO보다 7배 더 독성이 강하고 기관지염, 폐렴, 폐기종 등의 호흡기 질환을 일으킨다.

④ 주배출원은 자동차 배기가스이며 화석연료를 사용하는 발전소와 보일러 소각로에서도 발생된다. 일산화질소는 산소와 결합하여 광화학적 스모그 현상을 일으키며 식물세포를 파괴하고 산성비의 원인이 된다.

(3) 탄화수소(HC)

① 대기 중에서 산소, 질소, 염소 및 황과 반응하여 여러 종류의 탄화수소 유도체를 생성한다.

② 1차, 2차 탄화수소는 O_2, O_3, O 및 태양빛의 작용으로 생성된 과산화기와 반응하여 고농도의 산화물을 만들어낸다.

③ 햇빛과 함께 질소산화물과 반응하여 광화학 반응을 일으켜 2차적으로 오존, PAN 등의 오염 물질을 생성하여 시정 장애, 눈병, 호흡기 장애나 식물에 손상을 초래한다.

④ 주로 자동차 배기가스에서 발생하고 페인트나 드라이클리닝 등 제조업에 쓰이는 용매가 증기 중으로 휘발해서 발생한다.

(4) 휘발성 유기화합물질(VOC ; Volatile Organic Compound)

① 탄소와 수소의 유기적 결합에 의해 생성되는 화합물로 유해대기물질, 악취의 원인물질로 호흡기관의 장애, 발암성 등 인체에 대한 유해성을 갖는다.

② 햇빛에 광화학적 반응을 일으켜 2차적으로 오존, PAN 등을 생성한다.

8. 2차 오염물질

오염원에서 배출된 1차 오염물질은 대기에서 여러 요인에 의해 다른 오염물질을 형성하는데 이러한 2차 오염물질을 만드는 가장 중요한 기전은 광화학적 반응이며 오존(O_3), PAN(Peroxy Acetyl Nitrate) 등이 대표적인 물질이다.

1) 스모그(Smog)

① 스모그는 영어의 smoke와 fog를 합성한 말로 지상에서 배출되는 연기, 먼지 등 불순물이 대기 속으로 사라지지 못하고 쌓인 채 지상 300m 안팎의 공중에 떠있는 현상으로 시야를 흐리게 하고 공기를 탁하게 한다.

② 스모그는 황산화물(SO_x), 질소산화물(NO_x) 등이 산소와 강한 자외선에 반응하여 새로운 복합 물질을 만드는 과정을 통해 형성되는 2차 오염물질이다.

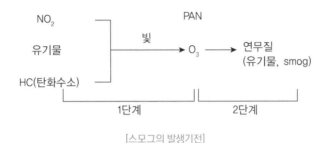

[스모그의 발생기전]

③ 대표적인 스모그 사건의 2가지 형태

항목	런던형 스모그	로스앤젤레스형 스모그
발생 시의 온도	−1~4℃	24~32℃
발생 시의 습도	85% 이상	70% 이하
기온역전의 종류	복사성 역전	침강성 역전
풍속	무풍	5m/sec 이하
스모그 최성 시의 시계	100m 이하	1.6~0.8km 이하
가장 발생하기 쉬운 달	12월, 1월	8월, 9월
주된 사용연료	석탄과 석유계	석유계
주된 성분	SO_x, CO, 입자상 물질	O_3, NO_2, CO, 유기물
반응유형	열적	광화학적, 열적
화학적 반응	환원	산화
최다 발생시간	이른 아침	낮
인체에 대한 영향	기침, 가래, 호흡기계 질환	눈의 자극

[스모그 사건의 유형]

2) 대기오염경보 대상 오염물질

① 대기오염경보의 대상 오염물질은 「환경정책기본법」 제12조에 따라 환경기준이 설정된 오염물질 중 다음의 오염물질로 한다. [개정 2021.1.5.]
  1. 미세먼지(PM-10)
  2. 초미세먼지(PM-2.5)
  3. 오존(O_3)

② 대기오염경보 단계는 대기오염경보 대상 오염물질의 농도에 따라 다음 각 호와 같이 구분하되, 대기오염경보 단계별 오염물질의 농도기준은 환경부령으로 정한다
  1. 미세먼지(PM-10): 주의보, 경보
  2. 초미세먼지(PM-2.5): 주의보, 경보
  3. 오존(O_3): 주의보, 경보, 중대경보

③ 경보 단계별 조치에는 다음의 구분에 따른 사항이 포함되도록 하여야 한다. 다만, 지역의 대기오염 발생 특성 등을 고려하여 특별시·광역시·특별자치시·도·특별자치도의 조례로 경보 단계별 조치사항을 일부 조정할 수 있다.
  1. 주의보 발령: 주민의 실외활동 및 자동차 사용의 자제 요청 등
  2. 경보 발령: 주민의 실외활동 제한 요청, 자동차 사용의 제한 및 사업장의 연료사용량 감축 권고 등
  3. 중대경보 발령: 주민의 실외활동 금지 요청, 자동차의 통행금지 및 사업장의 조업시간 단축명령 등

④ 오존 경보단계별 조치 사항(「대기환경보전법 시행령」 제2조 제4항, 시행규칙 별표 7) 오존농도는 1시간 평균농도를 기준으로 하며 해당 지역의 대기자동측정소 오존농도가 1개소라도 경보단계별 발령 기준을 초과하면 해당 경보를 발령한다.

구분	발령 기준	해제 기준	주민행동요령
주의보	기상조건 등을 검토하여 해당 지역의 대기자동측정소 오존농도가 0.12ppm 이상일 때	주의보가 발령된 지역의 기상조건 등을 검토하여 대기자동측정소의 오존농도가 0.12ppm 미만일 때	주민의 실외활동 및 자동차 사용의 자제 요청 등
경보	기상조건 등을 검토하여 해당 지역의 대기자동측정소 오존농도가 0.3ppm 이상일 때	경보가 발령된 지역의 기상조건 등을 검토하여 대기자동측정소의 오존농도가 0.12ppm 이상 0.3ppm 미만일 때에는 주의보로 전환	주민의 실외활동 제한 요청, 자동차 사용의 제한및 사업장의 연료사용량 감축 권고 등
중대 경보	기상조건 등을 검토하여 해당 지역의 대기자동측정소 오존농도가 0.5ppm 이상일 때	중대경보가 발령된 지역의 기상조건 등을 검토하여 대기자동측정소의 오존농도 0.3ppm 이상 0.5ppm 미만일 때에는 경보로 전환	주민의 실외활동 금지요청, 자동차의 통행금지 및 사업장의 조업시간 단축명령 등

9. 대기오염과 기상

1) 기온역전

상부의 기온이 하부 기온보다 높아지면서 공기의 수직 확산이 일어나지 않아 공기층이 반대로 형성되는 것으로 복사성 역전과 침강성 역전 2가지가 있다.

(1) 복사성 역전

① 낮 동안에 태양복사열로 인해 지표면의 온도가 높아지나 밤이 되면서 복사열이 적어지게 되어 지표의 온도가 낮아지므로 상승할 따뜻한 공기가 없어 발생하게 된다.

② 지표로부터 120~250m 정도의 낮은 상공에서 발생하기 때문에 접지역전, 지표성 역전 또는 방사성 역전이라고도 한다.

③ 아침에 다시 따뜻한 햇빛이 비치면 쉽게 파괴되는 야행성이며 계곡 지대나 밤이 긴 겨울에 많이 발생한다.

④ 지형성 역전은 해안지역에서 낮 동안에 찬 해풍이 불어와 육지의 더운 공기가 상승함으로써 발생하는 것이다.

(2) 침강성 역전

① 고기압 중심부에서 맑은 날에는 공기가 침강하여 압축을 받아 따뜻한 공기층을 형성하게 되는데 보통 1,000m 내외의 고도에서 발생하고 역전층의 두께는 200~300m에 이른다.

② 한랭전선이나 온난전선에 의하여 발생하는 전선성역전과 해풍역전, 난류역전 등은 침강성역전과 유사하다.

2) 열섬현상(heat island)

① 여름에 동일한 조건이라 하더라도 인구밀도가 높고, 고층 건물이 밀집되어 있는 도심지역에는 주변지역보다 평균기온이 약 1~2℃ 정도 더 높아지는데 이와 같이 주변지역보다 도심지역의 기온이 높게 나타나는 현상을 열섬현상이라 한다.

② 열섬현상의 주요 원인은 지표면을 덮고 있는 대기의 성질과 도시 매연, 도시 가옥과 건물, 차량 등에서 방출되는 인공열이며 기온차가 심한 봄이나 가을, 겨울에 많이 나타나고 낮보다 밤에 심하게 나타나게 된다.

10. 대기오염의 영향

1) 미세먼지가 인체에 미치는 영향

① 우리나라에서는 대기오염에 대한 국민적 우려의 증가로 미세먼지 예보제를 2014년 2월부터 전면 시행하고 있으며 등급별 행동요령과 주의해야 할 행동수칙을 제시하고 있다.

② 미세먼지(PM-10)는 입자 크기가 10㎛(미크론) 이하인 먼지이고 초미세먼지(PM-2.5)는 2.5㎛ 이하인 먼지로 둘 다 호흡기질환 등을 일으킨다.

③ 초미세먼지는 기도에서 걸러지지 않고 사람의 폐포 깊숙이 침투하여 위험하며, 미세먼지의 크기도 머리카락 직경의 20~30분의 1보다 작아 폐를 통해 혈액 속으로 들어와 온몸 전체를 순환하여 조직 곳곳에 노화, 염증을 일으키게 된다. 따라서 호흡기 계통은 물론 당뇨나 동맥경화 같은 만성질환 발생의 위험이 있다.

④ 환경부는 미세먼지 기준을 연평균 $50\mu g/m^3$, 하루 평균(일평균) $100\mu g/m^3$ 이하이고 초미세먼지는 연평균 $15\mu g/m^3$, 하루 평균 $35\mu g/m^3$ 이하로 개정해 시행 관리하고 있다.

예보내용		등급($\mu g/m^3$)			
		좋음	보통	나쁨	매우 나쁨
미세먼지(PM10)		0~30	31~80	81~150	151 이상
미세먼지(PM2.5)		0~15	16~35	35~75	76 이상
행동요령	민감군	-	실외 활동시 특별히 행동에 제약을 받을 필요는 없지만 몸상태에 따라 유의하여 활동	장시간 또는 무리한 실외활동 제한함. 특히 천식을 앓고 있는 사람이 실외에 있는 경우 흡입기를 더 자주 사용할 필요가 있음	가급적 실내 활동, 실외 활동시 의사와 상의
	일반인	-	-	장시간 또는 무리한 실외활동 제한함. 특히 눈이 아픈 증상이 있거나, 기침이나 목의 통증으로 불편한 사람은 실외활동을 피해야 함	장시간 또는 무리한 실외활동 제한함. 목의 통증과 기침 등의 증상이 있는 사람은 실외 활동을 피해야 함

[미세먼지 예보등급별 행동요령]

2) 경제적 피해

대기오염은 금속의 부식, 작물과 토양 악화, 건축물 표면의 부식, 예술품의 손상, 착색물의 변색 등을 일으켜 재산상의 피해를 일으킬 수 있다.

3) 지구환경에 미치는 영향

(1) 온실효과

① 온실효과는 전 대기권의 수증기와 온실가스에 의해 반응하는 절연효과로 온실가스가 증가하여 대류권의 기온상승으로 인해 기후가 온난해진다.

② 온실효과의 주원인이 되는 가스로는 이산화탄소, 메탄, 아산화질소, 염화불화탄소, 오존 등이 있다.

③ 지구기온의 상승은 해수면의 온도를 상승시켜 엘니뇨(El Nino) 현상을 일으킨다.

(2) 오존층 파괴

① 오존층은 성층권에 존재하며 인체에 유해한 태양의 자외선을 차단하는 역할을 한다.

② 오존층 파괴의 주요인은 프레온가스(CFCs), 이산화탄소(CO_2), 메탄가스(CH_4), 산화질소(N_2O)등이다.

③ 오존층에서 오존량 1% 감소는 피부암 발생률 2%를 증가시키는 것으로 예측되며 동식물과 지구온난화에도 영향을 미친다.

(3) 산성비

① 산성비란 pH가 5.6 이하의 값을 갖는 빗물을 말한다.

② 공장이나 자동차 배기가스에서 배출된 황산화물과 질소산화물이 대기 중에서 산화되어 황산과 질산으로 변환되어 비 또는 안개의 형태로 지상에 영향을 주게 된다.

③ 산성비는 호수나 하천의 산성화로 인한 수중식물의 피해와 삼림과 농작물의 피해, 빌딩이나 대리석 건물들의 부식을 초래하며 인간의 호흡기질환 등을 유발한다.

UNIT 03 물과 건강

1. 물의 개념

1) 물의 위생학적 의의

① 인체의 70%는 물로 구성되어 있으며 체내의 수분이 10% 감소하면 병적 상태로 경련, 사지 위축, 정신 흥분이 나타나고 20~22% 감소하면 사망에 이른다.

② 물은 콜레라, 장티푸스, 이질 등의 전염병의 비활성 매개체로 알려져 있으나 수중에서 병원체는 부적당한 온도와 영양 부족, 일광 살균작용 등의 이유로 오랫동안 생존할 수 없으며 서서히 사멸되어 간다.

2) 물의 자정작용

① 침전: 중력, 흡착 및 유속에 의해 좌우되며 가장 유력하다.

② 희석: 물이 지속적으로 더하여지면서 농도를 묽게 한다.

③ 일광: 직사광선의 자외선에 의한다.

④ 산화: 물이 떨어지면서 폭기에 의해 용존산소가 증가한다.

⑤ 생물의 작용: 수중 세균이 타미생물에 탐식된다.

2. 상수의 정수과정

1) 상수도의 정의

중앙 급수를 통해 일정한 인구집단에게 공공적으로 보건상 양질의 물을 공급하기 위한 설비를 말한다.

2) 상수도의 정수과정

수돗물이 만들어지는 과정은 다음 그림과 같고 상수도의 정수과정은 침전, 폭기, 여과, 소독의 네 과정을 거친다.

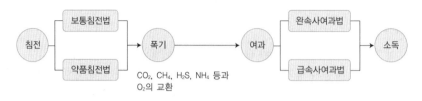

[상수의 정수과정]

(1) 침전

① 보통침전법: 유속을 늦추고 12시간 체류시켜 색도, 탁도, 세균수를 감소시키는 것으로 주로 완속여과 시에 사용한다.

② 약품침전법: 응집제로 황산알루미늄을 사용하며 주로 급속여과 시에 사용된다.

(2) 폭기

O_2와 CO_2, CH_4, H_3S, NH_4 등과 교환하는 단계로 물과 공기를 밀접하게 접촉시키는 인공정수법이다.

(3) 여과

가. 완속여과법: 완속여과법은 보통 침전법으로 침전시킨 후 여과지로 보내는 방법이다.

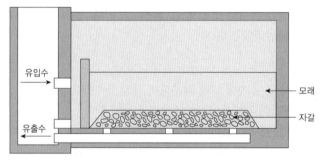

[완속여과지]

나. 급속여과법: 급속여과법은 미국에서 처음 사용되어 미국식 여과라고도 하고 약품을 사용하여 침전시킨 후 여과지로 보내게 된다.

구분	완속여과법	급속여과법
침전법	보통침전법	약품침전법
청소방법	사면대치	역류세척

여과속도	3m(6~7m)/일	120m/일
사용일수	20~60일	12시간~일(1일)
탁도, 색도가 높을 때	불리하다.	좋다.
이끼류가 발생하기 쉬운 장소	불리하다.	좋다.
수면이 동결하기 쉬운 장소	불리하다.	좋다.
면적	면적이 넓어야 한다.	좁은 면적이어도 된다.
비용	건설비는 많이 드나 경상비는 적게 든다.	건설비는 적게 드나 경상비가 많이 든다.
세균제거율	98~99%	95~98%

다. 소독: 물을 소독하는 방법으로는 가열법, 자외선법, 오존소독법, 화학적 소독법 등이 있다.

① 가열법(heat method)
　㉠ 100℃의 끓는 물에서 15~20분간 가열하는 자비소독이며, 가장 안전한 소독법이다.
　㉡ 75℃에서 15~30분간 끓이면 대부분의 병원균은 사멸되나 소규모의 음료수에만 적용될 수 있는 방법이다.

② 자외선법(ultraviolet rays method): 가장 살균력이 큰 파장은 2,500~2,800Å지만 투과력이 약하여 물이 혼탁할 때는 표면만 소독되는 단점이 있고 가격이 비싸다.

③ 오존소독: 오존소독은 염소소독보다 소독 효과가 강해 유럽 등지에서 사용하며 염소소독 시 발생하는 트리할로메탄의 생성 염려가 없으나 가격이 비싸다.

④ 화학적 소독법
　㉠ 화학적 소독법의 대표적인 예가 염소소독이며 염소는 독성과 냄새의 단점이 있지만 값이 싸고 조작이 간편하면서 소독력이 강하므로 보편적으로 사용되고 있다.
　㉡ 염소는 강한 산화력이 있어 유기물질이나 환원성물질과 접촉하면 살균력이 약화되므로 잔류염소가 필요하다.
　㉢ 물에 주입된 염소는 유리잔류염소($HOCl$, OCl)와 결합잔류염소(NH_2Cl, $NHCl_2$)로 존재한다.
　㉣ 물에 염소를 주입하면 주입량에 비례하여 잔류염소량도 직선으로 증가하게 되지만 암모니아와 같은 물질을 함유한 물은 곡선과 같이 일단 증가한 잔류염소가 어느 시점에서 하강하면서 거의 0에 가까워졌다가 다시 증가하기 시작하는데 이 곡선을 불연속점이라고 한다.
　㉤ 염소의 주입량에 비례하여 유리잔류염소가 증가하므로 불연속점 이상에서 처리하면 경제적이고 소독 효과도 크고 물의 냄새와 맛도 제거할 수 있다.
　㉥ 부활현상(after growth): 염소소독 후에 일정 시간이 지나면 세균이 증가 추세를 보이는데 이것을 부활현상이라 하며 실제 소독액을 주입할 때 부활현상을 우려하여 불연속점 이상으로 염소처리한다.

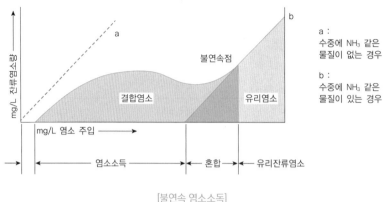

[불연속 염소소독]

a :
수중에 NH_3 같은
물질이 없는 경우

b :
수중에 NH_3 같은
물질이 있는 경우

3. 하수

1) 하수의 정의

하수는 가정과 공장에서 버리는 물과 빗물 등 우리의 생활환경에서 생기는 폐수를 총칭한다.

2) 하수처리

(1) 예비 처리

① 하수는 큰 부유물질을 제거하는 철책 장치(screening)를 거쳐 침사조로 간다.

② 침사조에서는 유속이 저하되어 토사 등이 침전된다.

③ 최초 침전에서는 하수 속의 부유 및 침전성 고형 물질의 65%와 BOD 25%를 제거한다.

(2) 본처리–생물학적 처리법

가. 혐기성 처리: 공기의 차단으로 혐기성균을 증식시켜 분해를 유도하는 방식이다.

　　㉠ 부패조: 하수 중에 가벼운 것이 떠올라 공기를 차단하므로 부패조 내에 산소가 결핍되어 혐기성균에 의한 분해가 이루어지게 된다. 가스가 발생하므로 악취가 나는 단점이 있다.

　　㉡ 임호프탱크(Imhoff tank): 임호프(Imhoff)가 부패조 결점을 보완한 것으로 침전실과 침사실(sludge compartment)을 상하 2개의 방으로 분리하여 냄새가 역류하지 않도록 하였다.

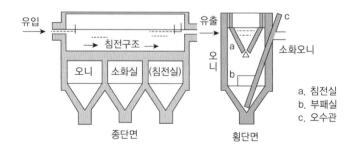

[임호프탱크(Imhoff tank)]

나. 호기성 처리: 산화 촉진이 목적이며 하수와 공기의 접촉도 크게 해준다.
   ① 활성오니법(Active Sludge Process Type)
      ㉠ 하수관의 25% 정도를 호기성균이 풍부한 오니로 채우고 산소를 충분히 주입한다.
      ㉡ 유기물의 산화작용이 촉진되어 상층에서 투명하고 안정된 하수를 얻게 된다.
      ㉢ 호기성 세균의 작용에 의해 정화되어 하수에서 분리된 고형성분을 오니(汚泥)라고 한다.
   ② 살수 여상법(Trickling Filter Process Type)
      ㉠ 비교적 큰 쇄석이나 코크스를 여상으로 덮은 표면 위에 증식한 미생물을 이용하여 예비처리된 하수가 호기성 세균에 의해 정화되는 하수처리장치로 주로 도시하수의 2차 처리에 사용된다.
      ㉡ 높은 수압이 필요하고 시설비가 많이 들어가며 악취로 인한 파리·모기가 발생할 수 있다.
   ③ 산화지법(oxidation pond)
      ㉠ 하수를 연못이나 웅덩이에 저장하는 동안 자정작용에 의해 자연히 안정되어가는 과정이다.
      ㉡ 안정지(stabilization pond)라고도 하며 안정지란 자정작용의 생물학적·화학적·물리학적 과정에 의하여 하수를 처리하도록 설계한 웅덩이를 말한다.

4. 수질오염의 측정지표

1) 용존산소(DO ; Dissolved Oxygen)
① 물속에 용해되어 있는 산소량을 말하며 공기 중의 산소가 물속으로 녹아 들어가는 비율은 수온이 낮을수록, 공기와의 접촉 표면이 넓을수록, 그리고 유속이 빠를수록 높아진다.
② 오염된 물에는 미생물 등으로 인하여 산소소비량이 많아지므로 용존산소가 낮다.
③ 용존산소는 생물의 생존에 절대적이며 물을 정화하는 중요한 역할을 하므로 수질평가의 중요한 지표이다.

2) 생화학적 산소요구량(BOD ; Biochemical Oxygen Demand)
① 물속의 유기물질이 호기성 미생물에 의해 20℃에서 5일간 생화학적으로 분해되어 안정화되는 데 필요한 산소의 양이며 ppm으로 표시한다.
② BOD가 높다는 것은 분해가능한 유기물질이 수중에 많이 포함되어 있다는 것으로 오염도가 높음을 의미한다.

3) 화학적 산소요구량(COD ; Chemical Oxygen Demand)
① 물속의 유기물질과 황화물 등 산화성 무기물질을 산화제(과망간산칼륨)에 의하여 화학적으로 산화시킬 때 소비되는 산소요구량으로 ppm으로 표시한다.
② 화학적 산소요구량은 생물적·화학적으로 분해가 되지 않는 공장폐수나, 염도가 높은 해수, 그리고 이끼가 많이 있는 경우에 물의 오염도를 측정하기 유용한 지표이다.

③ COD 값이 클수록 오염물질이 많이 들어 있어 수질이 나쁨을 의미한다.

4) 부유물질(SS ; Suspended Solid)

① 부유물질은 유기물과 무기물 두 가지로 2mm 이하의 고형입자 물질이다.

② 유기성 부유물은 기온, 밀폐 등에 의해 부패하여 메탄가스와 황화수소 등의 가스를 발생시킨다.

③ 부유물질은 물의 탁도를 증가시키고 수질검사의 지표로 널리 사용된다.

5) 수소이온농도(pH)

pH가 5.8~8.5가 가장 적합한 농도이며 수소이온농도는 외부에서 산성이나 알칼리 물질이 유입되면 쉽게 변화하므로 오염 여부를 판단하는 지표가 된다.

6) 세균과 대장균군

① 수질오염의 지표로서 일반 세균수는 생물학적으로 분해가능한 유기물질의 농도를 알 수 있는 지표이다.

② 수질오염의 지표로서 대장균군은 분변성 오염의 지표로 사용되며 대장균군의 검출은 병원성은 낮지만 장내세균 오염으로 수인성 전염병의 간접적인 지표가 된다.

5. 수질오염

1) 오염의 원인

(1) 자연적 원인

동물의 배설물과 사체, 화산의 폭발, 지진, 홍수 등에 의한 원인이다.

(2) 인위적 원인

① 농업에 의한 원인: 화학비료나 살충제, 제초제 등이 빗물에 의해 하천에 유입되어 오염이 발생한다.

② 광업과 공업에 의한 오염: 광업소와 공장의 폐기물이 하천으로 유입되면서 지하수를 오염시키게 되고 이로 인해 오염된 농작물과 어류 등을 장기간 섭취하게 되면 질병이 발생된다.

2) 수질오염의 현상

(1) 부영양화

① 가정의 생활하수나 가축의 배설물, 각종 공장폐수 등이 하천에 한꺼번에 많이 유입되어 물속에서 호기물과 무기물이 증식하게 되는 현상을 의미한다.

② 유기물이 지나치게 많으면 호기성 세균이 갑자기 증식하게 되고, 이로 인해 산소가 고갈되어 혐기성 세균에 의한 불완전한 분해로 유기물이 부패되면서 물에서 악취가 나고, 산소 부족으로 인해 결국에는 수중 생물들이 죽는다.

③ 질소나 인 등의 무기물이 지나치게 많으면 조류가 과다하게 증식하여 물속의 산소가 고갈되어 물고기가 죽게 된다.

(2) 적조현상

① 질소(N)와 인(P)을 과다 함유하고 있는 생활하수나 비료성분이 유입되면 플랑크톤이 일시에 많이 번식하여 바다나 호수가 붉게 변하게 되는 것을 적조현상이라 한다.

② 플랑크톤 자체의 독성 또는 플랑크톤의 외부를 감싸고 있는 점액질이 물고기의 아가미를 덮어 호흡을 방해함으로써 어패류가 죽거나 수질이 악화된다.

(3) 녹조현상

① 영양염류의 과다로 호수에 녹조류 등이 다량으로 번식하면서 물의 색깔이 녹색으로 변하는 것을 녹조현상이라고 한다.

② 녹조현상을 막으려면 생활하수를 충분히 정화하여 영양염류가 바다나 호수로 유입되지 않게 해야 한다.

③ 유입된 영양염류를 제거하려면 물가에 뿌리를 내리고 사는 풀이나 나무를 강가나 호숫가에 심어 뿌리를 통해 물속의 영양염류를 흡수하게 해야 한다.

3) 수질오염 사건

(1) 미나마타 병

① 공장의 알데하이드초산 제조 설비 내에서 생긴 메틸수은화합물이 유출되어 어패류에 오염을 일으켰고 이 오염된 어패류를 먹은 사람에게서 질병이 발생하였다.

② 증상: 사지마비, 청력장애, 시야협착, 언어장애, 선천성 신경장애 등

(2) 이타이이타이 병

① 아연을 작업하는 과정에서 카드뮴이 배출되어 쌀을 포함한 식물에 과다 흡수되면서 오염을 일으켰고 이것을 섭취한 사람에게서 만성중독 형태로 증상이 나타났다.

② 증상: 골연화증, 보행장애, 심한 요통과 대퇴관절통, 신장기능 장애 등

(3) 가네미 사건

① 일본 기타쿠슈에 있는 가네미 공장에서 미강유의 탈취 공정 중에 사용된 PCB(polychlorinated biphenyl)가 미강유에 혼입되어 그것을 섭취한 사람들이 중독 증상을 일으킨 사건이다.

② 증상: 식욕부진, 구토, 안질 등

1. 식품위생

우리나라에서는 식품으로 인한 위생상의 위해를 방지하고 식품영양의 질적 향상을 도모하며 식품에 관한 올바른 정보를 제공함으로써 국민보건의 증진에 이바지함을 목적으로 「식품위생법」을 제정하여 시행하고 있다.

2. 식품위해요소 중점관리 기준(HACCP)

1) HACCP의 정의(Hazard Analysis Critical Control Point)

① HACCP는 식품의 원료, 제조, 가공 및유통의 모든 과정에서 위해요소가 식품에 혼합되거나 오염되는 것을 미연에 방지하고자 각 과정을 중점적으로 관리하는 기준이다(「식품위생법」 제32조의2 제1항).

② 위해요소(Hazard)란 인체의 건강을 해할 우려가 있는 생물학적·화학적·물리적 인자나 조건을 말한다(「식품위생법」 제4조).

2) HACCP의 분류

(1) 위해요소분석(HA ; Hazard Analysis)

식품안전에 영향을 줄 위해요소와 이를 유발할 조건이 존재하는지 여부를 판별하기 위하여 필요한 정보를 수집하고 평가하는 일련의 과정이다.

(2) 중요관리점(CCP ; Critical Control Point)

HACCP을 적용하여 식품의 위해요소를 방지·제거하거나 안전성을 확보할 수 있는 단계및 공정을 의미한다.

3. 식중독

1) 식중독의 정의

식중독이란 식품이나 물을 매개로 하여 발생하는 급성위장염 및 신경장애 등의 중독 증상을 총칭하며, 식중독 원인 세균 혹은 식물성 및 동물성 자연독, 때로는 독성 화학물질 등에 의하여 오염된 식품을 섭취함으로써 집단적으로 발생하는 것을 의미한다.

2) 식중독 분류

대분류	중분류	소분류	원인균 및 물질
미생물	세균성	감염형	살모넬라, 장염비브리오균, 병원성대장균, 장구균, 여시니아, 리스테리아 모노사이토제네스, 클로스트리디움 퍼프린제스, 바실러스 세레우스
		독소형	황색포도상구균, 클로스트리디움 보툴리눔, 웰치균 등
	바이러스성	공기, 접촉, 물 등의 경로로 전염	노로바이러스, 로타바이러스, 아스트로바이러스, 장관아데노바이러스, 간염A 바이러스, 간염E 바이러스 등
화학물질	자연독	동물성 자연독에 의한 중독	복어독, 시카테라독
		식물성 자연독에 의한 중독	감자독, 버섯독
		곰팡이 독소에 의한 중독	황변미독, 맥가독, 아프라톡신 등
	화학적	고의 또는 오용으로 첨가되는 유해물질	식품첨가물
		본의 아니게 잔류, 혼입되는 유해물질	잔류농약, 유해성 금속화합물
		제조·가공·저장 중에 생성되는 유해물질	지질의 산화생성물, 니트로소아딘 물질
		기타 물질에 의한 중독	메탄올 등
		조리기구·포장에 의한 중독	녹청(구리), 납 비소 등

3) 세균성 식중독의 분류

구분	감염형	독소형
정의	세균이 체내에서 대량으로 증식한다. 대량의 균이 소화기에 작용해서 일어나는 식중독	세균이 증가할 때 발생하는 체외독소가 소화기에 작용하여 일어나는 식중독
독소	균체내독소	균체외독소
잠복기	길다.	짧다.
균의 생사와 발병과의 관계	균이 사멸하면 식중독이 발생하지 않는다.	생균이 전혀 없어도 발생할 가능성이 있다.
가열요리에 의한 예방효과	효과 있다.	효과가 없는 경우가 많다.

(1) 세균성 식중독

① 감염형 식중독: 식품에서 미리 대량 증식한 균이 식품과 함께 섭취되어 소장에서 더욱 증식한 후, 중독 증상을 일으키는 것이다.

구분	원인균	잠복기 (시간)	증상	원인식품	특징	예방
살모넬라 식중독	Salmonella typhimurium Sal. enteritidis Sal. cholerasuis Sal. newport	6~48 (평균 24)	위장염 증세: 복통, 설사, 구토, 급격한 발열	각종 육류, 유류(milk), 난류와 가공품, 어패류	발열증상 (38~40℃) 치명률 0.03% 발병시기 (5~10월) 발병률 75% 이상	60℃, 20분 가열하여 균을 사멸, 생식 금지, 도축장 위생관리, 식품취급장소 위생관리
장구균 식중독 streptococcal poisoning	Streptococcal fecalis	4~5	위장 증세: 설사, 복통, 구토, 발열 (2~3일 내에 쉽게 회복)	치즈, 소시지, 햄, 두부, 분유	대체로 경증 1~2일 후면 치유됨	분면오염을 방지
호염균 식중독 halophilism (장염비브리오 식중독)	Vibrio parahemolyticus	8~20 (평균 12)	설사, 복통, 구토, 발열, 콜레라와 유사한 증상	해산물, 오징어, 바다고기 등의 회나 소금절임	치명률 0.01% 발병시기 (5~10월) 여름철 집중 발생	60℃, 2분 가열, 저온저장, 조리기구 손 소독, 어패류의 충분한 세척
병원성대장균 식중독	Bacteria, E.coli 등	10~30 (평균 12)	심한 설사 (장액성, 농), 발열, 두통, 복통	보균자나 동물의 대변에 의해 1차적, 2차적으로 오염된 식품 (우유)	2차감염이 있다(특히 어린 이에게 급속히 확산).	조리기구 구분해서 사용할 것. 다진 고기는 중심부 온도 74℃에서 1분 이상 가열

[감염형 세균성 식중독]

② 독소형 식중독: 식품 중에서 증식한 균이 장관에 정착하여 독소를 산출하며, 그 독소에 의하여 증상을 일으키는 것이다.

구분	원인균	잠복기 (시간)	증상	원인식품	특징	예방
포도상구균 식중독 Staphylococcal intoxication	포도상구균이 생성하는 장독소 (enterotoxin) (열에 내성이 강함)	0.5~6 (평균 3)	구역질, 복통, 구토, 설사 등 열(-)/열(+), 높지 않음	가공식품(아이스크림, 케이크 등), 유제품	치명률 0.006% (발병시기: 봄·가을에 흔함)	화농성 질환자의 음식 취급 금지, 5℃ 이하로 식품 보관, 식기 멸균

보툴리누스 식중독 botulism botulinus intoxication	Clostridium botulinum이 생성하는 외독 소(exotoxin)	18~98 (평균 24)	신경성 증상 (연하곤란, 언 어장애, 시력 저하, 복시, 안검하수, 동 공확대), 근육 통을 겸한 경 련, 호흡곤란	소시지, 육류, 통조림식품, 밀봉식품	치명률 6.7%	독소는 아포 형성 하므로 고온에서 15 분간 가열 병조림과 통 조림은 고압 증기 멸균 등 의 위생적 관 리 필요
Welchii균 식중독	Clostridium welchi A, O, F형의 균주가 분비하는 외독 소(exotoxin)	12~18	복통, 설사, 두통	식육가공품, 어패류조리 식품 등, 단백 질 식품	발병률 50~60%	식품의 오염 방지

[독소형 세균성 식중독]

(2) 자연독에 의한 식중독

동식물의 일부 기관 내에 사람에게 유해한 독성물질이 있는데 이것을 오용하였을 때
자연독 식중독이 발생한다. 동물에 의한 것과 식물에 의한 식중독으로 분류된다.

① 동물성 식중독

종류	원인독소	증상(잠복기)	특징	예방
복어 중독	• 복어의 생식기(난소, 고환), 간, 피부, 장, 관절부 등에 독 • 100℃, 4시간에 안 전하나 알칼리에 의 해 중화	말초 및 중추신경 자극, 촉각, 통각, 온각, 혈관 운동신경, 호흡중추신 경 등의 마비, 호흡기계 통 장애로 사망(잠복기 간 0.5~5시간)	• 발생시기는 겨울에서 봄, 특히 5~6월의 산란기에 빈발, 발병률 60% • 치료는 구토, 위세척, 하제, 호흡장애 시 인 공호흡, 흥분제나 강 심제 사용	테트로도톡신은 열에 강하므로 210℃ 이상 으로 30분간 가열, 복 어독의 해독제는 없고 조리 유자격자만 조리 하도록 함
홍합 중독	• mytilotoxin(Saxitoxin) • 홍합의 간	말초신경, 호흡중추마 비(개인의 감수성 정도 에 따라 차이)	조개를 먹은 후 30분경 발 병하며 입술, 혀 안면마비 와 목, 팔,전신마비, 심하 면 호흡마비로 사망	수온이 6~8℃가 되는 매년 2월~6월경 주로 남해안지역에서 발생하 며, 수온이 18℃ 이상 으로 상승되는 6월 중 순경 소멸
조개, 굴중독	• venerupin • 100℃, 3시간에 안전	• 불쾌, 권태, 오심, 구 토, 두통, 피하에 출혈 성반점증증: 의식혼 탁, 출혈, 토혈, 호흡마 비 발병 후 10시간~7 일 후 사망	• 출혈반점(피멍) • 간장비대, 황달 • 토혈, 뇌증상, 의식 장해 사망(치사율 44~50%) • 사망률 44~50%(잠복 기간 12~48시간	마비성 패독이 주로 발 생하는 2월에서 6월 사 이에 패독 발생 경보가 있을 경우에는 먹지 않는 것이 좋음

② 식물에 의한 식중독

종류	원인독소	증상	특징	예방
버섯중독	• muscarine • muscaridine • amanitatoxin • fungustoxi	갈증, 구토, 복통, 설사, 위장허탈, 위장경련, 헛소리, 발한, 서맥, 근육경직	7월에 다발 발병률 100%	가을철에 주로 발생함으로 버섯채취 시 유의할 것
감자중독 Solanine P.	Solanine 감자눈에 0.05~0.1% 함유	복통, 허탈, 현기, 의식장애, 심하면 호흡중추 마비	중추신경독으로 용혈성이 있으며 많이 섭취할 경우 복통, 두통, 현기증, 마비 등을 일으킴	감자의 발아부위 제거, 가열로 파괴
맥각중독 ergotism	맥각균(claviceps purpurea)에 의해 생성된 ergotoxin	위장증상, 신경증상 임부의 경우 조산, 유산 초래	–	–
청매중독 green plum p.	amygdaline($C_6H_5(CN) \cdot O \cdot C_{12}H_{21}O_{10}$)	위장증상(오심, 구토, 복통, 설사), 두통, 지각 이상	청매(미숙한 매실)는 청산 배당체라는 아미그달린(amygdalin)을 함유	–

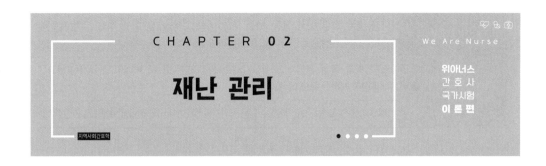

지역사회간호학

UNIT 01 　재난의 이해

1. 재난의 개념

1) 재난의 정의

재난이란 지역사회가 정상적으로 기능할 수 있는 능력을 능가한 인간 생태계의 붕괴를 의미한다.

2) 재난의 특성

(1) 누적성

재난은 오랜 시간 동안 누적되어 온 위험요인들이 특정한 시점에서 밖으로 표출된 결과이다.

(2) 불확실성

재난은 부정형으로 진화하면 불확실하다. 재난의 특성은 변할 수 있고 그에 따라 위기관리조직도 정상적인 대응보다는 선례가 없는 조치들을 취할 수 밖에 없다.

(3) 상호작용성

재난은 상호작용한다. 재난은 대부분 단일한 원인으로 발생하지 않고 재난발생 이후에도 피해 주민의 반응, 피해지역의 기반시설 등의 요인들과 계속되는 상호작용을 동반하면서 진행해 나간다. 결국 이러한 상호작용에 의해 총체적으로 피해의 강도와 범위가 정해진다.

(4) 복잡성

재난은 복잡한 원인들에 기인한다. 최근 남아시아 일대에서 발생한 쓰나미의 경우 지진의 강도와 규모뿐만 아니라(여진도 포함) 지진으로 인해 감염병이 유행하는 것을 예로 들 수 있다. 재난의 복잡성의 원인 중의 하나는 재난의 상호작용성 때문이다.

2. 재난의 분류

1) 우리나라의 「재난 및 안전관리기본법」에서는 재난의 종류를 자연재난과 사회적 재난으로 구분하고 있다.

자연재난		태풍, 홍수, 호우, 강풍, 풍랑, 해일, 대설, 낙뢰, 가뭄, 지진, 황사, 적조, 그 밖에 이에 준하는 자연현상으로 인하여 발생하는 재해
사회 재난	인적재난	화재, 붕괴, 폭발, 교통사고, 화생방사고, 환경오염사고, 그 밖에 이와 유사한 사고로 대통령이 정하는 규모 이상의 피해
	사회적재난	에너지, 통신, 교통, 금융, 의료, 수도 등 국가기반체계의 마비와 전염병 확산으로 인한 피해

2) 재난사태 선포(「재난 및 안전관리기본법」 제36조)

① 행정안전부장관은 대통령령으로 정하는 재난이 발생하거나 발생할 우려가 있는 경우 사람의 생명·신체 및 재산에 미치는 중대한 영향이나 피해를 줄이기 위하여 긴급한 조치가 필요하다고 인정하면 중앙위원회의 심의를 거쳐 재난사태를 선포할 수 있다. 다만, 행정안전부장관은 재난상황이 긴급하여 중앙위원회의 심의를 거칠 시간적 여유가 없다고 인정하는 경우에는 중앙위원회의 심의를 거치지 아니하고 재난사태를 선포할 수 있다.

② 행정안전부장관은 ①항 단서에 따라 재난사태를 선포한 경우에는 지체 없이 중앙위원회의 승인을 받아야 하고, 승인을 받지 못하면 선포된 재난사태를 즉시 해제하여야 한다.

③ 행정안전부장관 및 지방자치단체의 장은 ①항에 따라 재난사태가 선포된 지역에 대하여 다음의 조치를 할 수 있다.

  1. 재난경보의 발령, 인력·장비 및 물자의 동원, 위험구역 설정, 대피명령, 응급지원 등 이 법에 따른 응급조치

  2. 해당 지역에 소재하는 행정기관 소속 공무원의 비상소집

  3. 해당 지역에 대한 여행 등 이동 자제 권고

  4. 휴업명령 및 휴원·휴교 처분의 요청

  5. 그 밖에 재난예방에 필요한 조치

④ 행정안전부장관은 재난으로 인한 위험이 해소되었다고 인정하는 경우 또는 재난이 추가적으로 발생할 우려가 없어진 경우에는 선포된 재난사태를 즉시 해제하여야 한다.

🐾 UNIT 02   재난간호

1. 재난단계별 간호

1) 재난관리 과정 4단계(Petak의 분류)

① 1단계: 재해의 완화와 예방

② 2단계: 재해의 대비와 계획

③ 3단계: 재해의 대응

④ 4단계: 재해 복구

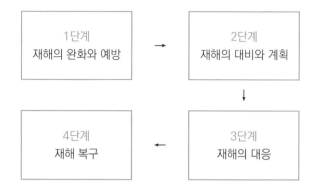

구분		재난관리활동
예방·완화	재난 발생 전	• 위험성 분석 및 위험 지도 작성 • 건축법 정비 제정, 재해 보험, 토지 이용관리 • 안전 관련법 제정, 조세 유도
준비·계획		• 재난대응 계획, 비상경보체계 구축 • 통합대응체계 구축, 비상통신망 구축 • 대응자원 준비, 교육훈련 및 연습
대응	재난 발생 후	• 재난대응적용, 재해진압, 구조 구난 • 응급의료체계 운영, 대책본부 가동 • 환자 수용, 간호, 보호 및 후송 • <u>환자 중증도 분류</u>
복구		• 잔해물 제거, 감염 예방, 이재민 지원 • 임시 거주지 마련, 시설 복구

[재난관리 4단계]

2) 재난 긴급 상황 구분

적색(red) 가장 긴급한, 우선순위 1등급	• 생명을 위협하는 부상을 갖고 있으며, 저산소증에 놓인 자 • 쇼크, 흉부 상처, 내출혈, 의식 손실이 진행되고 있는 두부 외상, 피부 표면의 20~50%에 달하는 화상 등
노란색(yellow) 긴급한, 우선순위 2등급	• 신체 구조적 영향과 합병증을 동반한 부상을 가졌으나 아직 저산소증이나 쇼크 상태에까지 빠지지 않은 자 • 즉각적인 위험 없이 최대 2시간까지 견딜 수 있는 상태 • 다발성 골절, 개방성 골절, 척수 손상, 큰 부위 열상, 피부 표면의 10~20%에 달하는 화상과 당뇨성 혼수, 인슐린 쇼크, 간질적 발작과 같은 의료적 응급 등 • 철저한 관찰이 필요하며, 쇼크 등의 증상을 보일 시 우선순위 1등급으로 재분류될 수 있음
녹색(green) 우선순위 3등급	• 구조적 합병증을 동반하지 않는 최소한의 부상을 가진 자 • 치료 없이 위험에 놓이지 않고 2시간 이상을 견딜 수 있는 상태 • 폐쇄성 골절, 약한 화상, 작은 열상, 좌상, 타박상 등

검정색(black) 사망함	• 생존 가능성이 없는 부상을 가졌거나 이미 사망한 자 • 머리나 가슴이 짓눌린 압좌부상(crushing injuries)같은 심각한 부상을 가진 자로서 최선의 환경을 제공하여도 생존 가능성이 없는 상태 • 간호철학에 반대되기 때문에 이러한 환자들에게 치료를 중단하는 것이 가장 어려우나 재난 중 환자 분류는 개인보다는 희생자의 생존자 수를 높이는 것이 목적임
혼합색 (contaminated)	• 위험한 박테리아나 화학적 물질에 오염된 자 • 치료 전 오염되지 않은 지역으로 빨리 이동시켜야 함

2. 지역사회 재난 예방

1) 일차예방

재난이 일어나기 전에 예방하거나 불가한 경우 재난의 피해를 최소화하는 것으로 잠재적인 재난의 위험 파악, 재난 시 계획 수립, 수립된 계획의 반복적 연습, 자원봉사자와 건강관리 제공자들의 훈련 및 교육이 이에 해당한다.

2) 이차예방

재난 발생 시 재난의 피해를 최소화하는 것을 의미하며 탐색 및 구조, 희생자 분류, 파괴된 지역 사정이 이에 해당한다.

3) 삼차예방

지역의 남아 있는 기능을 최대화하여 재난을 당하기 이전 수준으로 지역을 복원시키는 것으로 시설 및 체계 복구, 피해자의 신체적·정신적 재활이 이에 해당한다.

3. 재난간호 시 윤리적 고려

1) 대상자의 사생활 보호 및 비밀 준수

의료인의 의무이나, 때로는 공중보건의 목적에 따라 이를 준수하지 않기도 한다.

2) 대상자 자율권 존중

재난 상황에서 피해자들에 대한 강제적 예방접종이나, 격리 시 자율권 침해가 발생하므로 의료인은 재난발생 시 검역, 격리, 치료를 시행하기 전에 법이 정한 절차를 따라 정당성을 확보해야 한다.

3) 희소자원 분배

부족한 자원으로 인한 분배 시 어려움 발생, 특히 환자 중증도 분류 시 여러 윤리적 문제가 발생할 수 있음을 고려한다.

4) 의료인으로서의 책임과 사명

강제적 출근과 근무시간 조정, 위험 상황 노출 등의 경우 의료인으로서의 전문적 가치와 개인적 가치 사이에서 갈등할 수 있다.

4. 심리적 지지

1) 재난 이후 정서회복단계

① 1단계: 영웅단계에 해당하며 마비, 충격, 생명을 구해냈다는 것에 대한 의기양양함을 보이는 단계이다.

② 2단계: 허니문단계로 생존자가 매우 기뻐하며, 지역사회와 함께 재난에 대응하기 위한 일에 참여하는 단계이다.

③ 3단계: 실질적으로 심리적 위협이 시작되는 환멸단계로 재난 이후의 삶의 변화가 현실로 다가오면서 우울과 무력감이 나타나기 시작한다. 이때 신체적 변화로 두통과 혈압상승, 위궤양 등의 소화기계통 문제가 발생하고 정서적 무감정 상태와 격한 감정 사이에 심한 기복을 보이면서 분노와 좌절을 보이게 된다.

④ 4단계: 재구성단계에 해당하며 격한 감정의 수용과 독립성 및 일상생활 속의 관계와 활동이 정서적인 재투자로 대체되면서 심리반응이 점차적으로 재구성된다.

2) 외상후 스트레스 (Post Traumatic stress disorder, PTSD)

① 외상후 스트레스 증후군의 증상: 신체적으로는 흉통과 현기증, 두통, 소화기 및 면역계 증상이 보이고, 정서적 증상으로는 충격적 사건과 관련된 대화 및 대인기피증, 직업사회성의 결여와 불면, 분노의 폭발, 심한 경계심 등이 나타난다.

② 죽음이나 부상에 대한 실제적인 상황이나, 위협, 목격 등 극심한 외상성 스트레스 요인에 노출된 후 발달하는 특징적인 증상들로 심각한 스트레스 반응을 보이게 된다.

③ 사람마다 차이를 보이기는 하지만 사건 발생 후 대략 3개월 이내에 발생하며, 치료기간도 개인에 따라 다르다.

단원별 문제

01 지구의 온난화를 방지하기 위해 온실가스 배출 감축에 관한 기본 내용을 규정한 국제협약은?

① 교토의정서　　　　　　　　② 람사르협약
③ 런던협약　　　　　　　　　④ 비엔나협약
⑤ 몬트리올의정서

> **해설** 람사르협약은 습지보호, 런던협약은 해양오염방지, 비엔나협약은 오존층 보호, 몬트리올의정서는 오존층 파괴물질 소비감축을 위한 협약이다.

02 다음 중 덜 익은 소고기를 먹고 열이 나고 설사하는 경우에 해당되는 식중독은?

① 살모넬라 식중독　　　　　　② 비브리오균 식중독
③ 포도상구균 식중독　　　　　④ 보툴리누스 식중독
⑤ 웰치균 식중독

> **해설** 덜 익은 육류나 날계란을 먹었을 때, 급성위장장애와 함께 발열이 특징인 것은 살모넬라 식중독이다.

03 미세먼지 주의보가 내려진 날 어린이집에서 취해야 할 대응 중에서 가장 우선적인 것은?

① 등원 금지　　　　　　　　② 손 씻기 교육
③ 마스크 착용법 교육　　　　④ 환자 파악 및 특별관리
⑤ 실외수업 단축 또는 금지

> **해설** 손 씻기 교육은 평상시에 실시하며 고농도 발생시에는 창문을 닫아야 한다. 주의보가 내려지면 실외수업 단축 또는 금지하고, 등 하원 시간을 조정해야 한다. 경보가 내려지면 환자를 파악하고 특별관리를 해야한다.

정답 ⓒ　01. ①　02. ①　03. ⑤

04 상수소독에서 염소소독에 관한 설명으로 틀린 것은?

① 잔류염소량은 0.1ppm 기준이나 병원성 미생물 처리 시는 0.4ppm이다.
② 트리할로메탄(THM)이라는 발암물질을 발생한다.
③ 불연속점 이상으로 염소처리한다.
④ 부활현상이 발생하지 않는다.
⑤ 염소소독은 경제적이고 잔류효과가 크다.

> **해설** ④ 부활현상이란 염소소독 후 상수에 세균은 일반적으로 감소하나, 일정시간 후에 세균이 증가 추세를 보이는 현상을 말한다.

05 다음 중 불쾌지수(DI: Discomfort index)에 대한 설명으로 옳지 않은 것은?

① 기류와 복사열은 고려하지 않았다.
② 실외의 불쾌지수 산출 시 값이 정확하지 않다.
③ 기온과 기습의 영향으로 인간이 느끼는 불쾌감을 의미한다.
④ 10%의 사람들이 불쾌할 때 DI는 75이다.
⑤ 모든 사람이 견딜 수 없을 정도의 불쾌감은 DI 85 이상이다.

> **해설** 불쾌지수는 원래 기온의 변화에 따라 공장, 사무실 등에서 난방 또는 냉방에 소요되는 전력 소모를 알기 위하여 E.C. Thom에 의해 고안된 것인데, 불쾌지수는 기류 및 복사열이 고려되어 있지 않아 감각온도와 차이가 있을 수 있는 결점이 있기 때문에 실외에서는 적용되지 않으며, 실내에서만 적용된다.

06 오존경보 단계별 조치사항을 주의보, 경보, 중대경보의 순이다. 다음 중 경보에 해당하는 오존농도는?

① 0.5ppm   ② 0.12ppm
③ 0.3ppm   ④ 0.5ppm
⑤ 0.8ppm

> **해설**
>
> | 유형 | 농도 | 행동강령 |
> | --- | --- | --- |
> | 주의보 | 0.12ppm 이상 | 주민의 실외활동 및 자동차 사용 자제요청 |
> | 경보 | 0.3ppm 이상 | 주민 실외활동 제한 요청/사업장의 연료사용량 감축 권고 |
> | 중대경보 | 0.5ppm 이상 | 주민의 실외활동 금지 요청/자동차 통행금지/사업장의 조업시간 단축명령 |
>
> ※ 주의보, 경보, 중대경보 모두 1시간 평균농도를 기준으로 한다는 점을 기억할 것

07 다음은 무엇에 관한 설명인가?

- 구조적 합병증을 동반하지 않는 최소한의 부상을 가진 자
- 치료 없이 위험에 놓이지 않고 2시간 이상을 견딜 수 있는 상태
- 폐쇄성 골절, 약한 화상, 작은 열상, 좌상, 타박상 등

① 1등급 - 적색   ② 2등급 - 노란색
③ 3등급 - 녹색   ④ 검정색
⑤ 4등급 - 파랑색

해설 [재난 긴급상황 구분]

적색(red) 가장 긴급한, 우선순위 1등급	• 생명을 위협하는 부상을 갖고 있으며, 저산소증에 놓인 자 • 쇼크, 흉부 상처, 내출혈, 의식 손실이 진행되고 있는 두부 외상, 피부 표면의 20~50%에 달하는 화상 등
노란색(yellow) 긴급한, 우선순위 2등급	• 신체 구조적 영향과 합병증을 동반한 부상을 가졌으나 아직 저산소증이나 쇼크 상태에까지 빠지지 않은 자 • 즉각적인 위험 없이 최대 2시간까지 견딜 수 있는 상태 • 다발성 골절, 개방성 골절, 척수 손상, 큰 부위 열상, 피부 표면의 10~20%에 달하는 화상과 당뇨성 혼수, 인슐린 쇼크, 간질적 발작과 같은 의료적 응급 등 • 철저한 관찰이 필요하며, 쇼크 등의 증상을 보일 시 우선순위 1등급으로 재분류될 수 있음
녹색(green) 우선순위 3등급	• 구조적 합병증을 동반하지 않는 최소한의 부상을 가진 자 • 치료 없이 위험에 놓이지 않고 2시간 이상을 견딜 수 있는 상태 • 폐쇄성 골절, 약한 화상, 작은 열상, 좌상, 타박상 등
검정색(black) 사망함	• 생존 가능성이 없는 부상을 가졌거나 이미 사망한 자 • 머리나 가슴이 짓눌린 압좌부상(crushing injuries)같은 심각한 부상을 가진 자로서 최선의 환경을 제공하여도 생존 가능성이 없는 상태 • 간호철학에 반대되기 때문에 이러한 환자들에게 치료를 중단하는 것이 가장 어려우나 재난 중 환자 분류는 개인보다는 희생자의 생존자 수를 높이는 것이 목적임
혼합색 (contaminated)	• 위험한 박테리아나 화학적 물질에 오염된 자 • 치료 전 오염되지 않은 지역으로 빨리 이동시켜야 함

08 다음 중 재난 간호 시에 고려해야할 윤리적 행위가 아닌 것은 무엇인가?

① 대상자의 사생활 보호 및 비밀준수   ② 대상자 자율권 존중
③ 재난관리 책임자의 사회적 위치   ④ 의료인로서의 책임과 사명
⑤ 희소자원분배

해설 [재난 간호 시 윤리적 고려]
　① 대상자의 사생활 보호 및 비밀준수 : 의료인의 의무이나, 때로는 공중보건의 목적에 따라 이를 준수하지 않기도 함
　② 대상자 자율권 존중 : 재난 상황에서 피해자들에 대한 강제적 예방접종이나, 격리 시 자율권 침해가 발생하므로 의료인은 재난발생 시 검역, 격리, 치료를 시행하기 전에 법이 정한 절차를 따라 정당성 확보 고려
　③ 희소자원분배 : 부족한 자원 분배 시 어려움 발생, 특히 환자 중증도 분류 시 여러 윤리적 문제 발생 고려
　④ 의료인으로서의 책임과 사명 : 강제적 출근과 근무시간 조정, 위험상황 노출 등의 경우 의료인으로서의 전문적 가치와 개인적 가치 사이에서 갈등

09 에너지, 통신, 교통, 금융, 의료, 수도 등에 의한 재난은 다음 중에 어디에 해당하는가?

① 자연재난　　　　　　　　　　② 인적재난
③ 사회적 재난　　　　　　　　　④ 체계적 재난
⑤ 환경적 재난

해설 [재난의 분류]
　1) 자연재난
　　① 자연현상으로 인하여 발생
　　② 태풍, 홍수 호우, 강풍, 풍랑, 해일, 대설, 낙뢰, 가뭄, 지진, 황사, 적조, 조수 등
　2) 인적재난
　　① 화재, 붕괴, 폭발, 교통사고, 화생방사고, 환경오염과 그 밖에 이와 유사한 사고로 발생
　　② 대통령령으로 정하는 규모 이상의 피해
　3) 사회적 재난
　　① 에너지, 통신, 교통, 금융, 의료, 수도 등 국가기반체계의 마비에 따른 피해
　　② 감염병 및 가축감염병 확산등으로 인한 피해

지역사회간호학 간결

초판 1쇄 인쇄 2022년 5월 12일
2판 1쇄 인쇄 2023년 2월 21일
2판 2쇄 인쇄 2024년 3월 20일

편저자　김명애
발행처　(주)IMRN
주 소　경기도 파주시 금릉역로 84, 청원센트럴타워 606호 (금촌동)

ISBN　979-11-93259-11-5